高等职业教育药学类与食品药品类专业第四轮教材

生物分离与提纯

（供药品生物技术、药品生产技术、生物制药技术、
药物制剂技术及食品类专业用）

主　编　白雪洁　彭　坤

副主编　谢琳娜　孙佳琳

编　者　（以姓氏笔画为序）

马　兰（菏泽医学专科学校）　　　　　王晓丽（天津生物工程职业技术学院）

白雪洁（长春医学高等专科学校）　　　孙佳琳（黑龙江民族职业学院）

李盈诺（长春医学高等专科学校）　　　陈文武（徐州生物工程职业技术学院）

陈建雯（红河卫生职业学院）　　　　　苑新星（辽宁医药职业学院）

彭　坤（重庆医药高等专科学校）　　　谢琳娜（福建生物工程职业技术学院）

中国健康传媒集团 ·北京

中国医药科技出版社

内容提要

　　本教材是"高等职业教育药学类与食品药品类专业第四轮教材"之一，根据《生物分离与提纯》课程标准的基本要求和课程特点编写而成。本教材分为两个模块，包括生物分离与提纯单元操作技术和综合实训。模块一内容涵盖预处理与固－液分离、细胞破碎、萃取、固相析出、吸附色谱、离子交换色谱、凝胶色谱、亲和色谱、膜分离及浓缩和干燥技术等内容。模块二包括 10 个综合实训。本教材具有实用性和职业性兼容的特点。本教材为书网融合教材，配套有 PPT、题库、微课等数字资源，使教学资源更多样化、立体化。

　　本教材供高职高专院校药品生物技术、药品生产技术、生物制药技术、药物制剂技术及食品类等专业师生使用。

图书在版编目（CIP）数据

生物分离与提纯／白雪洁，彭坤主编 . —北京：中国医药科技出版社，2021.8（2025.6重印）.

高等职业教育药学类与食品药品类专业第四轮教材

ISBN 978－7－5214－2522－2

Ⅰ.①生… Ⅱ.①白… ②彭… Ⅲ.①生物工程－分离－高等职业教育－教材 ②生物工程－提纯－高等职业教育－教材 Ⅳ.①Q81

中国版本图书馆 CIP 数据核字（2021）第 132548 号

美术编辑　陈君杞
版式设计　友全图文

出版　**中国健康传媒集团** | 中国医药科技出版社
地址　北京市海淀区文慧园北路甲 22 号
邮编　100082
电话　发行：010－62227427　邮购：010－62236938
网址　www. cmstp. com
规格　889×1194mm $\frac{1}{16}$
印张　11
字数　338 千字
版次　2021 年 8 月第 1 版
印次　2025 年 6 月第 2 次印刷
印刷　北京印刷集团有限责任公司
经销　全国各地新华书店
书号　ISBN 978－7－5214－2522－2
定价　**35.00 元**

获取新书信息、投稿、为图书纠错，请扫码联系我们。

出版说明

"全国高职高专院校药学类与食品药品类专业'十三五'规划教材"于2017年初由中国医药科技出版社出版，是针对全国高等职业教育药学类、食品药品类专业教学需求和人才培养目标要求而编写的第三轮教材，自出版以来得到了广大教师和学生的好评。为了贯彻党的十九大精神，落实国务院《国家职业教育改革实施方案》，将"落实立德树人根本任务，发展素质教育"的战略部署要求贯穿教材编写全过程，中国医药科技出版社在院校调研的基础上，广泛征求各有关院校及专家的意见，于2020年9月正式启动第四轮教材的修订编写工作。

党的二十大报告指出，要办好人民满意的教育，全面贯彻党的教育方针，落实立德树人根本任务，培养德智体美劳全面发展的社会主义建设者和接班人。教材是教学的载体，高质量教材在传播知识和技能的同时，对于践行社会主义核心价值观，深化爱国主义、集体主义、社会主义教育，着力培养担当民族复兴大任的时代新人发挥巨大作用。在教育部、国家药品监督管理局的领导和指导下，在本套教材建设指导委员会专家的指导和顶层设计下，依据教育部《职业教育专业目录（2021年）》要求，中国医药科技出版社组织全国高职高专院校及相关单位和企业具有丰富教学与实践经验的专家、教师进行了精心编撰。

本套教材共计66种，全部配套"医药大学堂"在线学习平台，主要供高职高专院校药学类、药品与医疗器械类、食品类及相关专业（即药学、中药学、中药制药、中药材生产与加工、制药设备应用技术、药品生产技术、化学制药、药品质量与安全、药品经营与管理、生物制药专业等）师生教学使用，也可供医药卫生行业从业人员继续教育和培训使用。

本套教材定位清晰，特点鲜明，主要体现在如下几个方面。

1. 落实立德树人，体现课程思政

教材内容将价值塑造、知识传授和能力培养三者融为一体，在教材专业内容中渗透我国药学事业人才必备的职业素养要求，潜移默化，让学生能够在学习知识同时养成优秀的职业素养。进一步优化"实例分析/岗位情景模拟"内容，同时保持"学习引导""知识链接""目标检测"或"思考题"模块的先进性，体现课程思政。

2. 坚持职教精神，明确教材定位

坚持现代职教改革方向，体现高职教育特点，根据《高等职业学校专业教学标准》要求，以岗位需求为目标，以就业为导向，以能力培养为核心，培养满足岗位需求、教学需求和社会需求的高素质技能型人才，做到科学规划、有序衔接、准确定位。

3. 体现行业发展，更新教材内容

紧密结合《中国药典》（2020年版）和我国《药品管理法》（2019年修订）、《疫苗管理法》（2019

年)、《药品生产监督管理办法》（2020年版）、《药品注册管理办法》（2020年版）以及现行相关法规与标准，根据行业发展要求调整结构、更新内容。构建教材内容紧密结合当前国家药品监督管理法规、标准要求，体现全国卫生类（药学）专业技术资格考试、国家执业药师职业资格考试的有关新精神、新动向和新要求，保证教育教学适应医药卫生事业发展要求。

4.体现工学结合，强化技能培养

专业核心课程吸纳具有丰富经验的医疗机构、药品监管部门、药品生产企业、经营企业人员参与编写，保证教材内容能体现行业的新技术、新方法，体现岗位用人的素质要求，与岗位紧密衔接。

5.建设立体教材，丰富教学资源

搭建与教材配套的"医药大学堂"（包括数字教材、教学课件、图片、视频、动画及习题库等），丰富多样化、立体化教学资源，并提升教学手段，促进师生互动，满足教学管理需要，为提高教育教学水平和质量提供支撑。

6.体现教材创新，鼓励活页教材

新型活页式、工作手册式教材全流程体现产教融合、校企合作，实现理论知识与企业岗位标准、技能要求的高度融合，为培养技术技能型人才提供支撑。本套教材部分建设为活页式、工作手册式教材。

编写出版本套高质量教材，得到了全国药品职业教育教学指导委员会和全国卫生职业教育教学指导委员会有关专家以及全国各相关院校领导与编者的大力支持，在此一并表示衷心感谢。出版发行本套教材，希望得到广大师生的欢迎，对促进我国高等职业教育药学类与食品药品类相关专业教学改革和人才培养作出积极贡献。希望广大师生在教学中积极使用本套教材并提出宝贵意见，以便修订完善，共同打造精品教材。

数字化教材编委会

主　编　白雪洁　彭　坤
副主编　谢琳娜　孙佳琳
编　者　（以姓氏笔画为序）
　　　　马　兰（菏泽医学专科学校）
　　　　王晓丽（天津生物工程职业技术学院）
　　　　白雪洁（长春医学高等专科学校）
　　　　孙佳琳（黑龙江民族职业学院）
　　　　李盈诺（长春医学高等专科学校）
　　　　陈文武（徐州生物工程职业技术学院）
　　　　陈建雯（红河卫生职业学院）
　　　　苑新星（辽宁医药职业学院）
　　　　彭　坤（重庆医药高等专科学校）
　　　　谢琳娜（福建生物工程职业技术学院）

前言 《

为更好适应我国高等职业教育改革与发展的需要，较好体现药学及食品药品领域生物分离与提纯的最新进展，进一步突出"落实立德树人根本任务，发展素质教育"的要求，编者根据《高等职业学校专业教学标准（试行）：医药卫生大类、食品药品与粮食大类》要求，结合各校实际情况，特编写本教材。

本教材内容对接生物医药产业中分离与提纯重要环节，按照工学结合原则，分为两个模块。模块一主要介绍生物分离与提纯单元操作技术，包括预处理与固 – 液分离技术、萃取技术、固相析出技术、吸附色谱技术、离子交换色谱技术、凝胶色谱技术、亲和色谱技术、膜分离技术和浓缩与干燥技术。模块二为生物分离与提纯综合实训，包括番茄中番茄红素的提取纯化、细胞色素 C 的提取纯化等 10 个实训项目。全书以项目为导向，以任务为驱动，强调理论知识满足产业发展趋势，实践技能符合岗位工作需要，培养学生具备生物分离与提纯技术的能力和爱岗敬业、精益求精的职业素养。本教材注重学习过程性评价，通过即学即练、目标检测等环节，引导学生及时了解自身学习情况，优化学习安排。本教材强调综合能力培养，通过实例分析、知识链接等环节，帮助学生提升问题分析能力，加强学生科技探索意识。

本教材为书网融合教材，配套有教学课件、微课、习题库等数字资源。学生可根据自身需要，通过扫描二维码，获取学习资源。

本教材由马兰、王晓丽、白雪洁、孙佳琳、李盈诺、陈文武、陈建雯、苑新星、彭坤、谢琳娜 10位同志编写。在本教材编写过程中参考了部分专家和学者的著作，编者所在院校以及同仁们也给予了大力支持，在此一并表示由衷的感谢！

本教材主要供药品生物技术、药品生产技术、生物制药技术、药物制剂技术及食品类专业师生使用。

由于编者水平所限，教材中难免存在疏漏之处，恳请专家和广大师生予以指正！

编　者
2021 年 5 月

目录

CONTENTS

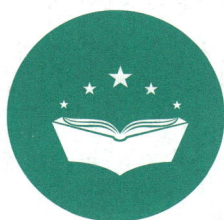

模块一
生物分离与提纯单元操作技术

项目一 预处理与固－液分离技术

学习引导

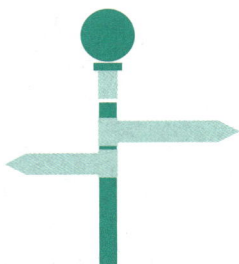

在生物制药的过程中使用的生物原材料几乎都是混合物，组成非常复杂，目标物质可能存在于固体微粒内，也可能存在于液体中。因此从原材料中分离得到目标物质，需要进行初步富集和分离，以及对干扰组分进行初步去除等工作，即进行样品的预处理。那么针对不同的原材料应采取哪些预处理方法？针对不同的分离对象选择的固－液分离方法又有哪些？

本项目主要介绍预处理技术的目的、原理、方法，以及固－液分离技术的基本原理、方法和影响分离效果的有关因素。

学习目标

1. **掌握** 预处理技术的原理、方法及其选择依据；固－液分离技术的基本原理及相关影响因素。
2. **熟悉** 去除原料中的杂质蛋白、金属离子和多糖的常用方法。
3. **了解** 过滤和离心技术的分类和设备。

生物分离与提纯是生物制药工程的基本技术环节，利用专门的设备和技术将生物物质从生物材料中分离纯化出来并保持其活性，其工艺复杂、周期长、影响因素多。预处理是分离纯化过程的第一个必要步骤，针对不同生物材料的特点需要采用不同的预处理方式，以减少不同杂质的干扰，利于后续产品制备工艺的顺利进行。

任务一　认识生物材料

生物材料是指自然界存在的动植物与微生物的组织、器官、细胞及生物工程产物（发酵液、培养液）、生物化学产品等，是含有生物物质的生物资源。

一、生物材料的来源

1. 动物脏器 包括动物（猪、牛、家禽等）的脑、肝脏、胰腺、乳腺等。此外，从海洋生物的器官与组织中获得生物物质也是重要的发展趋势。

2. 血液、分泌物及其他代谢物 人和动物的血液、尿液、乳汁、胆汁等。蜂毒、蛇毒等其他分泌物与代谢产物也是生物物质的重要来源。

3. 微生物及其代谢产物 从细菌、放线菌、真菌和酵母菌的初级代谢产物中可获得氨基酸、维生素等，由次级代谢产物中可获得青霉素和四环素等一些抗生素。微生物资源非常丰富，具有广阔的应用前景。

二、生物活性物质

生物活性物质是来源于生物中天然的或利用现代生物工程技术以生物为载体合成的，从氨基酸、多肽等低分子化合物到病毒、微生物活体制剂等具有复杂结构和成分的一类物质。它们存在于生物体内，直接参与生物机体新陈代谢过程，并能产生生物活化效应。

生物活性物质的存在方式主要分为"胞内"和"胞外"两种。"胞外"物质是由动物细胞培养产生或微生物代谢产生，并分泌到细胞外的活性物质。那些游离在胞浆中，或结合于质膜或器膜上，或存在于细胞器内的物质，称为"胞内"物质。

三、生物活性物质的特征

生物活性物质具有以下几点特征。

1. 生物材料中的生化组成数量大、种类多，通常生物活性物质含量低，而杂质成分多。

2. 生物材料中活性物质与杂质之间的理化性质如分子量、溶解度、等电点等十分接近，所以分离与纯化的过程比较困难。

3. 生物活性物质容易腐败、变质或受微生物污染，破坏内在有效成分，产生有毒物质、热原或致敏物质和降压物质等。

4. 生物活性物质在离开生物体后极为不稳定，容易被自身释放的酶水解破坏，甚至机械搅拌、空气、光线等外部条件都会引起生物活性的改变或丧失，所以生物材料进行分离与纯化的过程需要严格的条件限制。

任务二　生物材料的预处理

生物材料是生物活性物质的主要来源。预处理是将生物材料中的目标物质转移到溶液中，去除其他悬浮颗粒（如细胞、菌体、絮凝体或培养基残渣等）以及改变溶液的性质，同时保护目标物质生物活性的过程。

一、选择预处理方法的依据

1. 生物活性物质的存在方式与特点　生物活性物质的存在方式与其生物功能密切相关，可根据活性物质的生物功能推断其存在部位和分布方式。对于"胞内"物质，首先通过离心等方法收集细胞或菌体，细胞破碎后选择适当的溶剂使生物活性物质释放到液相，再除去细胞碎片等固体杂质。对于"胞外"物质，可直接利用过滤或离心方法，将菌体或其他悬浮杂质分离除去。对于常以无活性的酶原形式存在的酶，提取时需要预激活。目前常采用的方式有两种：一种是提取前先通过预处理加入活化剂进行激活；另一种是先以酶原的形式初步提纯，然后加入活化剂等激活，再通过精制纯化得到有活性的酶类产品。

生物材料的化学组成十分复杂，所含生物活性物质的种类和组成存在种属差异。同种生物的不同组织器官所含活性物质的种类与含量具有差别，并且不同的生长期和生理状态也会影响活性物质的含量。

如免疫球蛋白可从血液或富含血液的胎盘组织中提取。因此，应根据所选生物材料的组成、目标产物与杂质之间理化性质差异采取适合的预处理方法。

生物活性物质的稳定性较差，应避免其生理活性受到外部环境的影响发生变化，如空气氧化、微生物污染、蛋白质水解等。原材料如果不能立刻使用，需要及时根据有效成分存在部位进行保鲜处理。如胰脏采摘后要立即速冻，防止胰岛素活力下降；胆汁不可在空气中久置，以免造成胆红素氧化。

2. 提取工艺的后续操作要求　经过预处理和固－液分离后，一般要求得到的滤液澄清、pH 适中、有一定的浓度，但不同的提取工艺路线，对滤液质量的要求不完全相同，预处理时也要对应采用不同的方法。如后续工艺中需用离子交换法，则对滤液中无机离子（特别是高价离子）、灰分含量、澄清度方面要求比较严格。

3. 目的物稳定性　生物材料的分离纯化过程中，有效成分易造成失活现象。因此，在制备过程中要将防止目标物质丧失生物活性放在首位，并根据目标物质的稳定性进行预处理。尤其是蛋白质、核酸、病毒类基因治疗剂等生物大分子，在分离纯化过程中通常需要添加保护剂、采用缓冲系统等措施以保持其高活性。但是对一些相对较稳定的生物活性物质，则可通过较剧烈的变性和处理条件，使蛋白类杂质变性沉淀。

二、动物材料的预处理

动物脏器中常含有较多的脂肪，不仅容易氧化酸败，导致原料变质，而且还会影响提取分离的效果和产品的收率。因此，用刚宰杀的动物脏器（脑组织、心脏等）作为原材料时，要先迅速剥去脂肪组织、结缔组织等非目的组织，冲洗干净，如不能马上进行抽提、纯化，应及时放置在 －10℃冰箱保存，若较长期储存需放到 －70℃低温冰箱。

将切成小块的组织用绞肉机绞碎，可从绞成的组织糜中提取许多蛋白质和酶，但组织糜粒子太粗会影响产率。因此，通常先用粗孔径的绞，再用细孔径的绞，有时甚至要反复多次。

用绞肉机绞碎时，一般细胞并不破碎，须通过特殊的匀浆才行。使用匀浆器将动物组织放置在适当的溶剂中形成细胞悬液。在实验室常用的是玻璃匀浆器，工业上可用高压匀浆泵。对一些胞内产物用机械处理仍不能有效提取，需采用反复冻融或制备成丙酮粉的方法使细胞破碎。

1. 动物材料预处理的一般步骤

（1）首先去除动物材料中的结缔组织和脂肪，用生理盐水冲洗干净。

（2）将动物材料切成数克重的小块，使用适当孔径的绞肉机进行绞碎。

（3）称取绞碎后的动物材料放入预冷的玻璃匀浆器中，低温环境下加入 2 倍体积的预冷提取缓冲液。将玻璃匀浆器置于冰上，手动匀浆 30～50 次，观察组织匀浆状态，直至组织完全破碎以及无明显的组织小块形成匀质状液体。

（4）将匀浆液转移至离心管中，放在冰上 15～30min，期间不断震荡混匀。4℃离心除去匀浆液中的细胞碎片和其他粒子。

（5）小心倾出上清液，以免扰动沉淀物质。任何悬浮至离心管上层的脂肪物质都应用柔光布过滤除去，也可用过滤漏斗的玻璃纤维过滤除去。

2. 注意事项

（1）温度　所使用的试剂与仪器都应先经过预冷，保持在低温的环境下进行预处理，保证生物活性物质的完整性，避免丧失生物活性。高度纤维化的器官（如乳腺），在匀浆化前应冷冻，这样有利于破碎。

（2）动物组织匀浆化方法的选择　动物器官如肝脏、肾脏、脑、心脏等，很容易匀浆化。而骨骼肌、肺等动物器官坚韧性强，建议匀浆化前先用家庭碎肉器将它们碾碎。高度纤维化的器官如乳腺，匀浆化前冷冻切块绞碎，这样有利于破碎。

（3）提取物缓冲液种类的选择　多数活性物质在中性条件下较稳定，所以使用的缓冲液 pH 一般应控制在 4～9 范围内，防止某些活性物质变性失活或因 pH 变化影响提取效果。缓冲体系的 pH 直接影响目的物与杂质的溶解度，还可以抑制有害酶类的水解破坏作用，防止降解，提高收率。

三、细胞培养液的预处理

动、植物或微生物细胞在适宜的培养基和培养条件下进行培养，培养液中的成分复杂，包括培养的细胞、残存的培养基、无机盐、蛋白质、剩余的糖类以及各种代谢产物。培养液的特征主要表现为目标产物浓度低、杂质多、黏度大、悬浮颗粒小且密度与水相近、性质不稳定、随环境时间变化等。预处理目的在于改变培养液的流体性能，降低液体黏度，同时增大悬浮颗粒的大小，去除部分杂质，以便后续分离工作的更好完成。

1. 细胞及蛋白质的处理　凝聚和絮凝是细胞培养液预处理的常用方法，其作用为改变细胞、细胞碎片、菌体、蛋白质等胶体粒子的分散状态，使其凝集起来，增大溶液中悬浮粒子的体积，使其聚集成可分离的颗粒，提高固－液分离速度和有效过滤杂质。除此之外，常用的方法还有沉淀法和吸附法等。

（1）凝聚作用　凝聚作用是指在胶体溶液中加入某种电解质，由于电解质异电离子作用，降低胶体粒子之间的双电层电位，破坏胶体体系的分散状态，使胶体粒子产生凝集的现象。

培养液中的细胞、菌体或蛋白质等胶体粒子的表面一般都带有电荷，其原因主要是吸附溶液中的离子或自身基团的电离。这些胶体粒子因带有相同电荷和扩散双电层的结构一般呈分散状态。通常培养液中的细胞或菌体带负电荷，溶液中带相反电荷的离子在静电引力的作用下被吸附在其周围，在界面上形成双电层。双电层的电位越大，电排斥作用越强，胶体粒子的分散程度越大。此外，胶粒与水分子亲和，在其表面形成水化层。

凝聚剂既能中和胶体粒子所带电荷，降低双电层的排斥作用，又能破坏胶体粒子表面的水化层，使胶体粒子由于热运动导致互相碰撞而发生凝集的现象。影响凝聚作用的主要因素是无机盐的种类、化合价以及无机盐的用量等。阳离子对带负电荷的胶粒凝聚能力的次序为：$Al^{3+} > Fe^{3+} > H^+ > Ca^{2+} > Mg^{2+} > K^+ > Na^+ > Li^+$；常用的凝聚剂有 $ZnSO_4$、$FeCl_3$、$MgCO_3$、$Al_2(SO_4)_3 \cdot 18H_2O$、$AlCl_3 \cdot 6H_2O$、$Fe_3O_4$、$Al(OH)_3$ 等。

（2）絮凝作用　高分子絮凝剂的线状结构上含有多种活性功能团，能吸附多个胶粒，通过架桥连接作用将悬浮粒子聚集在一起，使胶粒形成粗大的絮凝团沉淀，这个过程称为絮凝作用。

絮凝剂是能溶于水的高分子聚合物，其分子量可达数万至一千万以上，具有长链线状结构，在长链上含有相当多的活性功能团。当往胶体悬浮液中加入絮凝剂时，絮凝剂的功能基团强烈地吸附在胶粒的表面上。根据絮凝剂所带电性的不同，分为阴离子型、阳离子型和非离子型三类。对于负电性的微粒，加入阳离子型絮凝剂，具有降低离子排斥电位和产生吸附架桥作用的双重机制；而非离子型和阳离子型絮凝剂，主要通过分子间引力和氢键等作用产生吸附架桥。常用的絮凝剂有壳聚糖、海藻酸钠、明胶和酰胺类衍生物、聚苯乙烯类衍生物及聚丙烯酸类等。

影响絮凝作用的因素有很多，主要包括以下几点：①絮凝剂的用量。当絮凝剂浓度较低时，增加用量有助于架桥，提高絮凝效果，但是用量过多反而会引起吸附饱和，在胶粒表面上形成覆盖层而失去与其他胶粒架桥的作用，使胶粒更加稳定，降低了絮凝效果。②絮凝剂的相对分子质量。絮凝剂的分子量越大、线型分子链越长，絮凝效果越明显，成环状或支链结构的有机高分子絮凝剂的效果较差。但分子量增大，絮凝剂在水中的溶解度会降低，因此要选择合适相对分子量的絮凝剂。③溶液的 pH。pH 的变化会影响离子型絮凝剂功能团的电离度，改变链的伸展形态。提高电离度可增强分子上同种电荷间的电排斥作用，使链从卷曲状态变为伸展状态，发挥最佳的架桥能力。④搅拌速度和时间。在加入絮凝剂初期，高速搅拌能使絮凝剂迅速分散，发挥絮凝作用。但当絮凝团形成后，应保持低速搅拌。高的剪切力会打碎絮凝团，不有利于絮团形成和长大。因此操作时搅拌转速和搅拌时间都应注意控制。

（3）沉淀法　培养液的预处理可通过将可溶性杂蛋白形成沉淀进行去除。在各种沉淀方法中，变性沉淀最为常用。

1）变性沉淀　蛋白质的变性作用是指当天然蛋白质受到物理或化学因素的影响时，分子空间结构发生改变，导致理化性质改变和生物活性丧失的过程。这种变性的蛋白质因其溶解度降低而形成沉淀析出，即变性沉淀法。采用变性沉淀法需要考虑目的物的稳定性，避免变性方法造成目标活性物质损失。

加热不仅可使蛋白质变性凝固产生沉淀，还可降低液体黏度，加快过滤速度，进一步改变发酵液的过滤特性。但该方法只适合于对热较稳定的物质，不能用于热敏性药物（如青霉素）的预处理。此外，引起蛋白质变性的其他方法还有大幅度调节 pH、加入有机溶剂或表面活性剂等。

2）等电点沉淀　蛋白质是一种两性物质，在酸性溶液中带正电荷，反之带负电荷，当溶液在某一pH 下，净电荷为零，此时的 pH 称为蛋白质的等电点。两性物质在处于等电点时溶解度最小，因此可调节培养液的 pH 至等电点，使杂质蛋白质析出。pH 对不同蛋白质沉淀有影响，大多数蛋白质的等电点都在偏酸性范围内，可通过加入无机酸如盐酸、磷酸和硫酸等调节 pH，实现等电点沉淀。

等电点沉淀法对不同蛋白质的沉淀效果不同，一般多用于疏水性较大的蛋白质，对于亲水性很强的蛋白质，其在水中的溶解度较大，pH 处于等电点时仍有一定的溶解度，不易使蛋白质析出沉淀。等电点沉淀法具有局限性，无法将全部杂质蛋白除去，通常可与加热法、盐析法等方法结合。

3）沉淀剂沉淀　加入某些化学试剂能与蛋白质结合形成难溶性复合物而沉淀析出。在酸性溶液中，蛋白质能与三氯乙酸盐、水杨酸盐、钨酸盐、苦味酸盐、过氯酸盐等沉淀剂中的阴离子形成沉淀。在碱性溶液中，能与一些阳离子如 Ag^+、Cu^{2+}、Zn^{2+}、Fe^{3+}、Pb^{2+} 等形成沉淀。对于某些水溶性非离子型高分子聚合物，如不同分子量的聚乙二醇、葡聚糖、右旋糖酐硫酸酯等能使蛋白质水合作用减弱而发生沉淀。

（4）吸附法　吸附法是利用吸附作用去除溶液中的杂质蛋白质，可分为两种：一种是加入吸附剂，如活性炭去热源或吸附苯等。另一种是加入化学试剂，利用生成的沉淀物吸附杂质蛋白。如在枯草杆菌的发酵液中，利用氯化钙和磷酸盐的反应生成磷酸钙盐沉淀物，不仅能吸附杂蛋白和菌体等胶状悬浮物，还能起到助滤剂的作用，提高过滤速度。

2. 高价金属离子的去除　在发酵液中存在高价金属离子如 Ca^{2+}、Mg^{2+}、Fe^{3+} 等，当采用离子交换法进行物质分离时，会降低树脂的交换容量。预处理时应尽量除去这些物质，避免影响后续工艺的进行。

（1）加入化学试剂　加入某些化学试剂，可与某些金属离子反应生成不溶性的盐类沉淀，然后将沉淀过滤除去。

Ca^{2+} 的去除可通过加入草酸或草酸钠，反应生成的草酸钙沉淀溶解度小，能将 Ca^{2+} 完全除去，同时草酸钙能够促进胶状悬浮物凝固，进一步提高过滤速度和滤液质量。

Mg^{2+} 的去除也可采用草酸，但草酸镁的溶解度大，导致 Mg^{2+} 无法完全沉淀。在碱性条件下，加入磷酸盐，能生成磷酸镁盐沉淀除去，但一般碱性会影响抗生素的稳定性。除通过沉淀去除外，常加入三聚磷酸钠，生成三聚磷酸钠镁可溶性配合物，消除 Mg^{2+} 对于离子交换树脂的影响。

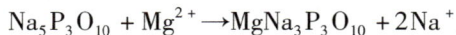

$$Na_5P_3O_{10} + Mg^{2+} \rightarrow MgNa_3P_3O_{10} + 2Na^+$$

Fe^{3+} 的去除常采用黄血盐，使其形成普鲁士蓝沉淀。

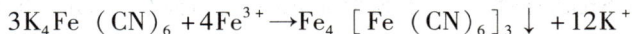

$$3K_4Fe(CN)_6 + 4Fe^{3+} \rightarrow Fe_4[Fe(CN)_6]_3 \downarrow + 12K^+$$

（2）离子交换法　滤液通过阳离子交换树脂，可除去某些离子。例如将土霉素、四环素的发酵滤液通过 122 树脂，可除去部分 Fe^{3+}，同时也吸附了色素，提高了滤液质量。头孢菌素 C 发酵滤液通过氢型阳离子交换树脂，一方面除去部分阳离子，同时释放出 H^+，从而破坏分解滤液中头孢菌素 N，便于后续提取。

3. 不溶性多糖的去除　当发酵液中含有较多不溶性多糖时，黏度增大，固−液分离困难。可用酶将多糖物质酶解，使其转化为单糖，以提高过滤速度。例如在培养基中常含有淀粉，淀粉酶能将培养基中剩余的淀粉水解成可溶性单糖，可降低发酵液黏度，使过滤速度提高 5 倍。

任务三　固−液分离

固−液分离是指将固体和液体分开的过程。在整个生物活性物质制备与分离的过程中，固−液分离技术的应用必不可少。例如，收集细胞或菌体等（与培养液分离），或去除溶液中的杂质沉淀，收集含目标活性物质的液相等，固−液分离的效果影响最终产品质量。常规的固−液分离方法有很多种，应根据不同情况采取具体方法，目前生物分离与纯化的过程中最常用的技术是过滤和离心。

一、过滤

过滤是利用某种多孔物质作为介质，在两侧一定的压力差作用下，使悬浮液中的液体通过介质的孔道，而固体颗粒被截留在介质上，从而实现固−液分离的过程。

1. 过滤技术的分类

（1）按外界压力的不同　分为重力过滤、加压过滤、减压过滤（又称真空抽滤）和离心过滤。

（2）按过滤方式的不同

1）表面过滤　表面过滤是过滤介质的孔道小于待滤液中颗粒的大小，过滤时固体颗粒被截留在介质表面，如滤纸与微孔滤膜的过滤作用。

2）深层过滤　深层过滤是指固体粒子在过滤介质的空隙内被截留，固−液分离过程发生在过滤介质的内部。一般料浆固形物含量超过 0.001g/ml 时采用滤饼过滤，在 0.001g/ml 以下时采用深层过滤。

即学即练

过滤方式可分为表面过滤和深层过滤，深层过滤一般适合于固体含量不超过（　　）的悬浮液。

答案解析

A. 1g/ml 　　　　 B. 0.1g/ml 　　　　 C. 0.01g/ml 　　　　 D. 0.001g/ml

（3）按照料液流动方向的不同

1）常规过滤　常规过滤过程中料液的流动方向是垂直透过介质，有部分固体颗粒被过滤介质截留，堆积形成滤饼。恒压下，悬浮液通过过滤介质的微孔，滤饼厚度不断增加，使过滤阻力增大，过滤速度减慢。

2）错流过滤　错流过滤是指料液的流动方向和过滤介质平行的过滤方式。当悬浮液切向流动通过介质表面，能清除过滤介质表面的截留物，不易形成滤饼，而通过过滤介质的流速却比较小。错流过滤的过滤介质通常为微孔膜或超滤膜。错流过滤适用于十分细小的悬浮颗粒（如细菌）的发酵液的过滤。

与常规过滤方式相比，错流过滤有如下优点：①过滤收率高。错流过滤透过通量大，洗涤充分且合理，少量多次。②滤液质量好。菌体、培养基、杂质蛋白质等均不能通过膜进入滤液，排除大部分杂质，有利于后续分离操作。③减少处理步骤。不需添加助滤剂或絮凝剂，只需在 18～20h 连续操作之后，用清水沿原管流洗 4～6h。④适用于批量连续操作，易于进行无菌操作，防止杂菌的污染。

2. 过滤介质和助滤剂

（1）过滤介质　过滤介质是指能使固液混合料液得以分离的某一介面，通常指过滤过程中使用的多孔性物质，包括滤布或膜过滤中所用的膜。过滤介质应由惰性材料制成，要求能耐腐蚀、耐高温、抗拉性能好、有一定的机械强度和孔隙度。常用的滤布介质有滤纸、脱脂棉、织物介质（帆布、白细布等）及某些合成纤维等。膜材料主要有醋酸纤维素、硝酸纤维素、聚砜、聚酰胺、聚丙烯等。

（2）助滤剂　助滤剂是一种不可压缩的多孔微粒，悬浮液中的胶体粒子吸附于助滤剂表面，可以增加滤渣结构的疏松性，使滤孔不会被全部堵塞，降低过滤阻力，加快过滤速度，提高滤液质量。助滤剂应无毒，属惰性物质，不与溶液中的成分发生反应，对目的产物无吸附作用。

可作为惰性助滤剂的材料有很多，如硅藻土、淀粉、石棉粉、纤维素、未活化的碳等，其中硅藻土使用较为广泛。

助滤剂的使用方式有三种。①预铺法：先将硅藻土等预铺在过滤机上，然后打入发酵液，它可防止滤渣堵塞过滤介质的孔，因而减少过滤阻力，另外也易除去滤饼。②混合法：在发酵液中先加入一定量的助滤剂，一起进入过滤机，能增加滤渣疏松性，降低它的压缩性，从而减少滤饼阻力。③生成法：在反应过程中，产生大量无机盐沉淀物，使滤饼疏松，从而起到助滤作用。

>> **实例分析**

　　实例　对新生霉素发酵液进行固－液分离，通常会加入氯化钙和磷酸钠，能降低液体黏度，使发酵液的过滤速度加快。

　　问题　加入氯化钙和磷酸钠的作用原理是什么？

答案解析

3. 过滤设备　工业生产中常见的过滤设备是板框压滤机和真空转鼓过滤机。

（1）板框压滤机　板框压滤机是目前较常用的一种过滤设备，常用于霉菌、放线菌、酵母菌和细菌等多种发酵液的固－液分离。它包括多个正方形的滤板和滤框，相互交替排列而组成滤室的一种加压过滤机。过滤时，悬浮液从离心泵或齿轮泵经滤浆通道进入滤框，滤液穿过滤饼和滤布到达两侧的板，沿相邻滤板沟槽流至滤液出口，固体颗粒被截留在框内形成滤饼。待框内充满滤饼，即停止过滤。

板框过滤机具有过滤面积大、结构简单、价格低、动力消耗少、对不同过滤特性发酵液适应性强等优点，但是这种设备不能连续操作，设备笨重，劳动强度大，耗时长，生产能力低，阻碍了过滤效果的提高。为解决这些问题，现已研制出半自动和全自动压滤机，缩短时间，减轻劳动强度。

（2）真空转鼓过滤机　真空转鼓过滤机是大规模生产中最常用的过滤设备之一，其基本原理是普通的真空吸滤。整个工作过程分为四个阶段：吸滤、洗涤、吸洗液、刮除固形物。

真空转鼓过滤机具有自动化程度高、能连续操作、处理量大的优点。主要适用于固体含量大于10%的发酵液的过滤，如青霉素发酵液的过滤，滤速可达800L/（m²·h）。由于受推动力（真空度）的限制，一般对菌体较细或黏稠的发酵液不适合，则需在转鼓面上预铺一层50～60mm厚的助滤剂（常用的是硅藻土），在鼓面缓慢移动时，利用过滤机上的一把特殊的刮刀将滤饼和助滤剂一同刮去，使过滤面积不断更新，以维持正常的过滤速度（图1－1－1）。放线菌发酵液就可以采用这种方式进行过滤。

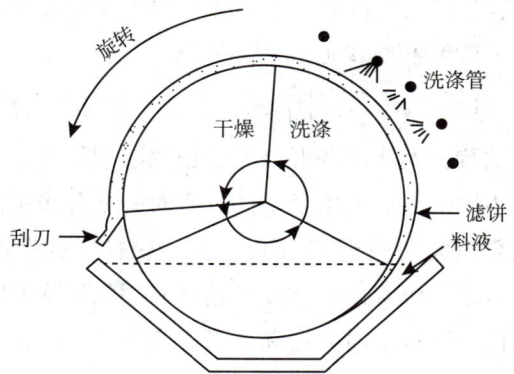

图1－1－1　真空鼓式过滤机

二、离心分离

离心分离是基于固体颗粒和周围液体密度存在差异，在离心场中使不同密度的固体颗粒加速沉降的分离过程。

离心分离法是工业生产过程中被广泛应用的一种固－液分离技术，其优点是分离速率快、分离效率高、液相澄清度好。但也存在设备投资费用高、能耗也较高等缺点。

1. 离心原理　当悬浮液静置不动时，若悬浮颗粒密度比液体介质大，则由于重力场的作用，颗粒逐渐下沉，颗粒越重，沉降越快；相反，若颗粒密度比液体介质小，颗粒就上浮。悬浮颗粒在重力场中上浮或下沉的速度与颗粒的密度、形状、大小及液体介质的密度、黏度和重力场的强度有关，同时，还与悬浮颗粒在液体介质中的扩散运动有关。颗粒越小，则沉降越慢，扩散现象越严重，这时需要加大重力场（即利用离心的方法产生强大离心力场），利用离心的方法产生强大离心力场来克服严重的扩散现象，对液态非均一体系中"沉降系数"或"浮力密度"不同的物质颗粒进行离心分离将大大提高沉降速度和分辨率，才能克服严重的扩散现象，从而与溶液得以分离，而沉降速度取决于颗粒的质量、大小和密度。

2. 离心力与相对离心力　离心力（F）是指悬浮颗粒在离心过程中所受的离开旋转中心轴的作用力，由下式计算：

$$F = m\omega^2 r$$

式中：F 为颗粒所受离心力（g·cm/s²），m 为颗粒质量（g），ω 为颗粒的旋转角速度（弧度/秒），r 颗粒离旋转轴中心的距离（cm），即颗粒的旋转半径。

实际工作中，通常用相对离心力来表示离心机的离心能力。相对离心力（RCF），也就是指在离心场中颗粒所受的离心力相当于它受到的地球重力的倍数，单位为重力加速度，用（xg）来表示。

$$RCR = \frac{4\pi^2 N^2 rm}{3600mg} = \frac{4\pi^2 N^2 r}{3600 \times 980} = 1.118 \times 10^{-5} N^2 r(xg)$$

3. 离心技术的分类

（1）根据分离方式的不同

1）离心过滤　离心过滤以离心力作为推动力，在具有过滤介质（如滤网、滤布）的有孔转鼓中加入悬浮液，固体粒子截留在过滤介质上，液体穿过滤饼层而流出，将悬浮液分为滤液和滤饼。分开样液中沉降系数或密度不同的多种颗粒组分。

2）离心沉降　沉降是当悬浮液处于静止状态时，密度较大的固体颗粒会在重力作用下逐渐下沉的过程。离心沉降是利用悬浮液中不同组分密度的相对差异，在离心力作用下迅速沉降分层的过程。

（2）根据离心原理的不同

1）差速离心　📱微课　差速沉降离心是指在离心管内液体密度均一的介质中，对含两种以上大小不同的待分离物质的混合液采用逐渐增加离心速度或低速和高速交替进行离心，使沉降速度不同的颗粒，在不同的离心速度及不同离心时间下分步沉淀，使之互相分离的离心方法。此法一般用于分离沉降系数相差较大（相差10倍以上）的颗粒，沉降系数在同一个数量级内的各种颗粒不易分开。

差速沉降离心首先要选择好颗粒沉降所需的离心力和离心时间。当以一定的离心力在一定的离心时间内进行离心时，在离心管底部就会得到最大和最重颗粒的沉淀，分出的上清液在加大转速下再进行离心，又得到第二部分较大和较重颗粒的沉淀及含较小和较轻颗粒的上清液，如此多次离心处理，即能把液体中的不同颗粒较好地分离开。此法所得的沉淀是不均一的，仍含有其他成分，需经过2～3次的再悬浮和再离心，才能得到较纯的颗粒。

此法主要用于组织（如肝脏组织）匀浆液中细胞器的分级分离，其优点是：操作简易，离心后用倾倒法即可将上清液与沉淀分开，并可使用容量较大的角式转子。缺点是：分离效果差，不能一次得到纯颗粒；壁效应严重，在离心管一侧会出现沉淀；离心力过大、离心时间过长会使颗粒变形、聚集而失活。

2）密度梯度区带离心　密度梯度区带离心法简称区带离心法，是指将样品加在惰性梯度介质中进行离心沉降或沉降平衡，在一定的离心力下把颗粒分配到梯度中某些特定位置上，形成不同区带的分离方法。此方法的优点是：分离效果好，可一次获得较纯颗粒；适应范围广，既能像差速离心法一样分离具有沉降系数差的颗粒，又能分离有一定浮力密度差的颗粒；颗粒不会挤压变形，能保持颗粒活性，并防止已形成的区带由于对流而引起混合。此方法的缺点是：离心时间较长；需要制备惰性梯度介质溶液；操作严格，不易掌握。

根据操作方法的不同，密度梯度区带离心又可分为两种：速度区带离心法和等密度区带离心法。①速度区带离心法：是指当不同的颗粒间存在沉降速度差时，在一定的离心力作用下，颗粒各自以一定的速度沉降，在密度梯度介质的不同区域上形成区带的方法。此法仅用于分离有一定沉降系数差的颗粒，与颗粒的密度无关，因此适用于分离颗粒大小不同而密度相近的组分。②等密度区带离心法：是指当不同的颗粒存在浮力密度差时，如果离心管中介质的密度梯度范围包括待分离样品中所有组分的密度，在离心力的作用下，颗粒或向下沉降，或向上浮起，一直沿梯度移动到与它们的密度恰好相等的特定梯度位置上（即等密度点），形成几条不同区带的方法。等密度区带离心法的分离效率取决于颗粒的浮力密度差，密度差越大，分离效果越好，与颗粒的大小和形状无关。

4. 离心设备　根据离心分离方式的不同，分为沉降式离心机和过滤式离心机。

沉降式离心机的转筒或转鼓壁上无孔，也不需要滤布，在离心力作用下，固体沉降于筒壁或转鼓壁上，余下的即为澄清的液体。对于固体含量较低、颗粒细小或可压缩变形的发酵液，通常采用沉降式离心设备。工业上应用的沉降式离心机有管式离心机、碟片式离心机、倾析式离心机、螺旋卸料离心机等。

过滤式离心机的转鼓壁上开有均匀密集的小孔，圆筒转鼓内表面覆盖过滤介质（滤布），加入转鼓的悬浮液随转鼓一同旋转，在离心力作用下，悬浮液中的液体流经过滤介质固体被截留在过滤介质表面，滤液由转鼓壁上的孔甩出，使液体与固体分离。这种离心技术主要用于处理固体颗粒较大、固体含量较高的悬浮液。目前最常应用的是三足式离心机，立式有孔转鼓悬挂于三根支柱上，它具有稳定性好、操作平稳、进出料方便、操作简单、适应性强和占地面积小等优点。其缺点是处理量有限，需人工卸料，劳动强度大。

📱 知识链接

工业离心机

　　在化工、制药、食品等行业使用的制备分离用离心机，要求有较大的处理能力并可进行连续操作。所使用的离心机及其附件为中、大型工业生产设备，转速在每分钟数千转到几万转。而在生物学、医学、化学、农业、食品及制药等实验室研究或涉及小批量生产中所使用的离心机，目的在于分离、纯化和鉴别样品。

三、影响固－液分离的因素

　　大多数微生物发酵液都属于非牛顿型液体，固－液分离较困难，发酵液的流变特性与很多因素有关，主要取决于菌种和培养条件。

　　1. 微生物种类对固－液分离的影响　一般真菌的菌丝比较粗大，固－液分离容易，含真菌菌体及絮凝蛋白质的发酵液，可采用鼓式真空过滤或板框过滤。对于酵母菌体，离心分离的方法具有较好的效果。但是细菌或细胞碎片相当细小，固－液分离十分困难，用一般的离心分离或过滤方法效果很差，因此应先用预处理的各种手段来增大粒子，才能获得澄清的滤液。

　　2. 发酵液的黏度　固－液分离的速度通常与黏度成反比。影响发酵液黏度的因素很多：①菌体种类和浓度不同，其黏度有很大差别。②不同的培养基组分和用量也会影响黏度，如用黄豆饼粉、花生饼粉作氮源，用淀粉作碳源会使黏度增大。发酵液中未用完的培养基较多或发酵后期用油作消沫剂也会使过滤困难。③一般说来发酵进入菌丝自溶阶段，抗生素产量才能达到高峰，但菌丝自溶使发酵液变黏，为保证过滤工序的顺利进行，必须正确选择发酵终点和放罐时间。④染菌的发酵液黏度也会增高。

　　3. 其他因素　发酵液的 pH、温度和加热时间也会影响过滤速度。加助滤剂有利于改善固－液分离速度。如灰色链霉菌发酵液过滤时，随 pH 降低，比阻值减小，滤速提高。由于链霉素对热较稳定，因此将灰色链霉菌发酵液在 75℃ 加热处理，使蛋白质变性凝固后可加快过滤速度，但加热时间也不宜过长，长时间加热可能使凝固的蛋白又分解，反而使滤速下降。在使用热处理时，还要考虑生化物质对热的敏感程度，对不耐热的物质显然不能用此方法。

✍ 单元实训1

蔗糖密度梯度离心法提取叶绿体

【实训目的】

　　1. 了解离心分离技术的原理。

　　2. 掌握密度梯度离心法制备叶绿体的方法及操作流程。

【实训用品】

（一）实训器材

组织捣碎机、高速冷冻离心机、普通离心机、离心管、耐压透紫外的玻璃离心管（Corex 离心管）、载玻片、盖玻片、烧杯、漏斗、纱布、剪刀、滴管、普通光学显微镜、荧光显微镜等。

（二）材料和试剂

1. 材料　新鲜的菠菜叶片。

2. 试剂　60%、50%、40%、20%、15% 的蔗糖溶液，匀浆介质（0.25mol/L 蔗糖、0.05mol/L Tris – HCl 缓冲液，pH 7.4）。

Tris – HCl 缓冲液配制方法：称取 85.55g 蔗糖、6.05g 三羟甲基氨基甲烷（Tris），溶解在近 400ml 蒸馏水中，加入约 4.25ml 0.1mol/L 的 HCl 溶液，最后用蒸馏水定容至 500ml。

【实训内容】

（一）实训原理

在离心力的作用下，不同物质因为形状、大小等差别会以不同的速率进行沉降。离心分离技术就是利用该原理可以对悬浮液、乳浊液进行物质的分离、浓缩和提纯。

离心方法有沉淀离心、差速离心和密度梯度离心。密度梯度离心也称区带离心法，是将样品加在密度梯度介质的顶部，进行离心沉降或沉降平衡，不同沉降速率的颗粒在一定离心力下分配到不同密度梯度层的位置上，形成不同区带实现分离的方法。

本实训中制备叶绿体的过程是先破碎细胞，用差速离心法得到去除细胞核的叶绿体粗提物，然后再将叶绿体粗提物经密度梯度离心法制备获得完整叶绿体。

（二）实训过程

1. 样品预处理　菠菜去除叶柄和主脉后，洗净干燥，称取 50g，剪碎。

2. 叶绿体粗提物的制备　将处理后的菠菜叶片置于 100ml 充分预冷近 0℃ 的匀浆介质中，用组织捣碎机的高速档位匀浆 2min，然后将匀浆液用双层纱布过滤。滤液于 500r/min 离心 10min，轻轻吸取上清液。

3. 制备密度梯度液　在 Corex 离心管内依次加入 50% 蔗糖溶液和 15% 蔗糖溶液（或依次加入 60%、40%、20%、15% 的蔗糖溶液），注意要用滴管吸取 15% 蔗糖溶液沿离心管壁缓缓注入，不能搅动 50% 蔗糖液面，一般两种溶液各加 12ml（如果是四个梯度则每个梯度加 6ml）。加液完成后，可见两种溶液界面处折光率稍不同，形成分层界面，制备完成密度梯度。

加样离心：在制好的密度梯度上小心地沿离心管壁加入 1ml 上清液。严格平衡离心管，体积量不足的管内轻轻加入少量上清液。高速冷冻离心机 18000r/min 离心 90min。

4. 取样观察　取出离心管，可见叶绿体在密度梯度液中间形成区带，用滴管轻轻吸出滴于载玻片上，盖上盖玻片，显微镜下观察，还可用荧光显微镜在暗室内观察。

【注意事项】

1. 为防止光合作用形成的淀粉颗粒在离心时破坏叶绿体，在提取叶绿体前，先将植物材料暗置过夜。

2. 过滤时不要用力挤压，以免叶绿体被膜破碎，从而提高完整叶绿体的得率。

3. 使用离心机时必须严格遵守操作规程。若要在低温状态下离心，在使用前应先打开离心机进行预冷。

【思考题】

1. 蔗糖密度梯度在离心中起什么作用？

2. 制备两个密度梯度和四个密度梯度，分别提取叶绿体的现象有何区别？

目标检测

答案解析

一、选择题

（一）单项选择题

1. 动物材料在不能立刻使用时，需要长期储存，所使用的冰箱温度是（　　）

　　A. $-4℃$ 　　　　　　　　　　　　B. $-10℃$

　　C. $-20℃$ 　　　　　　　　　　　D. $-70℃$

2. 采用絮凝法对细胞培养液进行预处理时，常见的影响因素有（　　）

　　A. 絮凝剂的溶解度 　　　　　　　　B. 絮凝剂的用量

　　C. 絮凝剂的相对分子质量 　　　　　D. 溶液的 pH

3. 助滤剂可降低过滤阻力，提高过滤速度，下列不能作为助滤剂的是（　　）

　　A. 硅藻土 　　　　　　　　　　　　B. 淀粉

　　C. 氯化钙 　　　　　　　　　　　　D. 纤维素

4. 工业上，对于处理固体含量较高、颗粒较大的发酵液，常用的离心机是（　　）

　　A. 管式离心机 　　　　　　　　　　B. 碟片式离心机

　　C. 三足式离心机 　　　　　　　　　D. 螺旋卸料离心机

5. 用于去除发酵液中钙离子的试剂是（　　）

　　A. 草酸 　　　　　　　　　　　　　B. 草酸钙

　　C. 铁离子 　　　　　　　　　　　　D. 钠离子

6. 凝聚作用是由于加入的某种电解质的（　　），使胶体体系的分散状态被破坏，产生凝集的现象。

　　A. 亲和作用 　　　　　　　　　　　B. 异电离子作用

　　C. 疏水作用 　　　　　　　　　　　D. 静电作用

7. 真空鼓式过滤机工作一个循环分为（　　）

　　A. 吸滤、洗涤、洗出液、刮除固形物 　　B. 抽滤、洗涤、吸洗液、刮除固形物

　　C. 吸滤、洗涤、吸洗液、刮除固形物 　　D. 吸滤、吸洗、洗涤液、保留固形物

8. 离心沉降利用（　　）作用进行沉降分层，从而实现固－液分离。

　　A. 分子间引力 　　　　　　　　　　B. 向心力

　　C. 压力 　　　　　　　　　　　　　D. 离心力

（二）多项选择题

1. 根据外界压力的不同，可将过滤方式分为（　　）

A. 常压过滤   B. 离心过滤

C. 加压过滤   D. 减压过滤（又称真空抽滤）

2. 在细胞培养液中除去杂质蛋白，常用的处理方法有（   ）

A. 凝聚   B. 絮凝

C. 吸附法   D. 沉淀法

二、简答题

1. 什么是预处理？选择预处理方法的依据有哪些？

2. 什么是固－液分离？影响固－液分离效果的因素有哪些？

书网融合……

知识回顾

微课

习题

（李盈诺）

PPT

项目二　细胞破碎技术

学习引导

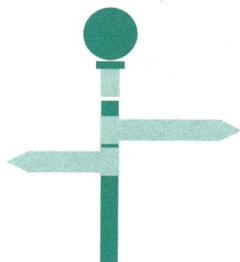

　　在生物制药过程中，有些细胞内产物，如胞内酶、包涵体等，不能释放到细胞外，无法进行下一步的分离纯化，因此，针对这一类产物，就需要将细胞壁和细胞膜破坏，使胞内产物释放出来，进行后续的纯化操作。那么用什么方法进行细胞破碎呢？这些方法具有哪些特征？

　　本项目主要介绍常见细胞破碎方法的技术原理、特点和应用范围，并对细胞破碎效果进行评价。

学习目标

1. **掌握**　常用细胞破碎方法的技术原理、特点及应用范围。
2. **熟悉**　细胞破碎率的评价方法。
3. **了解**　细胞破碎方法的选择依据；不同生物细胞壁的结构特点。

　　有些生物活性物质在细胞培养（或发酵）过程中能分泌到细胞外的培养液（或发酵液）中，如大多数动物细胞，部分微生物细胞，不需要预处理或经过简单预处理后就能进行固-液分离，然后将获得的澄清的滤液再进一步纯化即可。但是，还有许多生物活性物质位于细胞内部，在细胞培养（或发酵）过程中不能分泌到细胞外的培养液（或发酵液）中，如大多数的植物细胞和部分微生物细胞，这就需要将细胞破碎，使胞内产物释放到液相中，然后再进行固-液分离等后续纯化操作。

　　细胞破碎是采用物理或化学的方法破坏细胞壁或细胞膜，使胞内产物获得释放的过程。动物细胞只有细胞膜包围原生质，细胞膜强度较差，容易受渗透压冲击而破碎。植物细胞和微生物细胞的细胞膜外还有一层坚固的细胞壁，较难破碎，因此破碎的阻力主要来自于细胞壁。因遗传和环境等因素影响，各种生物的细胞壁的结构和组成不完全相同，导致细胞破碎的难易程度不同。另外，不同生物活性物质的稳定性也存在较大差异，在破碎过程中应防止其变性或被破坏，因此选择适宜的细胞破碎方法十分重要。为了更好地了解细胞破碎的方法，首先要熟悉一下细胞壁的组成和结构。

任务一　认识细胞壁的组成和结构

　　细胞壁是包在细胞质膜表面的非常坚韧和复杂的结构，具有保护细胞、抵御外界环境破坏、保持细胞形状、提供稳定渗透压、执行生化功能、控制营养和代谢产物交换的功能，细胞壁的成分和结构按细胞种类不同有很大差异。

一、微生物的细胞壁

1. 细菌的细胞壁　细菌的细胞壁的主要成分是肽聚糖，它是一种难溶性的多聚物，由 N－乙酰葡萄糖胺、N－乙酰胞壁酸和短肽聚合而成的多层网络结构。几乎所有的细菌都具有上述肽聚糖的基本结构，但是不同细菌的细胞壁结构差别很大，用革兰染色法可将细菌分为两大类，即革兰阳性菌和革兰阴性菌。

革兰阳性菌的细胞壁较厚，20～80nm，主要化学成分是肽聚糖和磷壁酸。肽聚糖由聚糖骨架、四肽侧链和五肽交联桥组成，有15～50层，占细胞壁干重的50%～80%，形成了厚而致密的三维立体结构，机械强度大。此外还含有大量的特殊成分磷壁酸。根据磷壁酸结合部位不同分为膜磷壁酸和壁磷壁酸。革兰阳性菌细胞壁结构见图1－2－1。

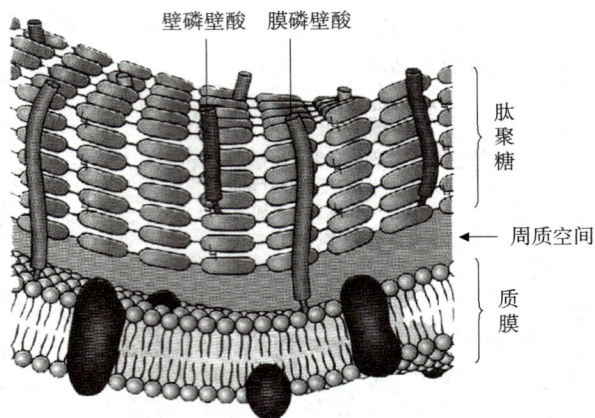

图1－2－1　革兰阳性菌细胞壁结构图

革兰阴性菌细胞壁由肽聚糖层和外膜层组成。革兰阴性菌的肽聚糖由聚糖骨架、四肽侧链组成，仅有1～3层，形成薄而疏松的二维平面网状结构，占细胞壁干重的5%～15%。外膜层则较厚，由脂多糖、磷脂和脂蛋白等组成。革兰阴性菌细胞壁结构见图1－2－2。

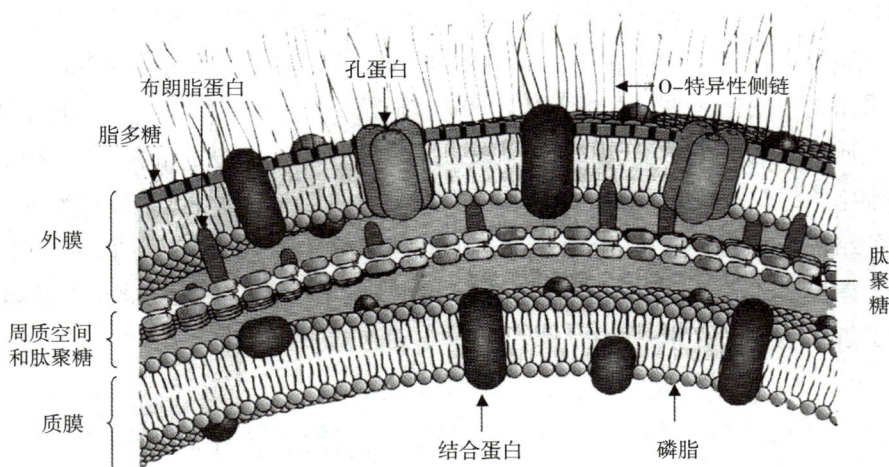

图1－2－2　革兰阴性菌细胞壁结构图

2. 酵母菌的细胞壁　酵母菌的细胞壁厚度为25～70nm，重量占细胞干重的18%～25%，主要成分为葡聚糖、甘露聚糖、蛋白质及几丁质等。细胞壁的结构成分呈"三明治"状排列（图1－2－3）。最外层为甘露聚糖，它是借助 α-1，6 和 α-1，2 或 α-1，3 糖苷键连接而成的具有复杂分支的网状聚合分子；内层为葡聚糖，主要是由 β-1，6 和 β-1，3 糖苷键连接而成的分支型网状分子，是赋予酵母菌细胞壁机械强度的主要物质基础；在内、外层之间夹有一层蛋白质分子，约占细胞壁干重的 10%。不同种类酵母菌细胞壁组成并非完全相同，个别种类差异甚至很大。其中有的以甘露聚糖为主，有的以葡聚糖为主，也有的含有较多的几丁质。

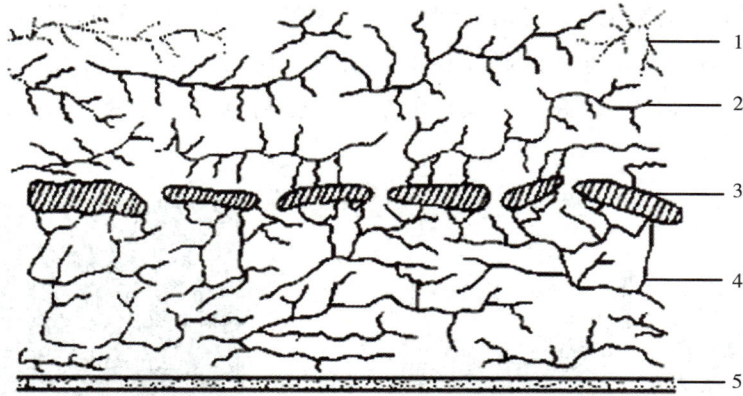

图 1-2-3　酵母菌细胞壁结构图
1-磷酸甘露聚糖；2-甘露聚糖；3-蛋白质；4-葡聚糖；5-细胞质膜

3. 霉菌的细胞壁　多数霉菌细胞壁的主要成分为几丁质。一些低等水生类型的霉菌，其细胞壁成分为纤维素，有的还含有少量蛋白质。几丁质和纤维素分别构成了高等及低等霉菌细胞壁的微原纤维，它镶嵌在无定形的 β-葡聚糖基质中，形成坚韧的外层结构。

二、植物的细胞壁

对于生长结束的植物细胞壁可分为初生壁和次生壁两部分。初生壁与次生壁的主要化学成分均为纤维素，纤维素分子又可进一步组装成微纤丝，微纤丝再交织成网状，就构成细胞壁的基本骨架。网眼中的空隙常由可溶于水的果胶质、木质素和角质等填充，从而使整个细胞壁既具有刚性又具有弹性。植物细胞初生壁形成后，细胞仍可以继续增大，而不增加初生壁的厚度。次生壁是在初生壁上增厚的部分，次生壁形成时，提高了细胞壁的坚硬性，使植物细胞具有很高的机械强度，细胞也不再增大。

细胞破碎时，如使用物理破碎法，细胞的大小和形状以及细胞壁的厚度和聚合物的交联程度是影响破碎难易程度的重要因素。细胞个体小、球形、壁厚、聚合物交联程度高是最难破碎的。如使用酶解法和化学渗透法溶解细胞时，细胞壁的组成最重要，其次为细胞壁的结构。因此，了解细胞壁的组成和结构有助于选择合适的细胞破碎方法。

任务二　细胞破碎方法

细胞破碎的方法很多，根据作用方式不同，可分为机械法和非机械法。机械破碎法主要有高压匀浆法、珠磨法和超声波破碎法等；非机械破碎法主要有化学渗透法、酶解法、渗透压冲击法、反复冻融法和干燥法等。

一、机械破碎法

1. 高压匀浆法 高压匀浆法所使用的设备是高压均质机，由高压主泵和均质阀组成，图1-2-4为高压均质机的均质阀结构示意图，图1-2-5为高压均质机。高压均质机的破碎细胞原理是：在高压均质机中，高压室的压力高达几十兆帕，细胞悬浮液在高压作用下从阀座与阀之间的环隙高速喷出，每秒速度可达几百米，射到静止的碰撞环上，细胞在受到高速撞击作用后，急剧释放到低压环境，从出口管流出。细胞经历了由高压到低压的变化，受到剪切力和撞击力等综合作用，从而造成细胞破碎。

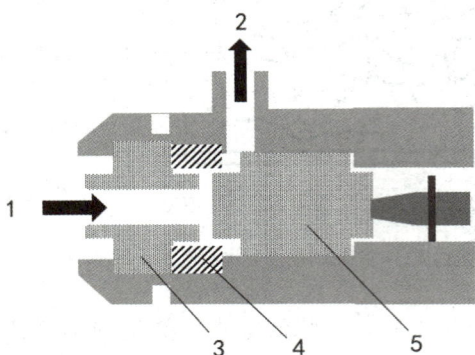

图1-2-4 高压均质机的均质阀结构示意图
1-细胞悬浮液；2-破碎细胞液；3-阀座；4-碰撞环；5-阀芯

图1-2-5 高压均质机

影响破碎率的主要因素有压力、温度和均质次数。通常情况下，增大压力、增加均质次数和提高温度都可以提高破碎率。当压力增大到一定程度后对匀浆器的磨损较大及增加能耗。当温度升高到一定程度后，会破坏生物活性物质，可在出口处调节温度，使出口温度在20℃左右。

高压匀浆法是大规模细胞破碎的常用方法，在微生物细胞和植物细胞的大规模处理中常采用。尤其适用于酵母和大多数细菌细胞的破碎，料液细胞浓度可达到20%左右。一般说来，酵母菌较细菌难破碎，处于静止状态的细胞较处于快速生长状态的细胞难破碎，在复合培养基上培养的细胞比在简单合成培养基上培养的细胞较难破碎。对某些团状或丝状的真菌，由于它们会堵塞均质机的阀，使操作发生困难，故该法不适用。

即学即练

影响高压匀浆法进行细胞破碎的因素主要有哪些（　　　）

A. 压力　　　　　B. 温度　　　　　C. 均质次数　　　　　D. 珠粒大小

答案解析

---

2. 珠磨法 珠磨法是一种有效的细胞物理破碎方法。该方法所用的设备为珠磨机。珠磨机的主体一般是立式或卧式圆筒形腔体，由电动机带动。研磨腔内装有钢珠或小玻璃珠以提高研磨能力。珠磨法进行细胞破碎的原理是利用细胞悬浮液与珠子在搅拌桨作用下充分混合，磨珠之间以及磨珠和细胞之间的互相剪切、碰撞，促使细胞壁破裂，释放内含物。在珠液分离器的协助下，磨珠滞留在研磨腔内，细

胞破碎液流出，采用夹套冷却的方式将破碎过程中产生的热量带走。

珠磨法中影响细胞破碎的因素主要有搅拌速度、料液的循环速度、细胞悬浮液的浓度、珠粒大小和数量、温度等。例如，在酵母的破碎中，提高搅拌速度、降低酵母浓度和通过珠磨机的速度、增加磨珠装量均可增大破碎效率。然而，在实际操作中，各种参数的变化必须适当，如搅拌速度过大和玻璃珠过多，都会增大能耗，使研磨室内温度迅速升高，从而影响产物的活性和增加降温难度。一般情况下，磨珠越小，细胞破碎速度也越快，但磨珠太小易于漂浮，并难以保留在研磨机的腔体中，所以它的尺寸不能太小。通常在实验室规模的珠磨机中，珠径为 $0.2mm$ 较好，而在工业生产规模的设备中，珠径不得小于 $0.4mm$。

在大规模生产中，虽然珠磨机也可用于酵母和细菌，但通常认为珠磨机对真菌菌丝和藻类的细胞破碎效果较好。

3. 超声波破碎法 e 微课　超声波具有频率高、波长短、定向传播等特点，通常在 $15 \sim 25kHz$ 的频率下操作。超声波振荡器可分为槽式和探头直接插入介质两种形式，一般后者的破碎效果比前者好，故常用的超声破碎仪均为探头直接插入式。超声破碎机如图 1 - 2 - 6 所示。

超声波对细胞的破碎作用与液体中空穴的形成有关。当超声波在液体中传播时，液体中的某一小区域交替重复地产生巨大的压力和拉力。由于拉力的作用，使液体拉伸而破裂，从而出现细小的空穴。这种空穴泡在超声波的继续作用下，又迅速闭合，直到不能再压缩时，气泡破裂，释放出极为强烈的冲击波。由它引起的黏滞性漩涡在悬浮细胞上造成了剪切应力，促使内部液体发生流动，从而使细胞破碎。

超声波破碎作用受许多因素的影响，主要有超声波的声强、频率和破碎时间。此外介质的离子强度、pH、菌体的种类和浓度也有很大的影响。通常声强和破碎时间影响很大，但强度太高或时间过长易使蛋白质变性。超声波对不同种类的细胞破碎

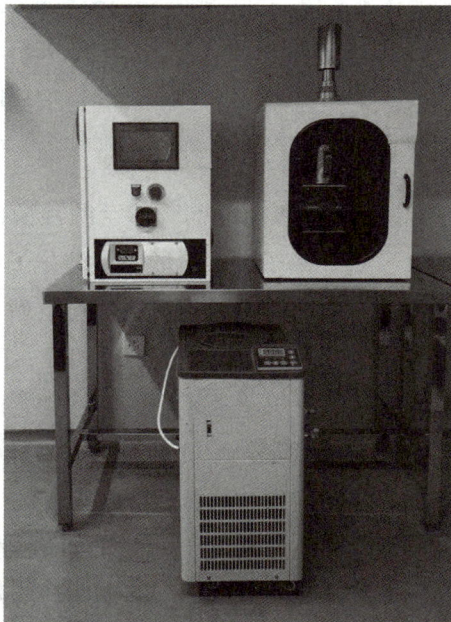

图 1 - 2 - 6　小规模生产用超声破碎仪

效果不同，杆菌比球菌易破碎，革兰阴性菌细胞比革兰阳性菌细胞易破碎，酵母菌效果较差。超声破碎时，一般细胞浓度在 20% 左右，高菌体浓度和高黏度，会降低破碎速度。

超声波产生的化学自由基团能使蛋白类活性物质失活，这一问题可通过添加自由基清除剂（如胱氨酸或谷胱甘肽）或者用氢气预吹细胞悬浮液来缓解。

超声波振荡会引起温度的剧烈上升，通常操作时需把细胞悬浮液预先冷却到 $0 \sim 5℃$，并且还应在夹套中连续通入冷却剂，或将细胞悬浮液置于冰浴中进行冷却。但是要向大量的细胞悬浮液中通入足够的能量以及散热均有困难，因此，在大规模生产范围中还未采用这种方法，而在实验室和小规模生产中应用较为普遍。

二、非机械破碎法

1. 化学渗透法　采用某些化学试剂，如表面活性剂、金属螯合剂、有机溶剂、变性剂及抗生素等改变细胞壁或细胞膜的通透性（渗透性），从而使胞内物质有选择地渗透出来，这种处理方式称为化学

渗透法。化学渗透法取决于化学试剂的类型以及细胞壁、膜的结构与组成，不同化学试剂对各种微生物作用的部位和方式有所不同。

（1）表面活性剂　利用表面活性剂的增溶作用，促使细胞某些组分溶解，导致细胞破碎，这种方法称为增溶法。最典型的操作是将体积为细胞体积 2 倍的某浓度的表面活性剂溶液加入到细胞悬浮液中，表面活性剂将细胞壁破碎，获得的细胞破碎液可通过离心分离除去细胞碎片，然后再过分离纯化获得目标产物。常用的表面活性剂有十二烷基硫酸钠、胆盐、吐温（Tween）等。

> ### 知识链接
>
> #### 表面活性剂
>
> 表面活性剂是一类能够显著降低液体表面张力的物质。表面活性剂分子具有独特的两亲性：一端为亲水的极性基团；另一端为亲油的非极性基团。表面活性剂按极性基团的解离性质可分为离子型表面活性剂（包括阳离子表面活性剂、阴离子表面活性剂和两性离子表面活性剂）和非离子型表面活性剂。生活中常用的肥皂就是典型的表面活性剂，其制备工艺在我国宋代就比较成熟，当时人们将天然皂荚（皂角）捣碎研细，加上香料等添加剂，制成橘子大小，称肥皂团，供人洗面浴身，具有清洁保健效果，广为流传。

（2）EDTA 螯合剂　革兰阴性菌的外膜结构含有较多脂多糖，EDTA 可以螯合连接相邻脂多糖的 Ca^{2+}、Mg^{2+} 离子，大量的脂多糖分子将脱落，使细胞壁外膜出现孔洞，从而导致细胞壁通透性增加。

（3）有机溶剂　有机溶剂可溶解细胞壁中的磷脂层，使细胞被破坏，故该方法称脂溶法。理想的溶剂就应选和细胞壁脂溶解度相配，而与细胞质相差较大的。常用的有机溶剂有丁酯、丁醇、甲苯、二甲苯、三氯甲烷及辛醇等。由于苯类物质毒性较大，现在高醇类的辛醇应用较广。

（4）变性剂　变性剂与水中氢键作用，削弱溶质分子间的疏水作用，从而使疏水性化合物溶于水溶液。常用的变性剂有盐酸胍和脲。另外，用碱处理细胞，可以溶解除去细胞壁以外的大部分组分，用酸处理细胞可以使蛋白质水解成游离氨基酸。

通常，根据各种试剂的不同作用机制，将几种试剂合理地搭配使用，能有效地提高胞内物质的释放率。

化学渗透法具有对产物的释出选择性好、细胞外形较完整、碎片少、核酸等胞内杂质释放少、便于下一步分离等优点，故使用较多。但该方法容易引起生物活性物质失活，因此需要根据生物活性物质的特性选择合适的化学试剂和操作条件进行细胞破碎。另外，加入的化学试剂需要在后续纯化操作中除去，以保证产品的纯度。

2. 酶解法　酶解法，又称酶溶法，是指利用酶反应分解破坏细胞壁上特殊的键或某种特殊物质导致细胞破碎的方法。酶解法可分为外加酶法和自溶法。

（1）外加酶法　应用外加酶法时，应根据细胞壁的结构和化学成分选择适宜的酶和酶系统，并确定相应使用次序，还要控制特定的反应条件，某些微生物可能仅在生长的某一阶段或生长处于特定的情况下，对酶解才是最灵敏的。有时，还需附加其他的处理，如辐射、渗透压冲击、反复冻融或加金属螯合剂 EDTA 等，也可利用生物因素以促进活性，变得对酶解作用敏感。

对于微生物细胞，常用的酶是溶菌酶，它专一地分解细胞壁上糖蛋白分子的 β-1，4-糖苷键，使脂多糖分解，经溶菌酶处理后的细胞移至低渗溶液中，细胞就会破裂。例如，在巨大芽孢杆菌或小球菌悬浮液中加入溶菌酶，很快就产生溶菌现象。除溶菌酶外，还可选用蛋白酶、脂肪酶、核酸酶、透明质酸酶等。

（2）自溶法 自溶法是指利用微生物自身产生的酶来溶解菌体，而不需额外添加其他的酶。在微生物生长代谢过程中，大多数细胞都能产生一种水解细胞壁上聚合物的酶，以便生长繁殖过程继续下去。当改变其生长的环境，可以诱发产生过剩的这种酶或激发产生其他的自溶酶，以达到自溶目的。

影响自溶过程的因素有温度、时间、pH、缓冲液浓度、细胞代谢途径等。微生物细胞的自溶常采用加热法或干燥法。采用抑制细胞壁合成的方法能导致类似于酶解的结果。在发酵过程中细胞生长的后期加入某些物质（如青霉素或环丝氨酸），该物质能阻止新细胞物质的合成，而细胞仍在分裂阶段，可使细胞壁存在缺陷，即达到溶胞作用。

酶解法具有高度专一性，选择性释放产物，反应条件温和，浆液容易分离，核酸泄出量少，细胞外形完整等优点。而其有三处不足，一是溶酶价格高，限制了大规模应用；二是外加酶法通用性差，不同菌种需选择不同的酶，且较难确定最佳的溶解条件；三是在溶酶系统中会存在产物抑制的现象，可能是导致酶解法胞内物质释放低的重要因素。

3. 渗透压冲击法 将细胞放在高渗溶液中（如一定浓度的甘油或蔗糖溶液），由于渗透压的原因，细胞内水分向外渗出，细胞发生收缩，当达到平衡后，将介质迅速稀释或将细胞转入水或缓冲液中，因渗透压发生突然变化，细胞外的水分迅速渗入细胞内，使细胞快速膨胀，从而导致细胞破裂。该方法破碎作用较温和，适用于细胞壁较脆弱的微生物菌体，常与其他方法结合使用。

4. 反复冻融法 将细胞放在低温下冷冻（约 $-15℃$），然后在室温中融化，如此反复多次，就能使细胞壁破裂。因为冷冻，一方面使细胞膜的疏水键结构破裂，从而增加细胞的亲水性能；另一方面，细胞内部水结晶，形成冰晶粒，引起细胞膨胀而破裂。该方法破碎作用较弱，只适用于细胞壁较脆弱的微生物菌体或者细胞壁合成受抑制、强度减弱了的微生物，常与酶解法结合使用。

5. 干燥法 经干燥后的菌体，其细胞膜的渗透性发生变化，同时部分菌体会产生自溶，之后采用丙酮、丁醇或缓冲液等溶剂处理时，胞内物质就会被抽提出来。常用的干燥法包括空气干燥、真空干燥、喷雾干燥和冷冻干燥等。例如，酵母菌在 $25 \sim 30℃$ 的热空气流中吹干，部分酵母产生自溶，再用水、缓冲液或其他溶剂抽提时，破碎效果较好。真空干燥适用于细菌，把干燥成块的菌体磨碎再进行抽提。冷冻干燥适用于制备不稳定的生化物质，在冷冻条件下磨成粉，再用缓冲液抽提。

总之，干燥法属于较激烈的一种破碎方法，容易引起蛋白质或其他组分变性，当提取不稳定的生化物质时，常加入一些试剂进行保护，如可加入少量半胱氨酸、巯基乙醇、亚硫酸钠等还原剂。

📱 **知识链接** --

微藻细胞破壁技术

微藻细胞破壁是提取虾青素、叶黄素、高不饱和脂肪酸、生物柴油等生物活性产物的关键及困难环节。研究技术人员刻苦钻研，结合实际情况，先采用化学法进行预处理，再采用机械法破壁，解决大部分藻细胞的破壁问题。最近，新开发的生物法破壁具有能量消耗较低、条件温和等优势，对于绝大多数藻类来说具有经济和技术可行性，是一种值得期待的绿色破壁方法。

三、各种破碎方法的选择依据

细胞破碎的方法很多，但它们的破碎效率和适用范围不同。其中许多方法仅适用于实验室和小规模的破碎。迄今为止，能适用于工业化的大规模破碎方法还较少。高压匀浆法和珠磨法处理量大，速度快，目前在工业生产上应用最为广泛。

在机械法破碎过程中，由于消耗机械能而产生大量的热量，料液温度升高，而容易造成生物活性物质的破坏，这是所有机械法存在的共同问题。因此，在大多数情况下都要采取冷却措施，对于较小的设备，可采用冷却夹套或直接投入冰块冷却，对于大型设备，会配套冷却装置，来去除产生的热量。非机械法中的化学渗透法和酶法应用最广泛。各种破碎方法特点互补，在实际应用中，有时会结合几种方法进行细胞破碎。

选择破碎方法时，需要考虑以下几个因素：处理量的大小；细胞壁的结构和强度；目标产物对破碎条件（例如，温度、化学试剂、酶等）的敏感性；要达到的破碎程度及破碎所必要的速度等，是否适合于将来大规模生产。同时还应把破碎条件和后续提取纯化步骤结合起来考虑。在固–液分离中，细胞碎片的大小是非常重要的因素，太小的碎片很难分离去除。因此，破碎时既要获得高的产物释放率又不能使细胞碎片太小，如果在碎片很小的情况下才能获得高的产物释放率，这种操作条件仍不是合适的。适宜的破碎条件应该从高的产物释放率、低的能耗和便于后续提取这3个方面进行权衡。

实例分析

实例 作为分离岗位操作技术员，生产某种酶时需要进行细胞破碎，收获细胞后进行超声波破碎，破碎完成后，检测酶活性，发现该酶已失去活性。

问题 1. 什么原因导致酶的活性丢失？

2. 进行破碎操作时，应注意哪些问题来避免产生不利影响？

答案解析

任务三　细胞破碎率的评价方法

细胞的破碎效果，用破碎率来表示。破碎率定义为被破碎细胞的数量占原始细胞数量的百分比，即

$$破碎率\% = \frac{N_0 - N}{N} \times 100\%$$

式中，N_0为原始细胞数量；N为经破碎操作后保留下来的未破坏的完整细胞数量。

由于N_0和N不易很清楚地确定，因此破碎率的评价非常困难。目前，破碎率常采用以下两种测定方法。

一、直接测定法

直接测定法是直接对适当稀释后的样品进行细胞计数，检测破碎前后的细胞数量即可计算其破碎率。破碎前的细胞可以利用显微镜或电子微粒计数器直接计数，破碎过程中所释放出的物质（如核酸和其他聚合物组分）会干扰计数，故可采用染色法把破碎的细胞与未受损害的完整细胞区分开来，以便于计数。这种方法的主要困难是要寻找一种合适、可用的细胞染色技术。

二、间接计数法

间接计数法是在细胞破碎后，测定悬浮液中细胞释放出来的化合物的量（如可溶性蛋白、酶等）。

破碎率可通过被释放出来化合物的量与100%破碎率获得最大释放量之比进行计算。通常将破碎后的细胞悬浮液离心分离完整细胞和碎片，然后对上清液进行含量或活性测定。

间接计数法最常用的细胞内含物是蛋白质，特别是酶，酶活性是破碎程度很好的指示参数。采用Lowry法测量细胞破碎后上清液中的蛋白质含量，也是评价破碎程度的指示参数。根据释放产物特性，用紫外分光光度法测定特定产物的释放量，也可评估细胞的破碎程度。另外，还可以用离心细胞破碎液观察沉淀模型的方法来确定细胞破碎率，完整的细胞要比细胞碎片先沉淀下来，并显示不同的颜色和纹理。对比两项，可以算出细胞破碎率。

✍ 单元实训2

大肠埃希菌细胞破碎

【实训目的】

1. 掌握超声波细胞破碎的原理和操作。
2. 熟悉细胞破碎效果的测定方法。

【实训用品】

（一）实训器材

超声波细胞破碎仪、离心机、摇床、显微镜、紫外分光光度计、酒精灯、载玻片、接种环等。

（二）材料和试剂

1. **材料**　大肠埃希菌平板。
2. **试剂**　营养肉汤培养基（牛肉膏 5g/L，蛋白胨 10g/L，NaCl 5g/L）、50mmol/L 磷酸缓冲溶液（pH 8.0）。

【实训内容】

（一）实训原理

大肠埃希菌是革兰阴性杆菌，具有薄而疏松的肽聚糖层，采用一定功率的超声波可将其破碎，释放胞内物质。

超声波对细胞的破碎作用与液体中空穴的形成有关。当超声波在液体中传播时，由于拉力的作用，使液体拉伸而破裂，从而出现细小的空穴。这种空穴泡在超声波的继续作用下，气泡破裂，释放出极为强烈的冲击波，引起强烈的剪切力，从而使细胞破碎。

超声波破碎细胞的效果与菌体的种类、浓度、pH、超声频率、输出功率、破碎时间等有密切关系。

（二）实训过程

1. **大肠埃希菌的培养和收集**　将活化后的大肠埃希菌接入营养肉汤培养基中，于37℃振荡培养，当达到对数生长期后（约6h），取培养液3000r/min离心20min，收集菌体。

2. **大肠埃希菌悬液的制备**　用50mmol/L 磷酸缓冲溶液（pH 8.0）洗涤3次，再按照1∶20的比例将离心后的大肠埃希菌悬浮于50mmol/L 磷酸缓冲溶液（pH 8.0）中。置于100ml 大塑料试管或烧杯内。取出少量进行破碎前细胞计数。

3. 细胞破碎 将离心管或烧杯置于冰浴（可采用小烧杯一个，内装一些碎冰和水）中，进行预冷。冷却后，将超声波细胞破碎仪的探头放入液体内，距离液面约15mm，距离试管或烧杯底部约10mm，探头不可接触容器壁。容器应一直放在碎冰水中冷却。采用超声波破碎（设置中档，或功率300W，破碎3s，间歇6s，次数100次），注意超声破碎细胞时间。破碎结束，将探头拿出液面后，用纯化水清洗探头并擦干，将洗净擦干的探头放回探头套内。

4. 破碎效果的测定

（1）测定破碎前后大肠埃希菌悬液 OD_{620nm} 的变化，观测破碎效果，填写表1-2-1。

表1-2-1　破碎前后 $OD_{620\,nm}$ 变化

	OD_{620nm}	破碎效果评价
破碎前		
破碎后		

（2）采用革兰染色的方法判断大肠埃希菌超声波破碎的程度，评价破碎效果。

【注意事项】

1. 切忌空载（一定要将超声变幅杆插入样品后才能开机）。

2. 变幅杆（超声探头）入水深度15mm左右。液面高度最好在30mm以上，探头要居中。不要贴壁。超声波是垂直纵波，插入太深不容易形成对流，影响破碎效率。

3. 关于超声参数的几点建议

（1）时间　超声时间每次最好不要超过5s。间隙时间应大于或等于超声时间，以便于热量散发。时间设定应以超声时间短、超声次数多为原则，可延长超声仪和探头的寿命。

（2）超声功率　不宜太大，以免样品飞溅或起泡沫。如容量小于10ml样品，选用2mm超声探头，超声功率应在200W以内；10~200ml样品，选用6mm超声探头，超声功率在200~400W之间为宜；200ml以上样品，选用10mm超声探头，超声功率在300~600W之间为宜。

（3）容器规格的选择　根据样品体积选择相应规格的容器，这样有利于样品在超声过程中形成对流，提高破碎效率。如20ml大肠埃希菌样品，装于20ml烧杯中，超声破碎条件设置为超声5s，间歇5s，循环70次，功率300W（仅供参考）。

【思考题】

1. 为什么超声波破碎时需要使用冰浴？

2. 超声波破碎时，如何判断细胞破碎的终点？

目标检测

答案解析

一、选择题

（一）单项选择题

1. 细胞破碎的阻力主要来自于（　　　）

　A. 细胞壁　　　　　B. 细胞膜　　　　　C. 细胞质　　　　　D. 细胞核

2. 下列选项中，不属于珠磨法中影响破碎细胞因素的是（　　　）

A. 温度   B. 压力   C. 细胞悬浮液浓度   D. 搅拌速度

3. 高压匀浆法所使用的设备是（   ）

    A. 高压均质机   B. 珠磨机   C. 组织捣碎机   D. 超声波破碎仪

4. 下列关于高压匀浆法的叙述正确的是（   ）

    A. 破碎速度快   B. 细胞外形完整   C. 属于化学破碎法   D. 属于非机械破碎法

5. 下列选项中，关于化学渗透法的特点叙述错误的是（   ）

    A. 选择性释放产物   B. 破碎速度快   C. 核酸泄出量少   D. 细胞外形完整

6. 下列关于酶解法叙述错误的是（   ）

    A. 包括外加酶法和自溶法   B. 易引起生物活性物质失活破坏

    C. 选择性释放产物   D. 细胞外形完整

7. 下列选项中，不属于超声波破碎法中影响破碎细胞因素的是（   ）

    A. 菌体的种类   B. 缓冲液的 pH   C. 破碎时间   D. 压力

8. 下列关于反复冻融法叙述正确的是（   ）

    A. 破碎作用很强

    B. 属于机械破碎法

    C. 属于化学破碎法

    D. 是指将细胞放在低温下冷冻，然后在室温中融化，如此反复多次，使细胞壁破裂的方法

（二）多项选择题

1. 以下细胞破碎方法属于机械破碎法的有（   ）

    A. 高压匀浆法   B. 超声波破碎法   C. 珠磨法   D. 酶解法

2. 以下细胞破碎方法属于非机械破碎法的有（   ）

    A. 渗透压冲击法   B. 超声波破碎法   C. 反复冻融法   D. 酶解法

二、简答题

1. 细胞破碎方法的选择依据有哪些？

2. 高压匀浆法破碎细胞的主要影响因素有哪些？

书网融合……

知识回顾   微课   习题

（苑新星）

项目三　萃取技术

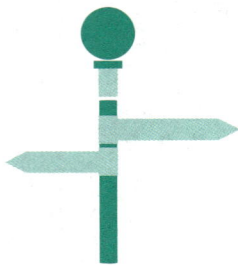

萃取是生物分离中常用的单元操作。广义的萃取包括液-固萃取和液-液萃取两大类。液-固萃取也称浸取，即用液体溶剂从固体物质内（多为细胞内）提取有效成分；而其根据溶剂是否加热，又可分为浸渍（冷溶剂）和浸煮（热溶剂）两种类型。而通常狭义的萃取指的是液-液萃取，即根据混合组分溶解度的差异，用一种溶剂将目标物从另一种溶剂中提取出来的方法。

本项目主要介绍液-液萃取中的传统溶剂萃取、双水相萃取、超临界流体萃取等萃取技术的分离原理、特点、设备和工业应用。

学习目标

1. **掌握**　萃取的概念；溶剂萃取的分配系数及其影响因素；双水相萃取、超临界流体萃取等技术的分离原理、特征、操作过程及应用范围。
2. **熟悉**　萃取的流程、级数及其特点；常见的萃取设备及其选择。
3. **了解**　微波辅助萃取、反胶团萃取技术等新技术。

任务一　认识萃取技术

一、概念

萃取是利用混合物中各组分在两相溶剂中的溶解度或分配系数差异来分离混合物的一种单元操作，是工业生产中常用的分离、提取方法之一。生物分离与纯化的一般工艺流程及萃取在其中所处的模块地位如图1-3-1所示。

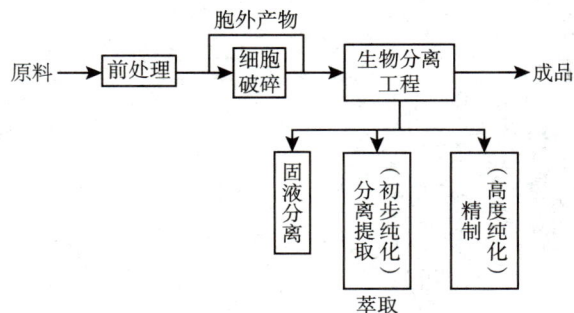

图1-3-1　生物分离与纯化的一般工艺流程及萃取在其中所处的模块地位

二、分类

根据不同的分类方法，可将萃取的分类归纳如下。

1. 根据萃取的机制分类　萃取既有物理的溶解作用，又有化学的配合作用，是一个复杂的物理溶解过程。

（1）物理萃取　即通常所指的萃取，在操作过程并不造成被萃取物质化学成分的改变或发生化学反应，是仅靠溶解度不同来进行分配的物理分离过程。萃取简单的不带电荷的共价分子时为物理溶解过程。

（2）化学萃取　被萃取物与另一相中一种或多种组分发生化学变化，生成新的化学物质后被萃入有机相，即为化学萃取。服从相律和一般化学反应的平衡规律。

2. 根据萃取剂的种类和形式不同分类

（1）溶剂萃取　依据在互不相溶的两种溶剂中分配系数的差异进行分离的萃取法。

（2）双水相萃取　依据在互不相溶的两种水溶液中分配系数的差异进行分离的萃取法。

（3）反胶团萃取　利用反胶团从有机溶剂中萃取亲水性物质的分离方法。

（4）超临界流体萃取　利用超临界流体作为萃取剂，从液体或固体中萃取出特定成分的提取分离方法。

（5）低共熔溶剂萃取　利用熔点更低的离子液体混合物进行分离的方法。

三、特点

萃取技术与其他分离纯化技术相比，具有如下特点。

（1）传质速度快，生产周期短，可实现连续操作。

（2）对热敏物质破坏少。

（3）适用于各种不同规模。

另外，当有机溶剂使用量大时，对设备及安全要求较高，需注意各项防火防爆措施以及对废液的无害处理或回收再利用。

任务二　溶剂萃取

在液体混合物（原料液）中加入一种与其基本不相混溶的液体作为萃取剂，构成第二相，利用原料液中各组分在两个液相中分配系数的不同而分离的方法即为溶剂萃取。我们通常把用有机溶剂从水相中萃取目的物称为有机溶剂萃取法，简称溶剂萃取法。常用于抗生素类生物产物萃取的有机溶剂有丁醇等醇类，乙酸乙酯、乙酸丁酯和乙酸戊酯等乙酸酯类以及甲基异丁基酮等。通过调节水相的 pH 或选择适当的萃取剂，可使目标产物有较大的分配系数和选择性。

溶剂萃取的过程如图 1 - 3 - 2 所示。其

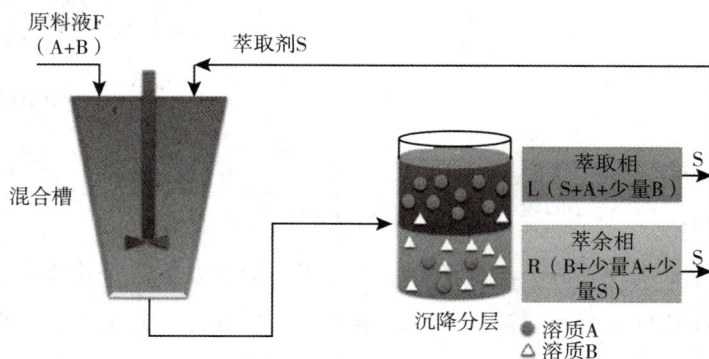

图 1 - 3 - 2　溶剂萃取过程示意图

中待萃取的液体混合物称为原料液，以 F 表示；用于萃取的溶剂被称为萃取剂，以 S 表示；原料液中易溶于萃取剂的目标物组分称为溶质，以 A 表示；难溶于萃取剂的组分称为杂质，以 B 表示。

向原料液 F 中加入一定量与之不相混溶的萃取剂 S，并加以搅拌，使两种溶液充分混合，待萃取的目标物即溶质 A 通过相界面由原料液向萃取剂中扩散。搅拌停止，当达到萃取平衡后，两液相因密度不同而分层：一层以萃取剂 S（有机相）为主，因大部分溶质转移到萃取剂中故溶有较多的 A，称作萃取相，将此相的溶液称为萃取液，以 L 表示；而另一层以原料液 F（水相）中的杂质 B 为主，且含有未被萃取完的溶质 A 和少量的 S，称作萃余相，被萃取出溶质后的料液称为萃余液，以 R 表示。

通常将溶质从水相转移到有机相萃取剂的过程称作萃取，而将被萃入有机相的溶质转入水相的过程称为反萃取。此时的水相萃取剂被称作反萃取剂，反萃取后不含溶质的有机相被称为再生有机相，含有溶质的水溶液被称为反萃液。

一、基本原理

溶剂萃取是使一种溶解于液相的物质设法传递到另一液相的操作，属于扩散分离操作。当研究物理萃取时，不同溶质在两相中分配平衡的差异是实现萃取分离的主要因素。因此，分配定律是理解并设计萃取操作的基础。

该分配定律由能斯特（Nernst）于 1891 年提出，即在恒温恒压条件下，且溶液中溶质的浓度很低（稀溶液），则溶质在互不相溶的两种溶剂间分配时，达到平衡后，溶质在两相中的浓度之比为一常数。即 $K = C_L / C_R$（常数 K 称为分配系数，C_L 为萃取相浓度，C_R 为萃余相浓度）。

在同一萃取体系内，两种溶质在同样条件下分配系数的比值称为分离因素 β，即 $\beta = K_A / K_B$（K_A、K_B 分别表示溶液中溶质 A 和 B 的分配系数）。当 $K_A = K_B$，即 $\beta = 1$ 时，这两种溶质就分不开了。而 β 越大（或越小），说明两种溶质的分离效果越好。

萃取因素也称萃取比，即被萃取溶质进入萃取相的总量与该溶质在萃余相中总量之比，用 E 表示。E = 萃取相中溶质总量/萃余相中溶质总量 = $C_L V_L / C_R V_R = K \times V_L / V_R$（$V_L$、$V_R$ 分别表示萃取相和萃余相的体积）

生产上也常用萃取率来表示一种萃取剂对某种溶质的萃取能力，计算萃取效果。萃取率 η 用表示。公式如下，可以看出萃取率与萃取因素有关。

$$\eta = \frac{\text{萃取相中溶质总量}}{\text{原料液中溶质总量}} \times 100\%$$

$$= \frac{C_L V_L}{C_L V_L + C_R V_R} \times 100\% = \frac{E}{E+1} \times 100\%$$

二、流程

实现组分分离的萃取基本流程一般有如下 3 个步骤：①将含有目标组分的料液与萃取剂充分混合，使目标组分自料液转入萃取剂中；②将混合液通过离心、静置或其他方法分离为互不相溶的两相，即萃取相和萃余相；③得到目标产物并回收萃取剂，萃余相中回收或分离除去萃取剂。

按操作方式分类，工业生产中常见的萃取流程有单级萃取和多级萃取，后者又可分为错流萃取和逆流萃取。

1. 单级萃取　单级萃取是溶剂萃取中最简单的操作形式，只有一个混合器和一个分离器，如图1-3-3，原料液F与萃取剂S一起加入混合器充分混合，达到平衡后，用分离器分离得到萃取液L和萃余液R。萃取液L进入回收器，经分离后获得萃取剂和产物，所回收的萃取剂S可循环使用。

单级萃取操作不能对原料液进行较完全的分离，萃取液浓度不高，萃余液中仍含有较多的溶质。但其流程简单，一般用于间歇操作，也可以进行连续操作，特别是当萃取剂分离能力大，分离效果好，或工艺对分离要求不高时，采用此流程更为合适。

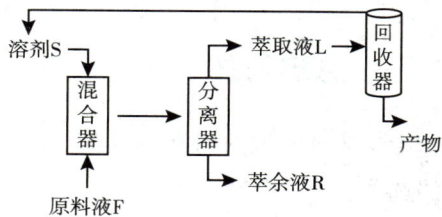

图1-3-3　单级萃取流程

2. 多级错流萃取　原料液经萃取后的萃余液再用新鲜的萃取剂进行萃取的方法称为多级错流萃取，

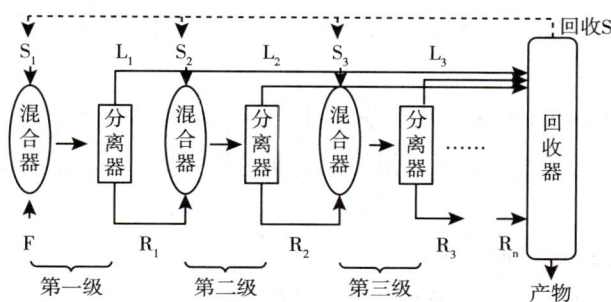

图1-3-4　多级错流萃取流程

如图1-3-4。第一级的萃余液（R_1）进入第二级作为料液，并加入新鲜的萃取剂进行萃取；第二级的萃余液（R_2）再作为第三级的料液，也同样用新鲜的萃取剂进行萃取；以此类推。最后每一级的萃取液和最后一级的萃余液分别进入回收器，获得萃取剂和产物。

采用多级错流萃取时，虽然萃取率比较高，萃取较完全，但由于每次都加入新鲜的萃取剂，故溶剂消耗量大，溶剂回收处理量大，能耗较大。

即学即练3-1

在萃取因素相同的情况下，萃取级数越高，萃余率越（　　）；若萃取级数相同，萃取因素越低，萃余率越（　　）。

A. 低，高　　　　B. 低，低　　　　C. 高，高　　　　D. 高，低

3. 多级逆流萃取流程　多级逆流萃取流程以三级逆流萃取为例，如图1-3-5所示，在第一级中加入料液F，萃余液按顺序作为后一级的料液，其中溶质A含量逐级下降，最后从最末一级（第三级）流出；而在最后一级（第三级）加入萃取剂S，萃取液按顺序作为前一级的萃取剂，依次通过各级与萃余液逆向接触，经过多次萃取，其溶质含量逐级提高，最后从第一级流出。由于料液移动的方向和萃取剂移动的方向相反，故称为逆流萃取。最终的萃取液L_1送至溶剂分离装置中分离出产物和溶剂，溶剂循环使用；而最终的萃余液R_3送至溶剂回收装置中分离出溶剂S供循环使用。

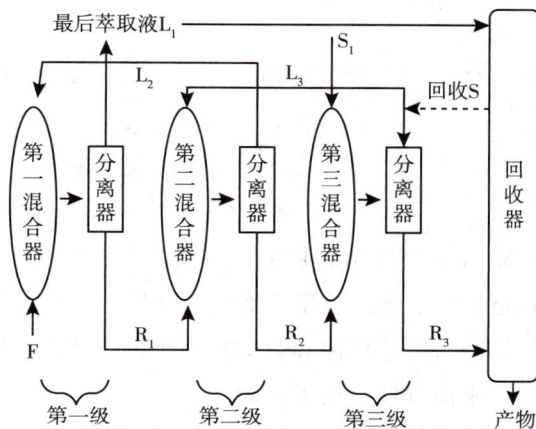

图1-3-5　多级逆流萃取流程

此法与错流萃取相比，萃取剂耗量较少，故可获得溶质浓度较高的萃取液和溶质浓度很低的萃余液。

三、影响因素

影响溶剂萃取的因素主要有乳化、pH、温度、萃取时间、盐析作用、萃取剂种类、用量及萃取方式的选择。

1. 乳化 当有机溶剂（通称为油）与水混合并加以搅拌时，可乳化形成乳浊液，即一种液体分散在另一种互不相溶的液体中所形成的分散体系。而乳化的状态对分离不利，故当萃取达到平衡后，分层，需要破坏乳浊液。常用的破乳化方法有两类：①物理法：如离心、加热、吸附、稀释、高压电破乳；②化学法：如加入表面活性剂（破乳剂）、加电解质等。

2. pH 无论是物理萃取还是化学萃取，pH 均会影响弱电解质在两相中的分配系数，故而影响收率。如弱酸性电解质的分配系数随 pH 降低而增大，而弱碱性电解质相反。另外，pH 还会影响药物的稳定性。

3. 温度和萃取时间 一般随着温度升高，溶质的水解速度加快，稳定性下降，生物活性物质可能被破坏；虽然分配系数可能随温度升高而升高，但另一方面，油水两相的互溶度又会增加，反而使萃取效果降低。故萃取操作一般应在常温或低温下进行。

萃取时间主要与溶质稳定性有关，故一般应尽量缩短萃取时间。

4. 盐析作用 无机盐的影响主要有 3 个方面：①盐易与水分子结合，导致游离水分子减少，从而降低溶质在水中的溶解度，使其易于向有机相分配。②盐能降低有机溶剂在水中的溶解度。③盐能使萃余相的比重增大，有助于分相。但也要注意盐的用量，过多的盐也会使杂质转入有机相。

▶▶ 实例分析

实例 检验人员对蔬菜市场的蔬菜样品进行有机磷类农药残留的抽检时，所做的样品前处理方法如下：先擦去表面泥水，取可食部分经缩分后切碎。充分匀浆后取 25g 试样加入 50ml 乙腈，充分振荡混匀 2min 后用滤纸过滤，滤液收集于装有 5~7g 氯化钠的具塞量筒中，再次剧烈振摇 1min 后静置 30min，待分层，吸取 10ml 上层液于试管中置 80°C 氮吹至液体蒸发近干，加入 2ml 丙酮供色谱测定。

问题 1. 有机磷类农药残留检测样品前处理过程，主要采用什么方法和试剂实现对样品中农残的分离提纯？为什么？

2. 氯化钠在其中的作用是什么？

答案解析

5. 萃取剂种类、用量及萃取方式的选择 萃取剂选择时可根据"相似相溶"原则，选择与溶质结构相近的萃取剂。分配系数越大越好；并且选择分离因素大于 1 的；料液与萃取剂的互溶度越小越好。另外，随着绿色环保和劳动安全意识的增强，最好选择毒性低、化学稳定性高、腐蚀性低的溶剂，价格便宜、来源方便，便于回收。

浓缩倍数 = 料液体积/有机相体积 = V_R/V_L，在选择浓缩倍数时，既要考虑到浓缩的目的，又要考虑到收率和质量。一般来说，对于分配系数较小的溶剂，想要达到较高的萃取率，需要增加溶剂的用量，即浓缩倍数要小。

同样溶剂用量，对单级萃取收率的影响最大，其次是多级错流萃取，而对多级逆流萃取的影响要小得多。当溶剂用量少时，易乳化，给分离造成困难，故一般多采用三级逆流萃取。

即学即练 3 - 2

与多级萃取相比，单级萃取的溶剂用量越小，即浓缩倍数越大时，则其收率（　　）。

A. 越高　　　　　B. 越低　　　　　C. 不变　　　　　D. 不确定

四、常用设备及其应用

溶剂萃取的设备按用途分为实验室和工业生产用设备。实验室最常用的萃取设备为分液漏斗，工业上常用的集混合与分离于一体的转盘萃取塔，如图 1 - 3 - 6 所示。

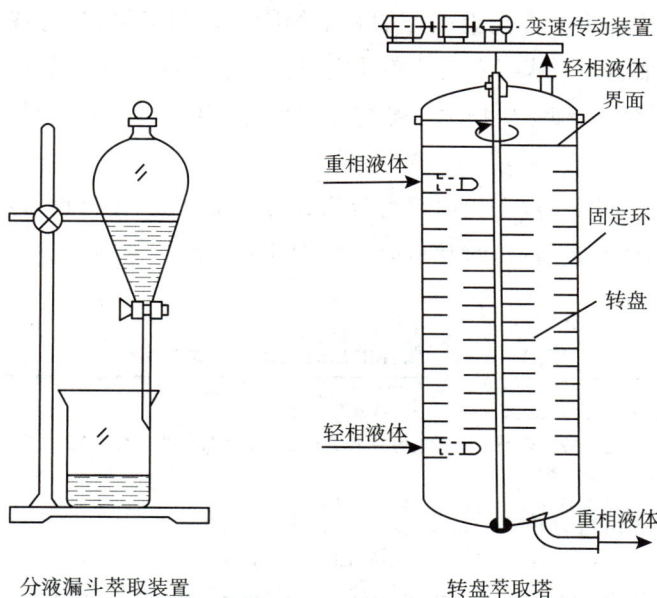

分液漏斗萃取装置　　　　　　　　转盘萃取塔

图 1 - 3 - 6　实验室和工业上常用的萃取设备

实现萃取操作的设备应具有以下两个基本要求：①必须使两相充分接触并伴有较高的湍动；②两相充分接触后，再使两相达到较完善的分离。工业生产上的萃取设备类型如表 1 - 3 - 1。

表 1 - 3 - 1　萃取设备的类型

液体分散的动力		级式接触萃取设备	连续式接触萃取设备
无外加能量		筛板塔	喷洒塔、填料塔、筛板塔
有外加能量	旋转搅拌	混合澄清器	转盘塔、偏心转盘塔
	往复搅拌	——	往复筛板塔
	脉冲	——	脉冲填料塔、液体脉冲筛板塔、振动筛板塔
	离心力	转筒式离心萃取器、卢威离心萃取器	波德离心萃取器

任务三　双水相萃取

双水相萃取技术是利用两种亲水性化合物的水溶液在一定浓度下混合后自发形成互不相溶的两个水相体系，利用被分离物在两相中溶解度的差异进行兼具提取和分离双重功能的高效分离技术。

早在 1896 年 Beijerinck 将明胶和琼脂或可溶性淀粉混合时，就发现这两种亲水性的高分子聚合物可形成上相富含明胶，下相富含琼脂（或淀粉）的两个互不相溶的水相，从而提出"双水相"的概念；而直到 1955 年时，才由瑞典学者 Albertson 测定了诸多双水相系统的相图，并开发了双水相萃取方法；1979 年德国的 Kula 等人首次将双水相萃取应用于蛋白质分离，解决了原先用有机溶剂萃取时亲水性蛋白质不易溶解，且容易引起蛋白质变性和沉淀的问题。与其他传统提取方法相比，双水相萃取技术在生物活性物质分离方面具有能够在常温常压下进行操作、生物相容性高、有机有毒物质用量少、有较高的萃取率和有利于保护原料中的活性物质的活性等诸多优势。

近年来，该技术已广泛应用于各类天然产物和生物物质，如黄酮类、多糖、多酚、生物碱类、萜类、酶、氨基酸、核酸、细胞器、病毒等的分离纯化中，对于原料中含量低、高活性的成分，可以起到较好的保护作用。在医药化学、细胞生物学、生物化工和食品工业等领域，是一种具有广阔应用前景的新型分离技术。

根据亲水化合物的种类不同，双水相体系可分为 5 种：聚合物/聚合物体系、聚合物/无机盐体系、亲水性有机溶剂/无机盐体系、表面活性剂/表面活性剂体系、离子液体/无机盐体系。形成双水相的常见单体如表 1 - 3 - 2。

表 1 - 3 - 2　常见的形成双水相体系的单体

组成类型	单　　体
聚合物	聚乙二醇、聚乙二烯醇、聚丙二醇、羧甲基纤维素钠、聚乙烯吡咯烷酮、葡聚糖、甲氧基聚乙二醇、琼脂糖、乙醇、丙醇、异丙醇、丙酮
亲水性有机溶剂	乙醇、丙醇、异丙醇、丙酮
无机盐	$(NH_4)_2SO_4$、K_2SO_4、K_3PO_4、Na_2HPO_4、K_2HPO_4、Na_2CO_3
表面活性剂	十二烷基三乙基溴化铵、十二烷基磺酸钠、十四烷基三甲基氯化铵、十二烷基苯磺酸钠
离子液体	[BMIm]Cl、[TBA]Cl、[C_4min] [BF_4]、[BPy]Cl

一、基本原理

双水相萃取与萃取原理相似，都是利用物质在两相间的选择分配差异而进行分离提纯，不同之处在于萃取体系的性质。当物质进入双水相体系后，由于表面性质、电荷作用和氢键、离子键等各种化学键的影响，促使物质在两相中进行分配，从而达到分离的目的。

由于成相体系的不同，其成相的原理也各不相同。一般认为只要两聚合物水溶液的憎水程度有所差异，混合时就可发生相分离，且憎水程度相差越大，相分离倾向也就越大。如传统的双水相体系是由两种高分子聚合物或一种高分子聚合物与无机盐组成。其成相机制是利用两种高分子聚合物的互不相溶性质，聚合物的疏水作用，无机盐的盐析作用，胶束平衡共存作用等；分子量越大作用力越强，使二者无法互相渗透，因此达到平衡，构成两相系统。实际成相机制有可能是其中一种作用的结果，也可能是各个物质相互作用的结果，只是强弱程度不同。

　　传统的双水相体系由于聚合物价格昂贵、相组分黏度高、相分离困难且易乳化、聚合物回收难度大等弊端限制了其应用；目前应用较多的为低分子有机溶剂-盐体系，因其原料丰富、价格低廉、溶剂黏度小、传质速度快、溶剂易回收等特点而渐受青睐。该体系的成相机制是有机溶剂与无机盐争夺水分子的过程。

二、工艺流程

　　双水相萃取法是利用目标物的性质，选择合适的双水相体系，再经过条件优化，得到合适的分配系数，从而达到提高回收率及纯化倍数的目的。虽然双水相萃取不需要复杂的设备，但物质在双水相体系中的分配行为是复杂的，需要大量的试验进行系统优化。双水相萃取的工艺流程如图 1-3-7。

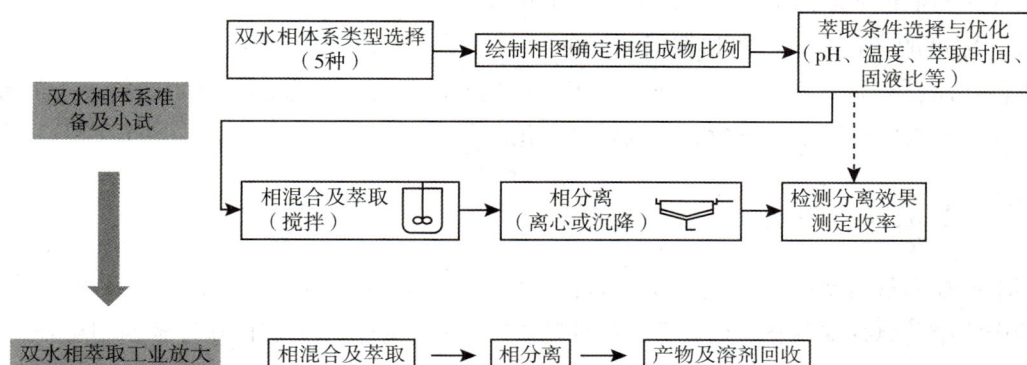

图 1-3-7　双水相萃取的工艺流程

三、特点

　　1. 萃取环境温和　不会引起生物活性物质失活或变性；对环境污染较小；整个操作都在常温常压下进行，对设备要求不高。

　　2. 分离迅速　双水相体系由于界面张力小，能较快达到平衡状态，故分相时间短、传质速率快，可实现快速分离。

　　3. 易于放大　易实现连续化操作，且可直接与后续提纯工序相连接，适合工业化生产。

　　4. 步骤简便　大量液体杂质能与所有固体物质同时除去，与其他常用的固-液分离方法相比，双水相萃取技术将提取和浓缩合二为一，可节省 1~2 个分离步骤，更为高效经济。

四、影响因素

　　影响双水相体系萃取效果的因素有很多，如两种成相物质的种类与浓度、体系的 pH、温度、料液比、待萃取物的性质、萃取时间等。适当选择各参数在最优条件下，可获得较高的分配系数和选择性。

　　1. 聚合物的种类与浓度　对于聚合物类双水相系统，聚合物的相对分子质量不同，分离效果也不同。一般同一聚合物的疏水性随相对分子质量的增加而增加，两相间的疏水性差异随之增大，界面张力增加，易于分相；而疏水性的差异对目的产物与相的相互作用是重要的。不同聚合物的水相系统显示出不同的疏水性，水溶液中聚合物的疏水性按如下次序递增：葡萄糖硫酸盐＜甲基葡萄糖＜葡萄糖＜羟丙基葡聚糖＜甲基纤维素＜聚乙烯醇＜聚乙二醇＜聚丙三醇。

随着聚合物浓度增加，系统也会远离临界点，两相性质差别增大，使亲水性目标物趋向于一相分配。

2. 盐的种类和浓度　盐的种类和浓度对萃取的影响主要反映在相间电位、待萃取物表面疏水的差异上。

在双水相体系中，不同种类盐的正、负离子具有各自不同的分配系数，而要在两相中保持各自的电中性，就会产生不同的相间电位。不同盐的盐析效果不同，故盐的种类和浓度通过影响被分配物质的表面疏水性，从而影响分配系数。盐浓度不仅会影响待萃物的表面疏水性，而且改变双水相系统，改变两相中成相组成。

3. 体系 pH　体系 pH 会影响待萃取物的结构稳定性，会影响无机盐或蛋白质上可解离基团的解离度，从而改变相间电位或表面电荷数，影响其分配系数。

4. 温度　温度的变化会影响两相构成物质的物理性质变化，如溶解度、黏度等。也会影响双水相体系的相图，从而影响分配系数。一般而言，当系统远离临界点时，温度对其影响极小。但温度过高，可能会影响待分配物质的性质，导致其结构发生变化。

五、类型及应用

双水相萃取技术从最初应用于蛋白质、酶、核酸等生物物质的分离纯化，到从发酵液中提取抗生素、从天然产物中分离提取各类有效成分，另外随着双水相萃取技术与其他新技术的相结合，如与温度诱导相分离、微波磁场作用、超声作用、气溶胶技术、微流控制技术、双向电泳技术等相结合，改善了双水相萃取中的一些问题，更高效地提取分离目标物，从而使其应用前景越来越广阔。5 种主要的双水相萃取体系类型及其在生物分离中的应用见表 1－3－3。

表 1－3－3　5 种主要的双水相萃取体系类型及其在生物分离中的应用比较

类　型	优　点	缺　点	应用举例
聚合物/聚合物体系	易改性或衍生化	高黏度、高成本	氨基酸、水溶性蛋白质、质粒 DNA 载体、克拉维酸、细胞、白细胞、细胞器、质膜
聚合物/无机盐体系	黏度低，分离时间短	高离子强度环境	黄酮类、蛋白质、生物碱、酶、重金属、多糖、DNA
亲水性有机溶剂/无机盐体系	低成本；低黏度；分离时间短；溶剂可回收，环境友好	不稳定生物分子的变性；酒精等溶剂的高挥发性	皂苷类、黄酮类、生物碱类、发酵液中的丁三醇、色素
表面活性剂/表面活性剂体系	生物分子增溶的高选择性；表面活性剂的回收利用	高成本；热敏生物分子的变性；易乳化	酶、蛋白质、氨基酸、色素、甘草酸
离子液体/无机盐体系	不燃性（蒸汽压可忽略不计）；溶解力强；黏度低；化学和热稳定性高	高成本	蛋白质、重金属离子镉、氯酚类内分泌干扰物、5－羟甲基糠醛

任务四　超临界流体萃取 ⓔ微课

超临界流体萃取是利用超临界流体，即处于温度高于临界温度、压力高于临界压力的热力学状态的流体作为萃取剂，从液体或固体中萃取出特定成分，以达到分离目的的一种高效分离手段。本法是 20

世纪 70 年代发展起来的国际上先进的物理萃取技术。与传统的提取工艺相比，它具有高效、环保、节能、易控等特点。

一、基本原理

1. 超临界流体　任何一种物质都存在气、液、固三种相态。三相平衡共存的点称为三相点。而液、气两相成平衡状态的点叫临界点，此时是气、液不分的状态，混合物既有气体的性质，又有液体的性质。在临界点时的温度和压力分别称为临界温度（T_c）和临界压力（P_c），如图 1 - 3 - 8。

在临界点以上的范围内，物质状态处于气体和液体之间，即气、液混合成均一的流体状态。这个范围之内的流体称为超临界流体（SCF）。超临界流体具有类似气体的较强穿透力（高渗透性）和类似于液体的较大密度和溶解度（高溶解性），具有良好的溶剂特性，可作为溶剂进行萃取、分离单体。

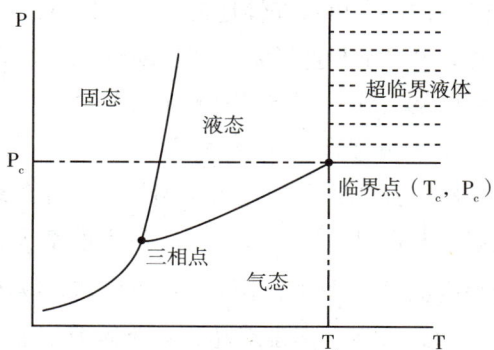

图 1 - 3 - 8　三相图及临界点

可用作超临界流体萃取的溶剂类型较多，主要有二氧化碳、乙烯、乙烷、丙烯、氨、水等，不同溶剂的临界性质不同。一般应具备以下条件：①化学性质稳定，对设备无腐蚀性，不与目标物发生反应。②临界温度适宜操作，不宜过高或过低，最好接近常温或操作温度。③操作温度应低于被萃取物的分解变质温度。④临界压力低，以降低对设备的要求和节省压缩动力费用。⑤对目标物的选择性高，易获得纯产品。⑥溶解性好，以减少溶剂循环用量。⑦价格便宜，容易获得。⑧应用于医药、食品工业中，应选择对人体无毒性的。如乙烯、乙烷等溶剂对人体有害，多用于食品以外的其他工业。

目前研究和应用较多的是二氧化碳（CO_2），它容易获取、价格低廉，且临界压力（7.2MPa）和临界温度（31.1℃）较低，能在室温和适当的压力（8～20MPa）下进行分离萃取。同时，CO_2 的临界密度大，溶解能力较强，化学性质稳定，不会对热敏性物质和活性成分造成破坏。另外，CO_2 有抗氧化灭菌的作用，没有溶剂残留的问题，具有安全无毒、无色无味、无腐蚀性等优点，因此特别适合于生物活性物质等提取和在食品、医药行业中使用。

2. 超临界流体萃取原理　超临界流体对压力和温度的变化非常敏感。在温度不变时，在较高压力下，溶质被溶解在流体中；当压力渐渐减少或温度增高时，流体的溶解能力变弱、密度减小，溶质析出后被萃取分离。

根据流体密度随温度和压力值变化的特性，使超临界流体与待分离的物质接触，并建立流动相后，通过改变压力和温度溶解其中的某些成分，再按溶解能力、沸点、分子量的大小依次将萃取物提取出来，从而达到萃取有效成分或清除有害成分的目的。

3. 超临界流体萃取的特点

（1）萃取和分离过程合二为一，无萃取物的相变过程，不需回收溶剂。

（2）压力和温度为调控参数。

（3）萃取温度低。

（4）超临界流体常态下为气体，无毒。

（5）通过夹带剂的辅助，超临界流体极性可改，故而可选范围广。

二、工艺流程及其影响因素

1. 工艺流程　超临界流体萃取技术基本工艺流程（图 1-3-9）为：①预处理：原料经除杂、粉碎或轧片等一系列预处理后装入萃取器中。②萃取：系统充入 SCF 并加压。在特定的温度和压力下，使待萃取物料同 SCF 充分接触。达到平衡后，物料在 SCF 作用下，可溶成分进入 SCF 相。③分离：流出萃取器的 SCF 相经减压、调温或吸附作用，可选择性地使萃取物同 SCF 分离，从而分离出萃取物的各组分。SCF 再经调温和压缩回到萃取器循环使用。整个工艺过程可以是连续的、半连续的或间歇的。

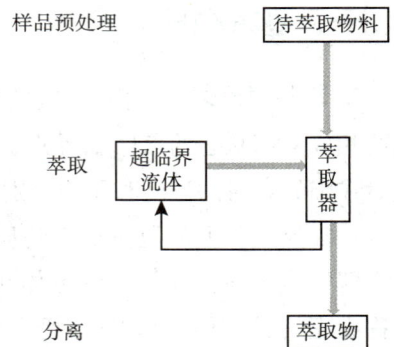

图 1-3-9　超临界流体萃取技术基本工艺流程

2. 影响因素

（1）压力　萃取压力是超临界流体萃取最重要的参数之一。萃取温度一定时，压力增大，流体密度增大，溶剂强度增强，溶剂的溶解度就增大。对于不同的物质，其萃取压力有很大的不同。

（2）温度　温度对超临界流体溶解能力影响比较复杂。在一定压力下，升高温度被萃取物挥发性增加，这样就增加了被萃取物在超临界气相中的浓度，从而使萃取量增大；但另一方面，温度升高，超临界流体密度降低，从而使化学组分溶解度减小，导致萃取数减少。因此，在选择萃取温度时要综合这两个因素考虑。

（3）样品颗粒大小　粒度大小可影响提取回收率，减小样品粒度，可增加固体与溶剂的接触面积，从而使萃取速度提高。不过，粒度如过小、过细，不仅会严重堵塞筛孔，而且还会造成萃取器出口过滤网的堵塞。

（4）CO_2 的流量　CO_2 流量的变化对超临界萃取有两个方面的影响。①CO_2 的流量太大，会造成萃取器内 CO_2 流速增加，CO_2 停留时间缩短，与被萃取物接触时间减少，不利于萃取率的提高。②CO_2 的流量增加，可增大萃取过程的传质推动力，相应地增大传质系数，使传质速率加快，从而提高超临界流体萃取的萃取能力。因此，合理选择 CO_2 的流量在超临界流体萃取中也相当重要。

（5）夹带剂的选择　对于极性较大的溶质，在超临界 CO_2 中溶解较差，很难萃取出来，但若加入一定的夹带剂，以改变溶剂的活性，在一定条件下，就可以萃取出来，而且萃取条件会更低，萃取率更高。常用的夹带剂有甲醇、三氯甲烷等。夹带剂的种类可根据萃取组分的性质来选择，加入的量一般通过实验来确定。

三、常用设备及其应用

1. 设备　目前大多数超临界流体萃取设备是间歇式的。根据其应用范围，可以分为两种类型：一是研究分析型，主要用于少量物质的分析或为工艺研究小批量生产；二是制备生产型，主要应用于批量或大量生产。

超临界流体萃取生产设备从结构和功能上大体可分为 8 个系统：萃取剂供应系统、低温系统、高压系统、萃取系统、分离系统、夹带剂供应系统、循环系统和计算机控制系统。以实验室常用的分析型超临界 CO_2 流体萃取设备 SFT-110 系列为例，其结构如图 1-3-10 所示。

由于萃取过程是在高压下进行，所以对设备及整体管路系统的耐压性能要求较高。生产过程实现微机自动监控，可确保系统的安全性和可靠性，并降低运行成本。

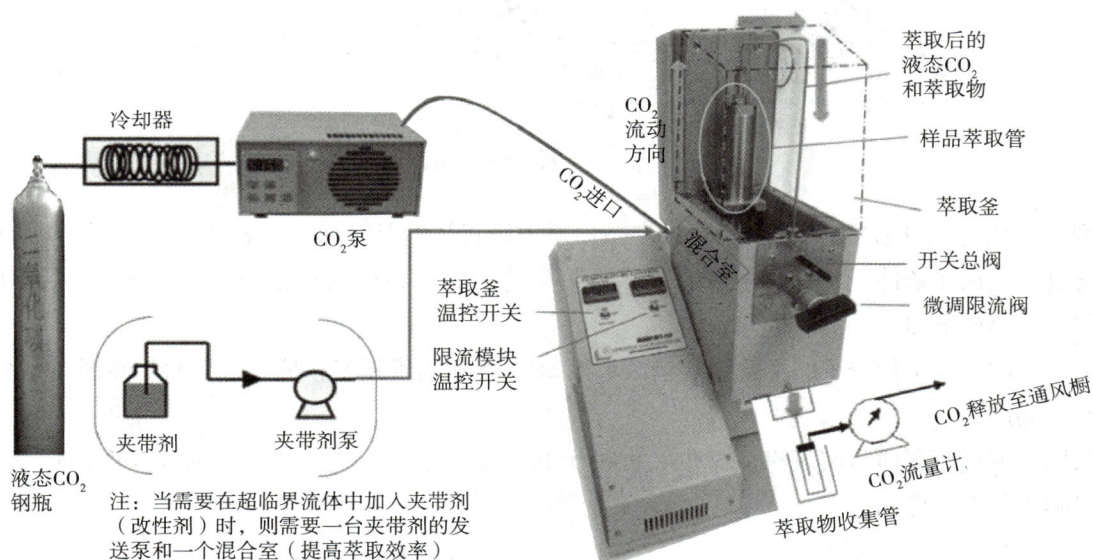

图 1-3-10 超临界 CO_2 流体萃取系统

2. 技术应用 超临界萃取的特点决定了其应用范围十分广泛。从 20 世纪 50 年代开始进入实验阶段，70 年代德国最先开始工业化，用于从咖啡豆中提取咖啡因。20 世纪 70 年代末至 80 年代初，我国开始对超临界萃取技术进行研究并取得一定的成效，21 世纪以来已实现多种产品的工业化生产。

超临界流体萃取技术在食品工业中应用也日益广泛，如从啤酒花中提取酒花精，从薄荷、胡椒等提取香辛料；对绿茶、红茶进行全成分提取，提取色素、风味物质，动植物中油脂以及咖啡豆或茶叶中脱除咖啡因等。

另外，超临界流体萃取技术在医药工业中，可用于中草药有效成分的提取，热敏性生物制品药物的精制，及脂质类混合物的分离；在香料工业中，应用于天然及合成香料的精制，如从玫瑰花、米兰花、菊花等提取天然花香剂等；在化学工业中，应用于从石油中脱沥青、进行混合物的分离。

在农药残留分析检测中，超临界流体萃取技术应用于样品前处理环节，具有简化前处理的提取和分离净化关键过程、缩短萃取时间、提取结果准确度高、重现性好等优点，显著提高了分析效率。

任务五 其他萃取技术

一、反胶团萃取技术

表面活性剂在非极性溶剂中就会形成亲水头向内和疏水尾向外的具有极性内核的多分子聚集体，由于其表面活性剂的排列方向与传统的正向胶团相反，因此被称为反胶团，如图 1-3-11。

反胶团萃取是利用表面活性剂在有机溶剂中形成反向胶团，对蛋白质实现有效萃取的一种有发展前途的生物产品的分离技术。其原理是由于反胶团的亲水基向内、非极性的疏水基朝外，形成球状的极性核，核内溶解一定数量的水后，形成了宏观上透明均一的热力学稳定的微乳状液，微观上恰似纳米级大

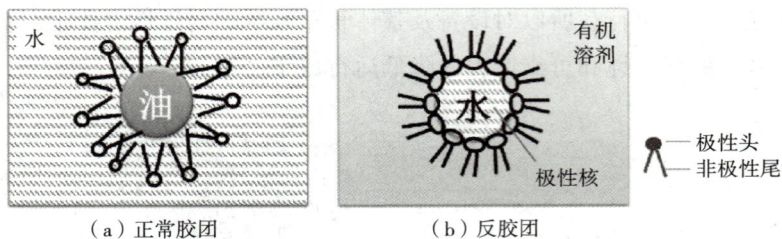

（a）正常胶团　　　　　（b）反胶团

图1-3-11　胶团与反胶团结构示意图

小的微型"水池"。这些"水池"可溶解某些蛋白质，使其与周围的有机溶剂隔离，从而避免蛋白质的失活。通过改变操作条件，又可使溶解于"水池"中的蛋白质转移到水相中，这样就实现了不同性质蛋白质间的分离或浓缩。

影响反胶团萃取生物分子的主要因素包括水相pH、水相离子强度和种类、表面活性剂类型和浓度、有机溶剂、温度等。

反胶团萃取可对蛋白质实现有效萃取，但由于其主要工艺生产成本过高，部分表面活性剂毒性过大，而影响了其广泛应用。

知识链接

绿色提取

随着绿色化学的发展，开发和应用符合绿色化学要求、对环境友好的溶剂和方法备受关注，低共熔溶剂（也译作深共晶剂）提取技术就是这样一种在十几年前才兴起的新技术。

低共熔溶剂有如下4点特性：①凝固点可变；②密度高于水；③室温下黏度较高；④极性根据其组成而变换。由于上述优点，且组成低共熔溶剂的原料大多是天然存在的，无毒且可生物降解，符合绿色溶剂发展的特点；并且制备简单、成本低，故可作为有机试剂的替代品。

二、微波辅助萃取技术

微波辅助萃取是利用微波能加热来提高萃取效率的一种新技术，与传统的热传导、热传递加热方式不同，它是通过偶极子旋转和离子传导两种方式里外同时加热，无温度梯度，因此热效率高、升温快速均匀，大大缩短了萃取时间，提高了萃取效率。

目前，微波辅助萃取技术在国内外发展非常迅速，已经成为当前和今后新型样品前处理技术研究的热点之一。尽管微波辅助萃取已作为一种成熟的样品前处理技术用于分析化学的各个领域，但目前来说微波辅助萃取在药物分析方面的应用还相当有限，并且针对蛋白质、多肽等热敏感的生物活性物质还未见良好的解决方案。

✎ 单元实训3

青霉素的萃取和萃取率的测定

【实训目的】

1. 学会利用溶剂萃取的方法对青霉素进行提取和精制。

2. 通过本实训的操作，掌握溶剂萃取的原理，理解 pH 对青霉素活性及萃取效果的影响，学会独立思考和查阅相关资料，能对实验结果进行合理分析。

【实训用品】

（一）实训器材

恒温水浴锅、分液漏斗、小烧杯、电子天平、移液管、容量瓶、量筒、玻璃棒、pH 试纸（0.5 ～ 4.5）、真空干燥器。

（二）材料和试剂

1. 材料　青霉素发酵液（也可以按如下方式替代：注射用 80 万单位青霉素钠 1 瓶，用 80ml 蒸馏水溶解）。

2. 试剂　6% H_2SO_4、2% $NaHCO_3$、50% 醋酸钾乙醇溶液、乙酸丁酯、无水硫酸钠。

【实训内容】

（一）实训原理

青霉素是从青霉菌培养液中提制的分子中含有青霉烷、能破坏细菌细胞壁并在细菌繁殖期起杀菌作用的一类抗生素。青霉素 G 是一种游离酸，能与碱金属、碱土金属、有机胺等结合成盐。青霉素本身易溶于有机溶剂，如醇、酮、醚和酯，在水中的溶解度很小，但成盐后，在水、甲醇等极性溶剂中的溶解度大，而在亲脂性的有机溶剂中则不溶或难溶。如果亲脂性溶剂中含有少量的水分，则青霉素 G 的钠盐、钾盐在溶剂中的溶解度就会大大地增加。青霉素在酶（青霉素酶）、碱性、酸性条件下都会发生水解，失去其抗菌活性。只有用酰胺酶裂解，方可保住其抗菌活性。

在青霉素的提取工艺过程中，萃取是一个非常关键的纯化步骤。本法的溶剂萃取过程是根据青霉素与杂质在乙酸乙酯和水相中溶解度的差异进行分离。当 pH 较低时，青霉素呈游离酸状态，在乙酸乙酯中比在水中溶解快，分配系数急剧上升，青霉素由水相转入有机相，水溶性杂质则留在水相中。因而可以在酸性时将乙酸乙酯加到青霉素混合液中，并使其充分接触，从而使青霉素被萃取浓集到乙酸乙酯中，当把互不相溶的有机相和水相分开后就实现了水溶性杂质与青霉素的分离，达到分离提纯的目的。反之，pH 7 左右，主要以青霉素盐的形式存在，其在水中的溶解度大于在有机溶剂中，青霉素从有机相转入水相，实现反萃取，同时脂溶性杂质留在乙酸乙酯相中。但 pH 10 左右，青霉素主要开环水解为青霉酸、青霉噻唑酸，它们在水中的溶解度也较大。而后者可聚合成青霉噻唑酸聚合物，与多肽或蛋白质结合成青霉噻唑酸蛋白，为一种速发的过敏原，是产生过敏反应最主要的原因。

当青霉素以游离酸形式存在时，易溶于有机溶剂。青霉素的盐则易溶于极性溶剂，尤其是水中。青霉素的提取和精制就是基于上述原理进行的，通过萃取的方式使得青霉素在水相和有机相反复转移，去除大部分杂质并使其浓缩，最后采用结晶的方式可得到纯度在 98% 以上的青霉素。

（二）实训过程

1. 将 20ml 青霉素发酵液用 6% H_2SO_4 调 pH 至 1.8 ～ 2.2，然后倒入分液漏斗中。

2. 取 30ml 乙酸丁酯置于分液漏斗中，振摇 20min，静置 10 ～ 15min，待溶液分层后，弃去下层水相。

3. 在酯相中加入 2% $NaHCO_3$ 35ml，振摇 20min，静置 10 ～ 15min，待分层后，保留下层水相于烧杯中备用，弃去上层的酯相。

4. 用 6% H_2SO_4 调节水相 pH 至 1.8 ~ 2.2。于水相中加入 25ml 乙酸丁酯，振摇 20min，静置分层后，弃去水相。

5. 在酯相中加入少量无水硫酸钠，振摇片刻，过滤。

6. 滤液中加入 50% 醋酸钾乙醇溶液 1ml，在 36℃ 水浴中搅拌 10min，析出青霉素钾盐。

7. 所制备的青霉素钾盐干燥后，称重，计算得率。

【注意事项】

1. 分液漏斗萃取过程中注意塞好塞子，倒转，使泄液管斜向上，开启活塞，排出气体，关好活塞后，先轻轻振摇，并随时开启活塞排气，否则漏斗内因溶剂挥发成蒸汽加上原来的空气及饱和水蒸气会冲开顶塞造成漏液。

2. 有青霉素过敏史的同学可以不做本实验。

【思考题】

1. 讨论 pH 的调节在提高青霉素萃取效率方面的重要性。

2. 简述在每一次萃取过程中，分别于有机相（酯相）和水相中富集得到了何种物质，弃去何物。

目标检测

答案解析

一、选择题

（一）单项选择题

1. 溶剂萃取操作中，温度降低，对分离（   ）

　A. 不利　　　　B. 有利　　　　C. 没有影响　　　　D. 影响不确定

2. 用来提取产物的溶剂称（   ）

　A. 料液　　　　B. 萃取剂　　　　C. 萃取液　　　　D. 萃余液

3. 指出下列属于反胶团的图片（   ）

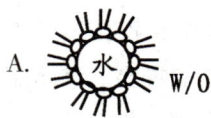

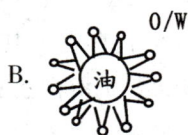

4. 请指出下图属于哪一种萃取方式（   ）

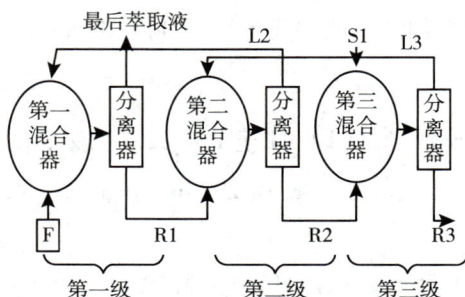

　A. 单级萃取　　　　B. 多级错流萃取　　　　C. 多级逆流萃取　　　　D. 混合萃取

5. 在蛋白质初步提取的过程中，不能使用的方法是（　　　）

　　A. 双水相萃取　　　　　B. 超临界流体萃取　　　C. 有机溶剂萃取　　　D. 反胶团萃取

6. 液 - 液萃取时常发生乳化作用，如何避免（　　　）

　　A. 剧烈搅拌　　　　　　B. 低温　　　　　　　　C. 静止　　　　　　　D. 加热

7. 在葡聚糖与聚乙二醇形成的双水相体系中，目标蛋白质存在于（　　　）

　　A. 上相　　　　　　　　B. 下相　　　　　　　　C. 葡聚糖相　　　　　D. 以上都有可能

8. 超临界流体萃取中，如何降低溶质的溶解度达到分离的目的（　　　）

　　A. 降温　　　　　　　　B. 升高压力　　　　　　C. 升温　　　　　　　D. 加入夹带剂

（二）多项选择题

1. 对萃取剂的基本要求有（　　　）

　　A. 良好的选择性　　　B. 与溶质结构相近　　　C. 与料液互溶度小　　D. 化学稳定性好

2. 当两种高聚物水溶液相互混合时，二者之间的相互作用可能产生（　　　）

　　A. 互不相溶，形成两个水相

　　B. 两种高聚物都分配于一相，另一相几乎全部为溶剂水

　　C. 完全互溶，形成均相的高聚物水溶液

　　D. 形成沉淀

二、简答题

1. 溶剂萃取的原理是什么？溶剂萃取的过程可分为哪几个步骤？如按操作方式分类，工业中常见的萃取流程有哪些？

2. 什么是超临界流体？它有哪些特点？

书网融合……

知识回顾　　　微课　　　习题

（谢琳娜）

PPT

学习引导

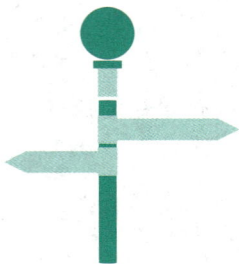

在生物产品的分离纯化过程中，目的物和杂质往往都是以溶质的形式存在于溶液中，人们通常利用各种溶质溶解度的差异，通过改变相关条件，使不同的溶质分别析出沉淀，已达到分离目的，这就是固相析出技术。那么在生物分离纯化过程中常见有哪些固相析出方法？这些方法都有哪些特征？

本项目主要介绍盐析技术、有机溶剂沉淀技术、等电点沉淀技术及结晶技术的原理、特点、操作方法及其工业应用。

学习目标

1. **掌握**　固相析出分离技术的分类；盐析法、有机溶剂沉淀法、等电点沉淀法、结晶技术等固相析出分离技术的原理、特征及操作过程。
2. **熟悉**　常用的盐析用盐和有机溶剂性质和选择。
3. **了解**　固相析出分离技术的应用。

任务一　认识固相析出技术

一、基本概念及特点

生化物质经常作为溶质存在于溶液中，通过改变溶液条件，使溶质以固体形式从溶液中沉淀析出的分离纯化技术称为固相析出技术。固相析出法是一种历史悠久，而又极具生命力的生物分离纯化技术，广泛应用在实验室操作和工业生产中。

固相析出分离技术具有不需要特殊设备、操作简单、易于放大、成本低、浓缩倍数高等优点；但同时也存在分辨率不高、选择性不强等缺点，因此多用于生物分离纯化的初步纯化阶段或单一组分的分离纯化。

二、分类

生物工业的最终产品许多是以固体形态出现的。固体产品可分为结晶形和无定形两种形态，如氨基酸、柠檬酸等产品一般都是结晶形物质；而酶制剂、蛋白质等产品一般多为无定形物质。根据析出物的形态不同将固相析出法分为结晶法和沉淀法，析出物为晶体时称为结晶法；析出物为无定形固体时称为沉淀法。沉淀法根据原理不同分为盐析法、有机溶剂沉淀法和等电点沉淀法等。

任务二 盐析技术 e 微课

在高浓度中性盐存在的情况下，蛋白质等生物大分子在水溶液中的溶解度降低并沉淀析出的现象称为盐析。盐析法是利用蛋白质等生物大分子在高浓度盐溶液中溶解度的差异，通过向溶液中引入一定数量的中性盐，使不同溶解度的生物分子先后凝聚而从溶液中析出，达到分离纯化目的的一种方法。盐析是一个可逆的过程。利用这个性质，可以采用多次盐析的方法来分离提纯生物产品。

一、基本原理及特点

1. 基本原理 蛋白质、多肽等生物大分子的水溶液是一种稳定的亲水胶体溶液，这种亲水胶体的形成机制是因蛋白质含有大量的氨基和羧基残基，这些亲水基团极性水分子相互作用形成水化膜，削弱了蛋白质分子间的作用力，蛋白质分子表面的亲水基团越多，水膜越厚，蛋白质分子的溶解度也越大；同时，这些基团使蛋白质分子表面带有一定的电荷，因同种电荷相互排斥，使蛋白质分子彼此分离。因此，蛋白质在水溶液中的溶解度是由蛋白质周围形成水化膜的程度以及蛋白质分子表面所带电荷的情况决定的。因此，盐析技术的基本原理主要有以下2点。

（1）破坏水化层 中性盐的亲水性比蛋白质大，盐离子在水中发生水化而使蛋白质脱去了水化膜，暴露出疏水区域，由于疏水区域的相互作用，使其沉淀。

（2）破坏双电层 在高盐溶液中，带大量电荷的盐离子能中和蛋白质表面的电荷，使蛋白质分子之间电排斥作用相互减弱而能相互聚集起来。

由于各种蛋白质在不同盐浓度中的溶解度不同，不同饱和度的盐溶液沉淀的蛋白质不同，利用此原理可以使目的物质从溶液中分离出来。

2. 特点 不同的蛋白质盐析时所需的盐的浓度不同，因此，调节盐的浓度，可以使混合蛋白质溶液中的蛋白质分段析出，达到分离纯化的目的。不仅蛋白质，许多生化物质都可以用盐析法进行沉淀分离，如多肽、多糖、核酸等。盐析法具有经济、安全、操作简便、不需特殊设备、应用范围广泛、沉淀条件温和、对许多生物活性物质具有稳定作用等优点。但同时也存在分辨率不高、选择性不强等缺陷，多用于生化物质粗提纯阶段，需和其他方法结合使用。

二、常用的盐析用盐及选择

1. 盐析用盐的选择

（1）盐析作用要强。一般来说，阴离子影响盐析的效果比阳离子显著，且含高价阴离子盐比含低价阴离子盐的盐析效果好。

（2）需有较大的溶解度，且溶解度受温度的影响尽可能的小。这样便于获得高浓度的盐溶液，尤其是在较低的温度下操作时，不至于造成盐结晶析出，影响盐析效果。

（3）盐析用盐在生物学上是惰性的。这里所说的惰性是指盐析用盐的加入不会导致蛋白质等生物大分子活性减弱或失活。同时最好不引入给分离或测定带来影响的杂质。

（4）来源丰富，价格低廉，对环境污染小。

2. 盐析常用的无机盐 盐析用盐以中性盐居多，主要有硫酸铵、硫酸镁、硫酸钠、氯化钠、磷酸二氢钠、磷酸钾等。

硫酸铵是其中应用最广泛的，它的优点是：①温度系数小而溶解度大，尤其是在低温时仍有相当高的溶解度，由表1-4-1可以看出，硫酸铵在0℃时的溶解度，远远高于其他盐类，这是其他盐类无法比拟的，适合低温操作。②离子强度大，盐析能力强，在其溶解度范围内，许多蛋白质均可盐析出来。③有稳定蛋白质结构的作用，不易引起蛋白质变性。④硫酸铵价廉易得，废液不污染环境。其缺点是硫酸铵缓冲能力差，水解后变酸，在高pH下会释放出氨，腐蚀性较强，而且应用硫酸铵时对蛋白氮的测定有干扰，因此，盐析后要将硫酸铵从产品中除去。

硫酸钠无腐蚀性，缺点是30℃以下溶解度太低，30℃以上时溶解度才升高较快，由于大部分生物活性大分子在30℃以上时容易失活，故分离提纯时限制了硫酸钠作为沉淀剂的使用。

氯化钠的溶解度不如硫酸铵，但在不同温度下它的溶解度变化不大（表1-4-1），这是它优于其他盐类的特点。同时还具有价廉易得，但不易纯化的特点。

磷酸盐也常用于盐析，具有缓冲能力强的优点，但它们的价格较昂贵，溶解度较低，受温度影响大，还容易与某些金属离子生成沉淀，所以也没有硫酸铵应用广泛。

表1-4-1 常用盐析剂在水中的溶解度（g/100ml）

无机盐	温度/℃					
	0	20	40	60	80	100
$(NH_4)_2SO_4$	70.6	75.4	81.0	88.0	95.3	103
NaCl	35.7	36.0	36.6	37.3	38.4	39.8
$MgSO_4$	—	34.5	44.4	54.6	63.6	70.8
Na_2SO_4	4.9	18.9	48.3	45.3	43.3	42.2
NaH_2PO_4	1.6	7.8	54.1	82.6	93.8	101

三、基本操作方法

硫酸铵是盐析中常用的中性盐，下面以硫酸铵盐析法为例介绍盐析操作的过程。

1. 盐析曲线的制作 对于未知盐析特性的蛋白质来说，用盐析作为分离纯化步骤时，应首先用实验确定使此种蛋白质盐析沉淀出来的硫酸铵最佳饱和度，其测定方法如下。

取蛋白质（或酶）的活性与浓度已测定的待分离样品溶液，冷却至0℃，调至该蛋白质稳定的pH，分6~10次分别加入不同量的硫酸铵，第一次加硫酸铵至蛋白质溶液刚开始出现沉淀时，记下所加硫酸铵的量，这是盐析曲线的起点。继续加硫酸铵至溶液微微浑浊时，静止一段时间，离心得到第一个沉淀级分，然后取上清再加至浑浊，离心得到第二个级分，如此连续可得到6~10个级分，按照每次加入硫酸铵的量，在表1-4-2中查出相应的硫酸铵饱和度。将每一级分沉淀物分别溶解在一定体积的适宜的pH缓冲液中，测定其蛋白质含量和酶活力。以每个级分的蛋白质含量和酶活力对硫酸铵饱和度作图，即可得到盐析曲线。

2. 盐析的操作方式 盐析时，将盐加入到溶液中有以下2种方式。

（1）加硫酸铵的饱和溶液 在实验室和小规模生产中溶液体积不大时，或硫酸铵浓度不需太高时，可采用这种方式。这种方式可防止溶液局部过浓，但是溶液会被稀释，不利于下一步的分离纯化。

为达到一定的饱和度，所需要加入的饱和硫酸铵溶液的体积可由下式求得。

$$V = V_0 \frac{S_2 - S_1}{1 - S_2}$$

式中，V 为需要加入的饱和硫酸铵溶液的体积；V_0 为溶液的原始体积；S_1 和 S_2 分别为硫酸铵溶液的初始和最终饱和度。

其中，所加的硫酸铵饱和溶液应达到真正的饱和，配制时加入过量的硫酸铵，加热至 50～60℃，保温数分钟，趁热滤去不溶物，在 0～25℃ 下平衡 1～2 天，有固体析出，即达到 100% 饱和度。

（2）直接加固体硫酸铵　在工业生产溶液体积较大时，或需要达到较高的硫酸铵饱和度时，可采用这种方式。加入之前先将硫酸铵研成细粉不能有块，加入时速度不能太快，要在搅拌下缓慢均匀少量多次地加入，尤其到接近计划饱和度时，加盐的速度要更慢一些，尽量避免局部硫酸铵浓度过高而造成不应有的蛋白质沉淀。

为了达到所需的饱和度，应加入固体硫酸铵的量，可由表 1－4－2 或表 1－4－3 查得，也可由下列公式计算而得。

$$X = \frac{G(S_2 - S_1)}{1 - AS_2}$$

式中：X 为 1L 溶液所需加入的硫酸铵克数；S_1 和 S_2 分别为硫酸铵溶液的初始和最终饱和度；G 为经验常数，0℃时为 515，20℃时为 513；A 为常数，0℃时为 0.27，20℃时为 0.29。

表 1－4－2　0℃下硫酸铵水溶液由原来的饱和度达到所需饱和度时，每 100ml 硫酸铵水溶液应加入固体硫酸铵的克数

| | 硫酸铵需要达到的终饱和度% | | | | | | | | | | | | | | | | |
	20	25	30	35	40	45	50	55	60	65	70	75	80	85	90	95	100
0	10.6	13.4	16.4	19.4	22.6	25.8	29.1	32.6	36.1	39.8	43.6	47.6	51.6	55.9	60.3	65.0	69.7
5	7.9	10.8	13.7	16.6	19.7	22.9	26.2	29.6	33.1	36.8	40.5	44.4	48.4	52.6	57.0	61.5	66.2
10	5.3	8.1	10.9	13.9	16.9	20.0	23.3	26.6	30.1	33.7	37.4	41.2	45.2	49.3	53.6	58.1	62.7
15	2.6	5.4	8.2	11.1	14.1	17.2	20.4	23.7	27.1	30.6	34.3	38.1	42.0	46.0	50.3	54.7	59.2
20	0	2.7	5.5	8.3	11.3	14.3	17.5	20.7	24.1	27.6	31.2	34.9	38.7	42.7	46.9	51.2	55.7
25		0	2.7	5.6	8.4	11.5	14.6	17.9	21.1	24.5	28.0	31.7	35.5	39.5	43.6	47.8	52.2
30			0	2.8	5.6	8.6	11.7	14.8	18.1	21.4	24.9	28.5	32.2	36.2	40.2	44.5	48.8
35				0	2.8	5.7	8.7	11.8	15.1	18.4	21.8	25.4	29.1	32.9	36.9	41.0	45.3
40					0	2.9	5.8	8.9	12.0	15.3	18.7	22.2	25.8	29.6	33.5	37.6	41.8
45						0	2.9	5.9	9.0	12.3	15.6	19.0	22.6	26.3	30.2	34.2	38.3
50							0	3.0	6.0	9.2	12.5	15.9	19.4	23.3	26.8	30.8	34.8
55								0	3.0	6.1	9.3	12.7	16.1	19.7	23.5	27.3	31.3
60									0	3.1	6.2	9.5	12.9	16.4	20.1	23.1	27.9
65										0	3.1	6.3	9.7	13.2	16.8	20.5	24.4
70											0	3.2	6.5	9.9	13.4	17.1	20.9
75												0	3.2	6.6	10.1	13.7	17.4
80													0	3.3	6.7	10.3	13.9
85														0	3.4	6.8	10.5
90															0	3.4	7.0
95																0	3.5
100																	0

（硫酸铵初饱和度%）

表1－4－3　室温25℃下硫酸铵水溶液由原来的饱和度达到所需饱和度时，每升硫酸铵水溶液应加入固体硫酸铵的克数

硫酸铵初饱和度%	硫酸铵需要达到的终饱和度%																
	10	20	25	30	33	35	40	45	50	55	60	65	70	75	80	90	100
0	56	114	144	176	196	209	243	277	313	351	390	430	472	516	561	662	767
10		57	86	118	137	150	183	216	251	288	326	365	406	449	494	592	694
20			29	59	78	91	123	155	190	225	262	300	340	382	424	520	619
25				30	49	61	93	125	158	193	230	267	307	348	390	485	583
30					19	30	62	94	127	162	198	235	273	314	356	449	546
33						12	43	74	107	142	177	214	252	292	333	426	522
35							31	63	94	129	164	200	238	277	319	411	506
40								31	63	97	132	168	205	245	285	375	469
45									32	65	99	134	171	210	250	339	431
50										33	66	101	137	176	214	302	392
55											33	67	103	141	179	264	353
60												34	69	105	143	227	314
65													34	70	107	190	275
70														35	72	153	237
75															36	115	198
80																77	157
90																	79

3. 操作注意事项

（1）注意防止盐析过程中溶液局部过浓，直接加入固体盐时，应先将盐粒研细，且在不断搅拌下分批缓慢加入到溶液中，不能使溶液底部留下未溶的固体盐，这可避免因局部过浓造成共沉淀现象的发生和某些蛋白质或酶等生物分子的变性，用饱和盐溶液进行盐析时同样应缓慢加入并不断搅拌。

（2）盐析过程中，搅拌必须是有规则和温和的。搅拌太快将引起蛋白质变性，其变性特征是起泡。

（3）分段盐析时，要考虑到每次分段后蛋白质浓度的变化。蛋白质浓度不同要求盐析的饱和度也不同。

（4）盐析后一般要放置0.5～1h，待沉淀完全后再离心与过滤，过早的分离将影响收率。低浓度硫酸铵溶液盐析可采用离心分离，高浓度硫酸铵溶液则常用过滤方法。因为高浓度硫酸铵密度太大，要使蛋白质完全沉降下来需要较高的离心速度和较长的离心时间。

四、影响因素

1. 盐饱和度的影响　由于不同的生物大分子其结构和性质不同，盐析时所需要的盐饱和度也不相同。因此在实际应用时，应根据具体的工艺要求，通过实验确定所需的盐饱和度。另外，可以通过调节盐饱和度，使混合溶液中的各种蛋白质组分分段析出。

2. 样品浓度的影响　在相同的盐析条件下，样品的浓度越大，越容易沉淀，所需的盐饱和度也越低。但样品的浓度越高，杂质的共沉作用也越强，从而使分辨率降低；相反，样品浓度小时，共沉作用小、分辨率高，但盐析所需的盐饱和度大，用盐量大，样品的回收率低。所以在盐析时，要根据实际条件选择适当的样品浓度。一般较适当的样品浓度为2.5%～3.0%。

3. pH 的影响　一般地说，两性生化物质在等电点pI附近溶解度最低，最容易沉淀析出。但是有些

生化物质在等电点附近不太稳定，因此，盐析的 pH 应该在保证待沉淀物稳定的前提下，尽可能地接近其等电点。另外，由于不同的生化物质具有不同的等电点，将溶液的 pH 调至目的物的等电点可以减少共沉作用。

4. 温度的影响 一般地说，在低盐浓度或纯水中，蛋白质等生化物质的溶解度随温度降低而减小。但对多数生化物质而言，在高盐浓度下，它们的溶解度随温度的降低反而增大。另外，高温容易导致某些生化物质变性。因此，盐析一般在室温下进行。但对于温度敏感型的生化物质，盐析最好在低温（0~4℃）下操作，以免丧失活力。

任务三　有机溶剂沉淀技术

利用有机溶剂能显著降低蛋白质等生物大分子在水溶液中的溶解度的原理而使之沉淀析出的方法，称为有机溶剂沉淀法。不同的蛋白质沉淀时所需的有机溶剂的浓度不同，因此调节有机溶剂的浓度，可以使混合蛋白质溶液中的蛋白质分段析出，达到分离纯化的目的。有机溶剂沉淀法不仅适用于蛋白质的分离纯化，还常用于酶、核酸、多糖等物质的分离纯化。

一、基本原理及特点

1. 有机溶剂沉淀的原理 ①降低水溶液的介电常数。向溶液中加入有机溶剂能降低溶液的介电常数，减弱溶剂的极性，使溶质分子（如蛋白质分子）之间的静电引力增大，从而促使它们之间互相聚集，并沉淀出来。②破坏水化膜。有机溶剂的亲水性比溶质分子的亲水性强，它会抢夺本来与亲水溶质结合的自由水，破坏其表面的水化膜，导致溶质分子之间的相互作用增大而发生聚集，从而沉淀析出。

2. 与盐析法相比，有机溶剂沉淀法的优点 ①分辨能力比盐析法高。因为蛋白质等其他生物大分子只在一个比较窄的有机溶剂浓度范围下沉淀。②有机溶剂沸点低，容易除去或回收，产品更纯净，沉淀物与母液间的密度差较大，分离容易。而盐析法需要复杂的除盐过程才能将盐从产品中除去。

但有机溶剂容易使蛋白质等生物大分子变性，因此有机沉淀法没有盐析法安全，操作往往需要在低温下进行；需要耗用大量的有机溶剂，成本高，为了节约成本，常将有机溶剂回收利用。另外，有机溶剂一般易燃易爆，储存比较麻烦。

二、常用的有机溶剂及选择

常用于生物大分子沉淀的有机溶剂有乙醇、丙酮、异丙醇、甲醇，还有二甲基甲酰胺、二甲基亚砜和乙腈等。其中，乙醇是最常用的有机溶剂沉淀剂。

（1）乙醇　它具有沉淀作用强、沸点适中、无毒等优点，广泛用于蛋白质、核酸、多糖、核苷酸、氨基酸等的沉淀过程。

（2）丙酮　介电常数小于乙醇，故沉淀能力大于乙醇，用丙酮代替乙醇作沉淀剂一般可减少 1/4 ~ 1/3 有机溶剂用量，但丙酮具有沸点较低、挥发损失大、对肝脏有一定的毒性、着火点低等缺点，使得它的应用不如乙醇广泛。

（3）甲醇　沉淀作用与乙醇相当，对蛋白质的变性作用比乙醇、丙酮都小，但甲醇口服有剧毒，所以应用也不如乙醇广泛。

（4）异丙醇 一种无色有强烈气味的可燃液体，可替代乙醇进行沉淀作用，但因易与空气混合后发生爆炸，易造成环境的烟雾现象，对人体具有潜在的危害作用而限制了它的使用。

有机溶剂沉淀法常用有机溶剂的选择主要考虑以下几个方面的因素：①介电常数小，沉淀作用强。②对生物大分子的变性作用小。③毒性小，挥发性适中。沸点低虽有利于溶剂的除去和回收，但挥发损失较大，且给劳动保护和安全生产带来麻烦。④沉淀用有机溶剂一般需要能与水无限混溶。

三、基本操作方法

溶液调节至适当的 pH，通常是等电点附近比较好。加入前将有机溶剂低温处理，缓慢加入，同时缓慢搅拌（可以冰浴），静置适当时间后离心。蛋白溶液浓度不要太低，否则蛋白容易变性，5mg/ml 以上为宜。如果加丙酮，体积百分含量在 20%～50% 即可。也可以在加有机溶剂前加入适量的中性盐，有利于沉淀的产生。浓度过大，则沉淀过快，就会失去分级的效果。如 NaCl，浓度 0.05mol/L 左右即可。

> **>> 实例分析** ┄┄┄┄┄┄┄┄┄┄┄┄┄┄┄┄┄┄┄┄┄┄┄┄┄┄┄┄┄┄┄┄┄┄┄
>
> **实例** 某工厂制备血清中的白蛋白时的操作如下：新鲜的动物血液经预处理得血浆和血细胞，将所得的血浆冰浴 20 分钟，向冰浴的血浆中缓慢加入固体硫酸铵至饱和浓度 50%，添加同时不断搅拌，4℃下 6000r/min 离心 15 分钟，弃沉淀取上清；将所得上清液置冰浴中，在搅拌下向上清液中缓慢加入固体硫酸铵至饱和度 80%，4℃下 8000r/min 离心 20min，弃上清取沉淀，依次用乙醇和丙酮洗涤沉淀。
>
> **问题** 1. 本操作中用到了哪些分离纯化方法？
>
> 　　　　2. 进行这些操作时，应注意哪些问题？
>
> 答案解析

四、影响因素

1. 温度 温度影响有机溶剂的沉淀能力，一般温度越低，沉淀越完全。另外，大多数生物大分子如蛋白质、酶、核酸在有机溶剂中对温度特别敏感，温度稍高就会引起变性，且有机溶剂与水混合时，会放出大量的热量，使溶液的温度显著升高，从而增加生物大分子的变性作用。因此，在使用有机溶剂沉淀生物大分子时，整个操作过程应在低温下进行，而且要保持温度的相对恒定，防止已沉淀的物质复溶解或者另一物质的沉淀。具体操作时，常常将待分离的溶液和有机溶剂分别进行预冷，有机溶剂最好预冷至 −20～−10℃，在添加有机溶剂时，整个系统要高度冷却，一般保持在 0℃ 左右，同时不断搅拌，少量多次加入。为了减少有机溶剂对生物大分子的变性作用，通常使沉淀在低温下短时间（0.5～2h）处理后即进行过滤或离心分离，接着真空抽去剩余溶剂或将沉淀溶于大量的缓冲溶液中以稀释有机溶剂，旨在减少有机溶剂与目的物的接触。

2. pH 一般地说，两性生化物质在等电点 pI 附近溶解度最低，最容易沉淀析出。但是有些生化物质在等电点附近不太稳定，因此，有机溶剂沉淀的 pH，应该在保证待沉淀物稳定的前提下，尽可能地接近其等电点。另外，在控制溶液的 pH 时务必使溶液中的大多数蛋白质分子带有相同电荷，而不要让目的物与主要杂质分子带相反电荷，以免出现严重的共沉作用。

3. 样品浓度　样品浓度对有机溶剂沉淀生物大分子的影响与盐析的情况相似：低浓度样品要使用比例更大的有机溶剂进行沉淀，且样品的损失较大，即回收率低。但对于低浓度的样品，杂蛋白与样品的共沉作用小，分离效果较好。反之，对于高浓度的样品，可以减少有机溶剂用量，提高回收率，但杂蛋白的共沉作用大，分离效果下降。通常，蛋白质的初浓度以 0.5% ~ 2% 为宜，黏多糖则以 1% ~ 2% 较合适。

4. 中性盐浓度　较低浓度中性盐的存在可减少蛋白质变性。一般有机溶剂沉淀时，中性盐浓度以 0.01 ~ 0.05mol/L 为宜，常用的中性盐为乙酸钠、乙酸铵、氯化钠等。少量的中性盐对蛋白质的变性有良好的保护作用，但盐浓度过高会增加蛋白质在水中的溶解度，从而降低了有机溶剂沉淀蛋白质的效果。所以若要对盐析后的上清液或沉淀物进行有机溶剂沉淀时，必须事先除盐。

5. 某些金属离子　一些金属离子如 Ca^{2+}、Zn^{2+} 等可以与某些呈阴离子状态的蛋白质形成复合物，这种复合物的溶解度大大降低而且不影响蛋白质的生物活性，有利于沉淀的形成，并降低有机溶剂的用量。但使用时要避免溶液中存在能与这些金属离子形成难溶性盐的阴离子（如磷酸根）。实际操作时往往先加有机溶剂除去杂蛋白，再加 Ca^{2+}、Zn^{2+} 沉淀目的物。

任务四　其他沉淀法

一、等电点沉淀法

利用两性生化物质在等电点时溶解度最低，以及不同的两性生化物质具有不同的等电点这一特性，对蛋白质、氨基酸等两性生化物质进行分离纯化的方法称为等电点沉淀法。

1. 基本原理　当溶液的 pH 等于溶液中某两性生化物质的等电点时，该两性生化物质分子表面的静电荷为零，分子间的静电斥力消除，使分子能聚集在一起而沉淀下来。不同的两性生化物质，等电点不同。以蛋白质为例，不同的蛋白质具有不同的等电点，根据这一特性，用依次改变溶液 pH 的办法，可将不同的蛋白质分别沉淀析出，从而达到分离纯化的目的。

2. 主要特点　等电点沉淀法操作简单，试剂消耗量少，引入杂质少，是一种常用的分离纯化方法。但是由于在等电点时，分子表面的水化膜仍然存在，因此，等电点沉淀法只适用于水化程度不大，在等电点时溶解度很低的两性生化物质，如酪蛋白。对于亲水性很强的两性生化物质，在等电点仍有相当的溶解度（有时甚至比较大），用等电点沉淀法往往沉淀不完全，加上许多生物分子的等电点比较接近，故等电点沉淀法很少单独使用，它往往与盐析法、有机溶剂沉淀法或其他沉淀法一起使用。有时单独使用主要用于沉淀除去杂蛋白及其他杂质。在采用该法时必须保证溶液的 pH 不会影响到目的物的稳定性。

二、成盐沉淀法

某些生化物质（如核酸、蛋白质、多肽、氨基酸、抗生素等）能和重金属、某些有机酸与无机酸形成难溶性的盐类复合物而沉淀，该法根据所用的沉淀剂不同可分为：金属离子沉淀法、有机酸沉淀法和无机酸沉淀法。值得注意的是成盐沉淀法所形成的复合盐沉淀，常使蛋白质发生不可逆的沉淀，应用时必须谨慎。

1. 金属离子沉淀法　许多有机物包括蛋白质在内，在碱性溶液中带负电荷，都能与金属离子形成金属复合盐沉淀。所用的金属离子包括 Mn^{2+}、Fe^{2+}、Co^{2+}、Ni^{2+}、Cu^{2+}、Zn^{2+}、Ca^{2+}、Ba^{2+}、Mg^{2+}、

Pb^{2+}、Hg^{2+}、Ag^+ 等。蛋白质和酶分子中含有羧基、氨基、咪唑基和巯基等，均可以和上述金属离子作用形成盐复合物。调整水溶液的介电常数（如加入有机溶剂），用适当的金属离子可以把许多蛋白质沉淀下来，所用金属离子浓度约为 0.02mol/L。金属离子沉淀法也适用于核酸或其他小分子（氨基酸、多肽及有机酸等）。

用金属离子沉淀法分离出沉淀物后，可通以 H_2S 使金属离子变成硫化物而除去，也可以采用离子交换法或金属螯合剂 EDTA 等将金属离子除去。

2. 有机酸沉淀法 苦味酸、苦酮酸、鞣酸和三氯乙酸等，能与有机分子的碱性功能团形成复合物而沉淀析出。但这些有机酸与蛋白质形成盐复合物沉淀时，常发生不可逆的沉淀反应，所以，应用此法时必须谨慎，可以采用较温和的方法，有时还可以加入一定的稳定剂，以防止蛋白质变性。

3. 无机酸沉淀法 磷钨酸、磷钼酸等能与阳离子形式的蛋白质形成溶解度极低的复合盐，从而使蛋白质沉淀析出。应用此法得到沉淀物后，可在沉淀中加入无机酸并用乙醚萃取，把磷钨酸、磷钼酸等移入乙醚中除去，或用离子交换法除去。

任务五　结晶技术

结晶是使溶质以晶态从溶液中析出的过程。晶态也就是晶体状态，是外观形状一定、内部的分子（或原子、离子）在三维空间进行有规则的排列而产生的物质存在状态。由于只有同类分子或离子才能排列成晶体，所以通过结晶，溶液中的大部分杂质会留在母液中，使产品得到纯化。

一、结晶的过程及影响因素

结晶是指溶质自动从过饱和溶液中析出，形成新相的过程。晶体形成所需的条件主要有：①推动力：形成新相（固体）需要一定的表面自由能。因此，溶液浓度达到饱和溶解度时，晶体尚不能析出，只有当溶质浓度超过饱和溶解度后，才可能有晶体析出。②晶核：最先析出的微小颗粒是以后晶体的中心，称为晶核。

首先形成晶核，微小的晶核具有较大的溶解度。实质上，在饱和溶液中，晶核是处于一种形成—溶解—再形成的动态平衡之中，只有达到一定的过饱和度以后，晶核才能够稳定存在。

晶核形成以后，还需要靠扩散作用继续成长为晶体。因此，结晶包括三个过程：过饱和溶液的形成；晶核的形成；晶核成长。

1. 过饱和溶液的形成 溶液的过饱和是结晶的推动力。过饱和溶液的制备一般有四种方法。

（1）饱和溶液冷却　直接降低溶液的温度，使之达到过饱和状态，溶质结晶析出，此称为冷却结晶。冷却法适用于溶解度随温度降低而显著减小的场合。例如：冷却 L-脯氨酸的浓缩液至 4℃ 左右，放置 4h，L-脯氨酸大量结晶析出。与此相反，对溶解度随温度升高而显著减小的场合，则应采用加温结晶。

（2）部分溶剂蒸发　蒸发法是使溶液在加压、常压或减压下加热，蒸发除去部分溶剂达到过饱和溶液的结晶方法。这种方法主要适用于溶解度随温度的降低而变化不大的场合或溶解度随温度升高而降低的场合。例如：灰黄霉素的丙酮萃取液真空浓缩除去部分丙酮后即有结晶析出。

（3）化学反应结晶法　此法是通过加入反应剂或调节 pH 生成一种新的溶解度更低的物质，当其浓度超过它的溶解度时，就有结晶析出。例如：在头孢菌素 C 的浓缩液中加入乙酸钾即析出头孢菌素 C 钾盐；在利福霉素 S 的乙酸丁酯萃取浓缩液中加入氢氧化钠，利福霉素 S 即转化为其钠盐而析出。四环素、氨基酸等水溶液，当其 pH 调至等电点附近时就会析出结晶或沉淀。

（4）解析法　解析法是向溶液中加入某些物质，使溶质的溶解度降低，形成过饱和溶液而结晶析出。这些物质被称为抗溶剂或沉淀剂，它们可以是固体，也可以是液体或气体。抗溶剂或沉淀剂最大的特点是极易溶解于原溶液的溶剂中。

解析法常用固体氯化钠作为抗溶剂，使溶液中的溶质尽可能地结晶出来，这种结晶方法称为盐析结晶法。如普鲁卡因青霉素结晶时加入一定量的氯化钠，结晶容易析出。解析法还常采用向水溶液中加入一定量亲水的有机溶剂，如甲醇、乙醇、丙酮等，降低溶质的溶解度，使溶质结晶析出，这种结晶方法称为有机溶剂结晶法。另外，还可以将氨气直接通入无机盐水溶液中降低其溶解度使无机盐结晶析出。

解析法的优点：①可与冷却法结合，提高溶质从母液中的回收率；②结晶过程可将温度保持在较低的水平，有利于热敏性物质的结晶；③在有些情况下，杂质在溶剂的混合液中有较高溶解度，这样使杂质保留在母液中，从而简化了晶体的提纯。但解析法最大的缺点是常需处理母液、分离溶剂和抗溶剂等，增加回收设备。

即学即练

结晶的首要条件是（　　　）

A. 晶核的形成　　B. 过饱和溶液的形成　　C. 晶体的生长　　D. 晶核晶体的生长

答案解析

2. 晶核的形成　晶核是在过饱和溶液中最先析出的微小颗粒，是结晶的中心。晶核的大小通常在几个纳米至几十个微米。单位时间内在单位体积溶液中生成的新晶核的数目，称为成核速度。成核速度是决定晶体产品粒度的首要因素。工业结晶过程要求有一定的成核速度，如果成核速度超过要求将导致细小晶体生成，影响产品质量。

（1）成核速度的影响因素

1）溶液的过饱和度　在一定的温度下成核速度随过饱和度的增加而加快。但过饱和度太高时，溶液的黏度显著增大，分子运动减慢，成核速度反而减小。由此可见，要加快成核速度，需要适当增加过饱和度。

2）温度　在饱和度不变的情况下，温度升高，成核速度增加。但是温度对过饱和度也有影响，一般当温度升高时，过饱和度降低。在实际结晶过程中，成核速度开始常随温度而升高，达到最大值后，温度继续升高，成核速度反而降低。

3）溶质种类　对于无机盐类，一般阳离子或阴离子的化合价越大，越不容易成核；在相同化合价下，含结晶水越多，越不容易成核。对于有机物质，一般结构越复杂，相对分子质量越大，成核速度越慢。

（2）晶核的诱导　自动成核的机会很少，添加晶种能诱导结晶，晶种可以是同种物质或相同晶形的物质，有时惰性的无定形物质也可作为结晶的中心，如尘埃也能导致结晶。添加晶种诱导晶核形成的常用方法有以下几种。

1）如有现成晶体，可取少量研碎后，加入少量溶剂，离心除去大的颗粒，再稀释至一定浓度（稍微过饱和），使悬浮液中具有很多小的晶核，然后倒进待结晶的溶液中，用玻璃棒轻轻搅拌，放置一段时间后即有结晶析出。

2）如果没有现成晶体，可取 1～2 滴待结晶溶液置表面玻璃皿上，缓慢蒸发除去溶液，可获得少量晶体，或者取少量待结晶溶液置于一试管中，旋转试管使溶液在管壁上形成薄膜，使溶剂蒸发至一定程度后，冷却试管，管壁上即可形成一层结晶。用玻璃棒刮下玻璃皿或试管壁上所得结晶，蘸取少量接种到待结晶溶液中，轻轻搅拌，并放置一定时间，即有结晶形成。

此外，有些蛋白质和酶结晶时，常要求加入某些金属离子才能形成晶核，如锌胰岛素的结晶。它们结合的金属离子便是形成晶核时必不可少的成分。

3. 晶体的生长 在过饱和溶液中已有晶核形成或加入晶种后，以过饱和度为推动力，晶核或晶种将长大，这种现象称为晶体生长。晶体生长速度也是影响晶体产品粒度大小的一个重要因素。因为晶核形成后立即开始生长成晶体，同时新的晶核还在继续形成，如果晶核形成速度大大超过晶体生长速度，则过饱和度主要用来生成新的晶核，因而得到细小的晶体，甚至无定形；反之，如果晶体生长速度超过晶核形成速度，则得到粗大而均匀的晶体。在实际生产中，一般希望得到粗大而均匀的晶体，因为这样的晶体便于以后的过滤、洗涤、干燥等操作，且产品质量也较高。

影响晶体生长速度的因素主要有杂质、过饱和度、温度、搅拌速度等。

（1）杂质 杂质的存在对晶体生长有很大的影响，有的杂质能完全制止晶体的生长；有的则能促进生长；还有的能对同一晶体的不同晶面产生选择性的影响，从而改变晶体外形。有的杂质能在极低的浓度下产生影响，有的却需要在相当高的浓度下才能起作用。杂质影响晶体生长速度的途径也各不相同。有的是通过改变晶体与溶液之间的界面上液层的特性而影响溶质长入晶面，有的是通过杂质本身在晶面上的吸附，发生阻挡作用；如果杂质和晶体的晶格有相似之处，杂质能长入晶体内而产生影响。

（2）过饱和度 过饱和度增高一般会使结晶速度增大，但同时黏度增加，结晶速度受阻。

（3）温度 温度升高有利于扩散，因而结晶速度增快。经验还表明，温度对晶体生长速度的影响要比成核速度显著，所以在低温下结晶得到的晶体较细小。

（4）搅拌速度 搅拌能促进扩散，加快晶体生长，同时也能加速晶核形成，搅拌越剧烈，晶体越细。一般以实验为基础，确定适宜的搅拌速度，获得需要的晶体。

总之，若要获得比较粗大和均匀的晶体，一般温度不宜太低，搅拌不宜太快，并要控制好晶核生成速度大大小于晶体成长速度，从而使原有的晶核不断成长为晶体。此外，加入晶种，能控制晶体的形状、大小和均匀度。但首先晶种自身应有一定的形状、大小和比较均匀，不仅如此，加入晶种还可使晶核的生成提前，也就是说所需的过饱和度可以比不加晶种时低很多。所以，在工业生产中如遇到由于结晶液浓度太低而使结晶发生困难时，可适当加入些晶种，能使结晶顺利进行。

二、结晶的一般方法

结晶的方法在原理上通常可分为两大类，第一类是除去一部分溶剂，如蒸发浓缩，使溶液产生过饱和状态，从而析出结晶；第二类是不除去溶剂，而用直接加入沉淀剂或降低温度等方法使溶液达到饱和状态，而析出结晶。实际上两者结合使用较多，常用的结晶方法可细分为下列几种。

1. 盐析法 盐析法主要用于大分子如蛋白质、酶、多肽等物质的结晶，因为这些大分子不耐热，对 pH 变化及许多有机溶剂的使用非常敏感，而使用中性盐作为沉淀剂，降低这些物质的溶解度而产生结晶，不仅安全，而且操作简单。盐析结晶法按照加盐的方式不同，可分为：①加固体盐法，如酵母醇脱氢酶的结晶；②加饱和盐溶液法，如溶菌酶的结晶；③透析扩散法，如羊胰蛋白酶的结晶。

2. 有机溶剂结晶法 此法较常用于一些小分子物质的结晶，例如用一些低极性溶剂提取固醇类，某些蛋白质也可以在低浓度的有机溶剂中进行结晶，但常保持比较低的温度，以防止蛋白质变性。常用的有机溶剂结晶法有：一是直接加有机溶剂结晶的方法，如赤霉素的结晶，5g粗的赤霉素加500ml乙酸乙酯加热回流30min，大部分溶解后，脱色，过滤。滤液中慢慢加入1250ml石油醚，即生成赤霉素结晶。二是利用挥发性溶剂蒸发结晶的方法，如麦角固醇的结晶及重结晶中都用到了此类方法。

3. 等电点结晶法　等电点结晶法多用于一些两性物质，通过将溶液的pH调至等电点而使溶质结晶析出的方法。

此外，还有利用溶质在不同温度下溶解度的变化较大的原理的温度差法，如葡萄糖-1-磷酸钠盐的重结晶；以及通过加入适当的金属离子而使结晶析出的加入金属离子法，如铁蛋白的结晶。在实际的操作和生产中往往是多种方法的结合使用。

三、提高晶体质量的方法

晶体的质量主要是指晶体的大小、形状和纯度3个方面，工业上通常希望得到粗大而均匀的晶体，粗大而均匀的晶体较细小不规则的晶体更便于过滤与洗涤，且在储存过程中不易结块。但某些抗生素作为药品时有其特殊要求，非水溶性抗生素一般为了使人体容易吸收，粒度要求较小。例如普鲁卡因青霉素是一种悬浮剂，细度规定为$5\mu m$以下占60%以上，最大颗粒不得超过$50\mu m$，超过此规定不仅不利于吸收，而且注射时容易堵塞针头，或注射后产生局部红肿疼痛甚至发热等症状，但晶体过分细小，则会导致粒子带静电，由于其相互排斥，四处逃散，而且会使比热容过大，给成品的分装带来不便。

1. 晶体的大小　前面已分别讨论了影响晶核形成及晶体生长的因素，但实际上成核及其生长是同时进行的，因此必须同时考虑这些因素对两者的影响。

（1）过饱和度　过饱和度增加能使成核速度和晶体生长速度增加，但成核速度增加更快，因而得到细小的晶体，尤其过饱和度很高，使影响更为显著。例如生产上常用的青霉素钾盐结晶方法，由于形成的青霉素钾盐难溶于乙酸丁酯造成过饱和度过高，因而形成较小晶体。而采用共沸蒸馏结晶法时，在结晶过程中始终保持较低的过饱和度，因而得到较大的晶体。

（2）温度　当溶液快速冷却时，能够达到较高的饱和度，得到较细小的晶体，反之缓慢冷却常得到较大的晶体，例如土霉素的水溶液以氨水调pH至5，温度从20℃降低到5℃，使土霉素盐结晶析出，温度降低速度越快，得到的晶体比表面积就越大，晶体越细。当溶液的温度升高时，使成核速度和晶体生长速度都加快，但对后者影响更显著，因此低温得到较细晶体。

（3）搅拌速度　搅拌能促进成核、加快扩散，提高晶体长大的速度，但当搅拌强度到达一定程度后，再加快搅拌速度效果就不显著，相反，晶体还会被打碎。因此，搅拌速度要适当，不宜过快。

2. 晶体的形状　同种物质用不同的方法结晶时，得到的晶体形状可以完全不一样，虽然它们属于同一种晶系。外形的变化，是由于在一个方向生长受阻或在另一个方向生长加速所致，比如快速冷却常导致针状结晶，其他影响晶形的因素有过饱和度、搅拌、温度、pH等。从不同溶剂中结晶常得到不同的外形，例如普鲁卡因青霉素在水溶液中结晶得到方形晶体，而从乙酸丁酯中结晶呈长棒状。

另外，杂质的存在也会影响晶形，杂质可吸附在晶体的表面上而使其生长速度受阻，例如普鲁卡因青霉素结晶中，作为消泡剂的丁醇的存在，也会影响晶形，乙酸丁酯的存在，会使晶体变得细长。

3. 晶体的纯度　从溶液中结晶析出的晶体通常并不是十分纯粹的。晶体常会包含母液、尘埃和气泡等。所以结晶器需要非常洁净，结晶液应仔细过滤以防止夹带灰尘、铁锈等。要防止夹带气泡避免强烈搅拌和激烈翻腾。晶体表面有一定的物理吸附能力，因此表面上有很多母液和杂质。晶体越细小，表面积越大，吸附的杂质也就越多。表面吸附的杂质可以通过晶体的洗涤除去。过细的晶体不仅吸附的杂质过多，而且会使洗涤过滤很难进行，甚至影响生产。

当结晶速度过大时，如饱和度较高、冷却速度很快等，常容易形成晶簇，而包含母液等杂质，或晶体对溶液有特殊的亲和力，晶格中常会包含溶剂，对于这种杂质用洗涤的方法不能除去，只能通过重结晶除去。

4. 重结晶　重结晶是将晶体溶于合适的溶剂以后，又重新从溶液中结晶的过程。重结晶可以使不纯净的物质获得纯化，重结晶是分离提纯固体化合物的一种重要的、常用的分离方法之一。

重结晶的主要原理是：利用混合物中各组分在某种溶剂中溶解度不同或在同一溶剂中不同温度时的溶解度不同而使它们相互分离。

📖 知识链接

结晶溶剂

用于结晶和重结晶的常用溶剂有：水、甲醇、乙醇、异丙醇、丙酮、乙酸乙酯、三氯甲烷、冰醋酸、二氧六环、四氯化碳、苯、石油醚等。此外，甲苯、硝基甲烷、乙醚、二甲基甲酰胺、二甲亚砜等也常使用。二甲基甲酰胺和二甲基亚砜的溶解能力大，当找不到其他适用的溶剂时，可以试用。但往往不易从溶剂中析出结晶，且沸点较高，晶体上吸附的溶剂不易除去。乙醚虽是常用的溶剂，但是若有其他适用的溶剂时，最好不用乙醚，因为一方面由于乙醚易燃、易爆，使用时危险性特别大，应特别小心；另一方面由于乙醚易沿壁爬行挥发而使欲纯化的目的物质在瓶壁上析出，以致影响结晶的纯度。

进行重结晶的关键是选择一个合适的溶剂。将含有杂质的固体物质溶解在合适的溶剂中，加热形成热饱和溶液，趁热滤去不溶性杂质，滤液于低温处放置，使主要成分在低温时析出结晶，可溶性杂质仍留在母液中，产品纯度相对提高。如果固体有机物中所含杂质较多或要求更高的纯度，可多次重复此操作，使产品达到所要求的纯度，此法称之为多次重结晶。一般重结晶只能纯化杂质在5%以下的固体有机物，如果杂质含量过高，往往需先经过其他方法初步提纯，如萃取、水蒸气蒸馏、减压蒸馏、柱色谱等，然后再用重结晶方法提纯。

✏️ 单元实训4

盐析法提取酪蛋白

【实训目的】

1. 掌握盐析法的原理和基本操作。
2. 掌握盐析法提取分离酪蛋白的一般步骤。

【实训用品】

（一）实验器材

烧杯、玻璃试管、离心管、磁力搅拌器、pH 计、离心机等。

（二）材料和试剂

1. 材料　脱脂或低脂奶粉。

2. 试剂　无水硫酸钠、0.2mol/L 的乙酸－乙酸钠缓冲溶液（pH 4.6）、乙醇。

【实训内容】

（一）实训原理

牛奶中主要的蛋白质是酪蛋白，酪蛋白在 pH 为 4.8 左右会沉淀析出。利用这一性质，可先将 pH 降至 4.8，在加热至 40℃的牛奶中加硫酸钠，将酪蛋白沉淀出来。酪蛋白不溶于乙醇，这个性质被利用从酪蛋白粗制剂中除去脂类杂质。

（二）操作步骤

1. 将 50ml 牛乳倒入 250ml 烧杯中，于 40℃水浴中加热并搅拌。

2. 在搅拌下缓慢加入 10g 无水硫酸钠（约 10min 内分次加入），之后再继续搅拌 10min（或加热到 40℃，再在搅拌下慢慢地加入 50ml 40℃左右的乙酸 - 乙酸钠缓冲溶液，直到 pH 达到 4.8 左右，可以用酸度计调节。将上述悬浮液冷却至室温，然后静止 5min）。

3. 将溶液用细布过滤，分别收集沉淀和滤液。将上述沉淀悬浮于 30ml 乙醇中，倾于布氏漏斗中，过滤除去乙醇溶液，抽干。将沉淀从布氏漏斗中移出，在表面皿上摊开以除去乙醇，干燥后得到酪蛋白。准确称量。

【注意事项】

1. 加无水硫酸钠时，要不断搅拌且分批缓慢加入到溶液中，不能在溶液底部留下未溶的固体盐，避免因局部浓度过高。

2. 搅拌必须是有规则和温和的。搅拌太快将引起蛋白质变性，其变性特征是起泡。

3. 盐析后一般要放置一定时间，待沉淀完全后再离心与过滤，过早的分离将影响收率。

【思考题】

1. 计算出每 100ml 牛乳所制备出的酪蛋白产量，并与理论产量（3.5%）相比较。求出实际得率。

2. 讨论影响得率的因素。

目标检测

答案解析

一、选择题

（一）单项选择题

1. 盐析法沉淀蛋白质的原理是（　　　）

A. 降低蛋白质溶液的介电常数

B. 破坏蛋白质表面的水化膜，中和蛋白质分子表面电荷

C. 与蛋白质结合成不溶性蛋白

D. 调节蛋白质溶液 pH 至等电点

2. 盐析法中应用最广泛的盐类是（　　　）

A. 硫酸铵　　　　　　B. 硫酸钠　　　　　　C. 氯化钠　　　　　　D. 磷酸钠

3. 有机溶剂为什么能够沉淀蛋白质（　　　）

A. 介电常数大　　　　　　　　　　　　B. 能使蛋白质溶液的介电常数降低

C. 能中和蛋白质分子表面电荷　　　　　　　　D. 能与蛋白质相互反应

4. 蛋白质溶液进行有机溶剂沉淀，蛋白质的浓度在（　　　）范围内适合

　　A. 0.5%～2%　　　　　　B. 1%～3%　　　　　　C. 2%～4%　　　　　　D. 3%～5%

5. 向蛋白质纯溶液中加入中性盐时，蛋白质的溶解度（　　　）

　　A. 增大　　　　　　　　B. 减小　　　　　　　C. 先增大后减小　　　　　D. 先减小后增大

6. 盐析操作中，硫酸铵在什么情况下不能使用（　　　）

　　A. 酸性条件　　　　　　B. 碱性条件　　　　　C. 中性条件　　　　　　D. 和溶液酸碱度无关

7. 结晶过程中，溶质过饱和度大小（　　　）

　　A. 不仅会影响晶核的形成速度，而且会影响晶体的长大速度

　　B. 只会影响晶核的形成速度，不会影响晶体的长大速度

　　C. 不会影响晶核的形成速度，但会影响晶体的长大速度

　　D. 不仅不会影响晶核的形成速度，而且不会影响晶体的长大速度

8. 在什么情况下得到粗大而有规则的晶体（　　　）

　　A. 晶体生长速度大大超过晶核生成速度　　　　　B. 晶体生长速度大大低于晶核生成速度

　　C. 晶体生长速度等于超过晶核生成速度　　　　　D. 以上说法都不对

（二）多项选择题

1. 下列关于"沉淀"和"结晶"的叙述正确的有（　　　）

　　A. 析出物为晶体时称为结晶法

　　B. 析出物为无定形固体时称为沉淀法

　　C. 沉淀和结晶在本质上同属于一种过程，都是新相析出的过程

　　D. 从溶液中形成新相的角度来看，结晶和沉淀本质上是不一致的

2. 结晶的过程包括（　　　）

　　A. 形成过饱和溶液　　　B. 晶核形成　　　　　C. 晶体生长　　　　　　D. 重结晶

二、简答题

1. 盐析法的基本原理是什么？盐析用盐的挑选原则是什么？

2. 影响有机溶剂沉淀的主要因素有哪些？

书网融合……

知识回顾　　　　　　微课　　　　　　习题

（王晓丽）

项目五　吸附色谱技术

学习引导

在人类的生活和生产中，固体吸附很早就有所使用并进入工业规模，如除臭、脱色、吸湿、防潮等诸多方面。

固体吸附与生物制药也有着密切的关系，如在酶、蛋白质、核苷酸、抗生素、氨基酸等产物的分离、精制中，可应用选择性吸附的方法，发酵行业中空气的净化和除菌也离不开吸附过程。除此以外，在生物产品的生产中，还常用各类吸附剂进行脱色、去热原、去组胺等杂质。

本项目主要介绍吸附色谱分离原理、特征、操作方法和过程、常用的吸附剂及选择和应用范围等。

学习目标

1. **掌握**　吸附色谱分离原理、特征、操作方法和过程及应用范围。
2. **熟悉**　吸附色谱常用的吸附剂及选择。
3. **了解**　影响吸附的因素。

利用吸附作用，将样品中的生物活性物质或杂质吸附于适当的吸附剂上，利用吸附剂对活性物质和杂质吸附能力的差异，使目的物和其他物质分离的色谱方法，称为吸附色谱法。

吸附色谱一般具有以下特点：①操作简便、设备简单，价廉、安全；②常用于从大体积料液（稀溶液）中提取含量较少的目的物，由于受固体吸附剂的影响，处理能力较低；③不用或少用有机溶剂，吸附和洗脱过程中 pH 变化小，较少引起生物活性物质的变性失活；④选择性差，收率低，特别是一些无机吸附剂吸附性能不稳定，不能连续操作，劳动强度大（人工合成的大孔网状聚合物吸附剂性能有很大改进）。

吸附剂的应用可分为两种方式：如果需要的组分较容易（或较牢固地）被吸附，可在吸附后除去不吸附或较不容易吸附的杂质，然后再将样品洗脱；反之，当需要的成分较难吸附时，则可将杂质吸附除去，所以吸附法常用来去除杂质。

任务一　认识吸附色谱技术

一、吸附作用

吸附是指物质从流体相（气体或液体）浓缩到固体（吸附剂）表面从而达到分离的过程。在表面上能发生吸附作用的固体称为吸附剂，而被吸附的物质称为吸附物。吸附剂可分为多孔性和非多孔性两类，非多孔性固体具有很小的比表面，用粉碎的方法可以增加其比表面；多孔性固体由于颗粒内微孔的存在，比表面很大，可达每克几百平方米。换句话说，非多孔性固体的比表面仅取决于可见的外表面，而多孔性固体的比表面是由"外表面"和"内表面"所组成。内表面积可比外表面积大几百倍，并且有较高的吸附势。因此，显然应用多孔性吸附剂较有利。

固体表面分子（或原子）与固体内部分子（或原子）所处的状态不同。固体内部分子（或原子）受邻近四周分子的作用力是对称的，作用力总和为零，即彼此互相抵消，故分子处于平衡状态，但界面上的分子同时受到不相等的两相分子的作用力，因此界面分子所受力是不对称的，作用力的总和不等于零，合力方向指向固体内部。因此，存在着一种固体的表面力，能从外界吸附分子、原子或离子，并在吸附剂表面附近形成多分子层或单分子层。

按照吸附剂和吸附物之间作用力的不同，吸附可分为 3 种类型。

1. 物理吸附　吸附剂和吸附物通过分子间力（范德华力）产生的吸附称为物理吸附，这是一种最常见的吸附现象。由于分子间力的普遍存在，一种吸附剂可吸附多种物质，没有严格的选择性，但由于吸附物性质不同，吸附的量相差很大。物理吸附所放的热较小，一般为 $2.09 \times 10^4 \sim 4.18 \times 10^4 J/mol$，物理吸附时，吸附物分子的状态变化不大，需要的活化能很小，所以物理吸附多数可在较低的温度下进行。由于物理吸附时，吸附剂除表面状态外，其他性质都未改变，所以物理吸附的吸附速度和解吸速度都较快，容易达到平衡状态。

2. 化学吸附　化学吸附是由于吸附剂与吸附物之间发生电子转移，生成化学键而产生的。因此，化学吸附需要较高的活化能，需要在较高温度下进行。化学吸附放出的热量很大。由于化学吸附生成了化学键，因而吸附慢、不容易解吸、平衡慢。但化学吸附的选择性较强，即一种吸附剂只对某种或特定几种物质有吸附作用。

物理吸附与化学吸附的特点见表 1-5-1。

表 1-5-1　物理吸附与化学吸附的特点

项　目	物理吸附	化学吸附
作用力	范德华力	化学键力
吸附热	较小，接近液化热	较大，接近反应热
选择性	几乎没有	有选择性
吸附速度	较快，需要的活化能很小	慢，需要一定的活化能
吸附分子层	单分子或多分子层	单分子

3. 交换吸附　吸附剂表面如果为极性分子或离子所组成，则会吸引溶液中带相反电荷的离子形成双电层，同时放出等物质量的离子于溶液中，发生离子交换，这种吸附称为交换吸附。离子的电荷是交换吸附的决定因素，离子所带电荷越多，它在吸附剂表面的相反电荷点上的吸附力就越强，电荷相同的离子，其水化半径越小，越容易被吸附。

二、影响吸附的因素

固体在溶液中的吸附比较复杂，影响因素也较多，主要有吸附剂、吸附物、溶剂的性质以及吸附过程的具体操作条件等。了解这些影响因素有助于根据吸附物的性质和分离目的选择合适的吸附剂及操作条件。现将影响吸附作用的主要因素简述如下。

1. 吸附剂的性质　吸附剂的比表面积（每克吸附剂所具有的表面积）、颗粒度、孔径、极性对吸附的影响很大。比表面积主要与吸附容量有关,比表面积越大,空隙度越高,吸附容量越大。颗粒度和孔径分布则主要影响吸附速度,颗粒度越小,吸附速度就越快,孔径适当,有利于吸附物向空隙中扩散,加快吸附速度。所以要吸附相对分子质量大的物质时,就应该选择孔径大的吸附剂,要吸附相对分子质量小的物质,则需选择比表面积高及孔径较小的吸附剂。例如,要除去废水中的苯酚(酚的分子横截面面积为 $21 \times 10^{-10} m^2$,纵截面面积为 $41.2 \times 10^{-10} m^2$),现有 Amberlite XAD - 4(比表面积 $750 m^2/g$,孔径 $50 \times 10^{-10} m$)与 Amberlite XAD - 2(比表面积 $330 m^2/g$,孔径 $90 \times 10^{-10} m$)两种非极性大孔吸附树脂可供选择,根据其比表面积和孔径应选择 XAD - 4 更合适,因为这个吸附剂既有高的比表面积,又有足够大的孔径,可供酚的分子出入。

2. 吸附物的性质 吸附物的性质会影响到吸附量的大小,它对吸附量的影响主要符合以下规律。

(1)溶质从较容易溶解的溶剂中被吸附时,吸附量较少。所以极性物质适宜在非极性溶剂中被吸附,非极性物质适宜在极性溶剂中被吸附。

(2)极性物质容易被极性吸附剂吸附,非极性物质容易被非极性吸附剂吸附。因而极性吸附剂适宜从非极性溶剂中吸附极性物质,而非极性吸附剂适宜从极性溶剂中吸附非极性物质。例如,活性炭是非极性的,它在水溶液中是吸附一些非极性有机化合物的良好吸附剂;硅胶是极性的,它在非极性有机溶剂中吸附极性物质较为适宜。

(3)结构相似的化合物,在其他条件相同的情况下,具有高熔点的容易被吸附,因为高熔点的化合物,一般来说,其溶解度较低。

(4)溶质自身或在介质中能缔合有利于吸附,如乙酸在低温下缔合为二聚体,苯甲酸在硝基苯内能强烈缔合,所以乙酸在低温下能被活性炭吸附,而苯甲酸在硝基苯中比在丙酮或硝基甲烷内容易被吸附。

3. 吸附条件

(1)温度 吸附一般是放热的,所以只要达到了吸附平衡,升高温度会使吸附量降低。但在低温时,有些吸附过程往往在短时间达不到平衡,而升高温度会使吸附速度加快,并出现吸附量增加的情况。

对蛋白质或酶类的分子进行吸附时,被吸附的高分子处于伸展状态,因此这类吸附是一个吸热过程。在这种情况下,温度升高,会增加吸附量。

生化物质吸附温度的选择,还要考虑它的热稳定性。对酶来说,如果是热不稳定的,一般在 0℃ 左右进行吸附;如果比较稳定,则可在室温操作。

(2)pH 溶液的 pH 往往会影响吸附剂或吸附物解离情况,进而影响吸附量,对蛋白质或酶类等两性物质,一般在等电点附近吸附量最大。各种溶质吸附的最佳 pH 需要通过实验来确定。

(3)吸附物的浓度与吸附剂的量 在吸附达到平衡时,吸附物的浓度称为平衡浓度。一般情况下,吸附物的平衡浓度越大,吸附量也越大。用活性炭脱色和去热原时,为了避免对有效成分的吸附,往往将提取液适当稀释后进行。在应用吸附技术对蛋白质或酶进行分离时,常要求蛋白质或酶的浓度在 1% 以下,以增强吸附剂对吸附物的选择性。而吸附剂的量,应综合考虑吸附选择性、产品纯度、成本等各种因素,一般由实验确定。

(4)盐的浓度 盐类对吸附作用的影响比较复杂,有些情况下盐能阻止吸附,在低浓度盐溶液中吸附的蛋白质或酶,常用高浓度盐溶液进行洗脱。但在另一些情况下盐能促进吸附,甚至有的吸附剂一定要在盐的存在下,才能对某种吸附物进行吸附。盐对不同物质的吸附有不同的影响,因此盐的浓度对于选择性吸附很重要，在生产工艺中也要靠实验来确定合适的盐浓度。

4. 溶剂的影响 单溶剂与混合溶剂对吸附作用有不同的影响。一般吸附物溶解在单溶剂中容易被吸附；若是溶解在混合溶剂（无论是极性与非极性混合溶剂或者是极性与极性混合溶剂）中不容易被吸附。所以一般用单溶剂吸附，用混合溶剂解吸。

任务二　常用吸附剂

吸附剂按其化学结构可分为两大类：一类是有机吸附剂，如活性炭、淀粉、聚酰胺、纤维素、大孔吸附树脂等；另一类是无机吸附剂，如白陶土、氧化铝、人造沸石、硅胶、硅藻土、碳酸钙、氢氧化铝等。工业生产中常用的吸附剂有活性炭、氧化铝、硅胶、人造沸石、大孔吸附树脂等，其中应用较广的是活性炭和大孔吸附树脂吸附剂。

一、活性炭

活性炭是非极性吸附剂，具有吸附力强、来源比较容易、价格便宜等优点，常用于生物产物的脱色和除臭，还应用于糖、氨基酸、多肽及脂肪酸等的分离提取。但活性炭的生产原料和制备方法不同，吸附力就不同，因此很难控制其标准。在生产上常因采用不同来源或不同批号的活性炭而得到不同的结果。另外，活性炭色黑质轻，污染环境。

1. 活性炭的种类 活性炭的种类很多，一般分为以下三种。

（1）粉末活性炭 该类活性炭颗粒极细，呈粉末状，其总表面积大，是活性炭中吸附能力（吸附力、吸附量）最强的一类。但因其颗粒太细，静态使用时不容易与溶液分离，色谱时流速太慢，需要进行加压或减压操作，实验操作繁琐。

（2）颗粒活性炭 该类活性炭颗粒较前者大，其总表面积相应减少，吸附能力次于粉末活性炭。但静态使用时容易与溶液分离，色谱流速易于控制，不需进行加压或减压操作。

（3）锦纶活性炭 该类活性炭是以锦纶为黏合剂，将粉末活性炭制成颗粒。其总表面积介于粉末活性炭和颗粒活性炭之间，其吸附力较两者弱（因为锦纶是活性炭的脱活性剂）。可用于分离对粉末活性炭和颗粒活性炭吸附太强而不容易洗脱的化合物。

2. 活性炭的选择 在提取分离过程中，根据所分离物质的特性，选择适当吸附力的活性炭是成功的关键。当欲分离的物质不容易被活性炭吸附时，要选用吸附力强的活性炭；当欲分离的物质很容易被活性炭吸附时，要选择吸附力弱的活性炭。在首次分离料液或样品时，一般先选用颗粒状活性炭。如果待分离的物质不能被吸附，则改用粉末状活性炭。如果待分离的物质吸附后不能洗脱或很难洗脱，造成洗脱剂体积过大，洗脱高峰不集中，则改用锦纶活性炭。

3. 影响活性炭吸附能力的因素 活性炭的吸附能力与其所处的溶液和待吸附物质的性质有关。一般地说，活性炭的吸附作用在水溶液中最强，在有机溶液中较弱，所以水的洗脱能力最弱，而有机溶剂较强，吸附能力的顺序如下：水 > 乙醇 > 甲醇 > 乙酸乙酯 > 丙酮 > 三氯甲烷。活性炭对不同物质的吸附能力有所不同，一般遵循以下规律：对具有极性基团的化合物吸附力较大，因其在活化的过程中，表面会部分氧化，形成相当多的极性基团，特别是羰基和羧基居多，这些基团在和水作用的过程中，会发生一定的水解，形成极性吸附点；对芳香族化合物的吸附力大于脂肪族化合物；对相对分子质量大的化合物的吸附力大于对相对分子质量小的化合物。

4. 活性炭的活化 由于活性炭是一种强吸附剂，对气体的吸附能力很大，气体分子占据了活性炭的吸附表面，会造成活性炭"中毒"，使其活力降低，因此使用前可加热烘干，以除去大部分气体。对于一般的活性炭可在160℃加热干燥4~5h；锦纶活性炭受热容易变形，可于100℃干燥4~5h。

▶▶ 实例分析

实例 丝裂霉素的发酵滤液用活性炭吸附，丙酮洗脱，蒸去丙酮的浓缩水溶液用三氯甲烷萃取。三氯甲烷萃取液上氧化铝柱，先用三氯甲烷冲洗，接着以三氯甲烷–丙酮（3∶2）展开，约2h后，能分出从上至下a–b–c–d–e五个色带。其中蓝色色带d为有效成分丝裂霉素C。将柱推出，切取蓝紫色部分，用10%甲醇–三氯甲烷洗脱，减压蒸干，在甲醇–苯中结晶，即可得蓝色丝裂霉素C结晶。

问题 1. 丝裂霉素的发酵滤液用活性炭吸附的主要目的是什么？
      2. 色谱柱操作时，应注意哪些问题？

答案解析

二、硅胶

硅胶是应用最广泛的一种极性吸附剂，色谱用硅胶可用 $SiO_2 \cdot nH_2O$ 表示，具有多孔性网状结构。它的主要优点是化学惰性，具有较大的吸附量，容易制备不同类型、孔径、表面积的多孔性硅胶。可用于萜类、固醇类、生物碱、酸性化合物、磷脂类、脂肪类、氨基酸类等的吸附分离。

1. 影响硅胶吸附能力的因素 硅胶的吸附能力与吸附物的性质有关，硅胶能吸附非极性化合物，也能吸附极性化合物，对极性化合物的吸附力更大。

硅胶的吸附能力与其本身的含水量密切相关。硅胶吸附活性随含水量的增加而降低（含水量与吸附活性的关系见表1–5–2），当含水量小于1%时，活性最高，而当含水量大于20%时，硅胶的吸附活性最低。

表1–5–2 氧化铝、硅胶的活性与含水量的关系

活性	$m_{氧化铝}/m_水/\%$	$m_{硅胶}/m_水/\%$
Ⅰ级	0	0
Ⅱ级	3	5
Ⅲ级	6	15
Ⅳ级	10	25
Ⅴ级	15	35

2. 硅胶的活化 硅胶表面上带有大量的羟基，有很强的亲水性，能吸附多量水分，因此硅胶一般于105~110℃活化1~2h后使用。活化后的硅胶应马上使用，如当时不用，则要储存在干燥器或密闭的瓶中，但时间不宜过长。

3. 硅胶的再生 用过的硅胶用5~10倍量的1% NaOH水溶液回流30min，热过滤，然后用蒸馏水洗3次，再用3~6倍量的5%乙酸回流3min，过滤，用蒸馏水洗至中性，再用甲醇洗、水洗两次，然后在120℃烘干活化12h，即可重新使用。

三、氧化铝

氧化铝也是一种常用的亲水性吸附剂，它具有较高的吸附容量，分离效果好，特别适用于亲脂性成分的分离，广泛应用在醇、酚、生物碱、染料、苷类、氨基酸、蛋白质以及维生素、抗生素等物质的分离。活性氧化铝价廉，再生容易，活性容易控制；但操作不便，手续繁琐，处理量有限，因此也限制了在工业生产上大规模应用。

1. 氧化铝的分类　氧化铝通常可按制备方法的不同，分为以下 3 种。

（1）碱性氧化铝　直接由氢氧化铝高温脱水而得，柱色谱时一般用 100～150 目。一般水洗液 pH 为 9～10，经活化即可使用。碱性氧化铝主要用于碳氢化合物的分离，如甾体化合物、醇、生物碱、中性色素等对碱稳定的中性、碱性成分。

（2）中性氧化铝　用碱性氧化铝加入蒸馏水，在不断搅拌下煮沸 10min，倾去上清液，反复处理至水洗液的 pH 为 7.5 左右，滤干活化后即可使用。中性氧化铝使用范围最广，常用于分离脂溶性生物碱、脂类、大分子有机酸以及酸碱溶液中不稳定的化合物（如酯、内酯）的分离。

（3）酸性氧化铝　氧化铝用水调成糊状，加入 2mol/L 盐酸，使混合物呈刚果红酸性反应。倾去上清液，用热水洗至溶液呈刚果红弱紫色，滤干活化备用。酸性氧化铝适用于天然和合成的酸性色素、某些醛和酮、酸性氨基酸和多肽的分离。

2. 氧化铝的吸附活性和活化　氧化铝的吸附活性也与含水量的关系很大（表 1-5-2），吸附能力随含水量增多而降低。和硅胶相似，氧化铝在使用前也需在一定条件下（150℃下 2h）除去水分以使其活化。

四、人造沸石

人造沸石也叫合成沸石，是人工合成的一种高选择性无机阳离子交换剂，具有网状晶体结构的硅铝酸盐，具有均匀的晶穴，孔径分布非常均一，具有选择筛分分子作用，广泛应用于气体和液体的干燥、脱水、净化、分离和回收，其分子式为 $Na_2Al_2O_4 \cdot xSiO_2yH_2O$，人造沸石在溶液中呈 $Na_2Al_2O_4 == 2Na^+ + Al_2O_4^{2-}$，而偏铝酸根与 $xSiO_2 \cdot yH_2O$ 紧密结合成为不溶于水的骨架。我们以 Na_2Z 代表沸石，M^+ 表示溶液中阳离子，则

$$Na_2Z + 2M^+ == M_2Z + 2Na^+$$

使用过的沸石可以用以下方法再生：先用自来水洗，再用 0.2～0.3mol/L 氢氧化钠和 1mol/L 氯化钠混合液洗涤至沸石成白色，最后用水反复洗至 pH 7～8 即可重新使用。

> **即学即练**
>
> 下列物质中哪种不是吸附剂（　　　）
> A. 硅胶　　　　B. 氧化铝　　　　C. 羧甲基纤维素钠　　　　D. 聚酰胺
>
> 答案解析

五、大孔吸附树脂

大孔吸附树脂又称大网格聚合物吸附剂，是一种有机高聚物，具有与离子交换树脂相同的大网格骨

架，由于在聚合时加入了一些不能参加反应的致孔剂，聚合结束后又将其除去，因而留下永久性孔隙，形成大网格结构。大孔吸附树脂一般为白色球形颗粒，与离子交换树脂不同的是：大孔吸附树脂的骨架上没引入可进行离子交换的酸性或碱性功能基团，它借助范德华力从溶液中吸附各种有机物质。

与活性炭等经典的吸附剂相比，大孔吸附树脂具有选择性好、解吸容易、机械强度好、可反复使用和流体阻力小等优点。特别是其孔隙大小、骨架结构和极性，可按照需要，选择不同的原料和合成条件而改变，因此可适用于各种有机化合物。在工业中，大孔吸附树脂已用于头孢菌素、维生素 B_{12}、林可霉素等的提取。

大孔吸附树脂按骨架极性强弱，分为非极性、中等极性和强极性吸附剂 3 类。非极性吸附剂是由苯乙烯和二乙烯苯聚合而成，故也称为芳香族吸附剂。中等极性吸附剂具有甲基丙烯酸酯的结构（以多功能团的甲基丙烯酸作为交联剂），也称脂肪族吸附剂。含硫氧、酰胺、氮氧等基团的为强极性吸附剂。Amberlite XAD 系列大孔吸附树脂的物理性能列于表 1 - 5 - 3 中。

表 1 - 5 - 3　Amberlite XAD 系列大孔吸附树脂的物理性能

极性	吸附剂	树脂结构	比表面积（m^2/g）	孔径（$\times10^{-10}m$）	孔度（%）	骨架密度（g/ml）	交联剂
非极性芳香族	XAD - 1	苯乙烯	100	200	37	1.07	二乙烯苯
	XAD - 2		330	90	42	1.07	
	XAD - 3		526	44	38	—	
	XAD - 4		750	50	51	1.08	
	XAD - 5		415	68	43	—	
中等极性	XAD - 6	丙烯酸酯	63	498	49		双 α - 甲基丙烯酸二乙醇酯
	XAD - 7	α - 甲基丙烯酸酯	450	90	55	1.24	
	XAD - 8	α - 甲基丙烯酸酯	140	250	52	1.25	
强极性	XAD - 9	亚砜	250	80	45	1.26	
	XAD - 10	丙烯酰胺	69	352	—		
	XAD - 11	氧化氮类	170	210	41	1.18	
	XAD - 12	氧化氮类	25	1300	45	1.17	

此外，Diaion HP 树脂属于非极性吸附剂，相当于 Amberlite XAD 系列的非极性芳香族吸附剂，其性能见表 1 - 5 - 4。

表 1 - 5 - 4　Diaion 大网格非极性吸附剂的物理性质

吸附剂	比表面积（m^2/g）	孔容（ml/g）	孔径（$\times10^{-10}m$）	吸附剂	比表面积（m^2/g）	孔容（ml/g）	孔径（$\times10^{-10}m$）
HP - 10	501.3	0.64	300	HP - 40	704.7	0.63	250
HP - 20	718.0	1.16	460	HP - 50	589.8	0.81	900
HP - 30	570.0	0.87	250				

大孔吸附树脂是一种非离子型共聚物，它能够借助范德华力从溶液中吸附各种有机物质，其吸附能力不但与树脂的化学结构和物理性能有关，而且与溶质及溶液的性质有关。一般非极性吸附剂适宜于从极性溶剂中吸附非极性物质。相反，高极性吸附剂适宜于从非极性溶剂中吸附极性物质。而中等极性的

吸附剂则对上述两种情况都具有吸附能力。

与离子交换树脂不同，无机盐类对大孔吸附树脂的吸附不仅没有影响，反而可增大吸附量，故大孔吸附树脂使用时无需考虑盐类的存在，这也是大孔吸附树脂的优点之一。另外，对于一些属于弱电解质或非离子型的抗生素，过去不能用离子交换法提取的，现在可考虑使用大孔吸附树脂。

选择适合的孔径也很重要。经验表明，孔径等于溶质分子直径的 6 倍比较合适。因此宜根据吸附物的极性和分子大小，选择具有适当极性、孔径和表面的吸附剂。如吸附酚等分子较小的物质，宜选用孔径小、表面积大的 XAD - 4，而对吸附烷基苯磺酸钠，则宜用孔径较大、表面积较小的 XAD - 2 吸附剂。

溶液的酸碱度会影响弱电解质的离解程度，因此也影响其吸附量。如用 XAD - 4 从废水中吸附酚时，选用 pH 3.0 要优于 pH 6.5。但若溶质是中性物质，则溶液 pH 没有影响。

任务三　吸附色谱操作方法 📱微课

一、吸附剂和洗脱剂的选择

1. 吸附剂的选择　吸附剂的选择是吸附色谱的关键问题，若选择不当，则达不到要求的分离效果。吸附剂的种类很多，而对吸附剂的选择尚无固定的法则，一般需通过小样实验来确定。一般地说，所选吸附剂应有最大的比表面积和足够的吸附能力，它对欲分离的不同物质应该有不同的解吸能力，即有足够的分辨力；与洗脱剂、溶剂及样品组分不会发生化学反应，还要求所选的吸附剂颗粒均匀，在操作过程中不会破裂。吸附的强弱可概括如下：吸附现象与两相界面张力的降低成正比，某物质自溶液中被吸附程度与其在溶液中的溶解度成正比，极性吸附剂容易吸附极性物质，非极性吸附剂容易吸附非极性物质，同族化合物的吸附程度有一定变化方向，如同系物极性递减，而被非极性表面吸附的能力将递增。

经典柱色谱所用的吸附剂都比薄层用的略粗，而且被分离样品和吸附剂之间有一定的比例，一般规律见表 1 - 5 - 5。

表 1 - 5 - 5　常用吸附剂与样品量的关系

吸附剂	粒度/目	样品：吸附剂
氧化铝	100 ~ 150	1 g：(20 ~ 50) g
硅胶	100 ~ 200、200 ~ 300	1 g：(30 ~ 60) g
聚酰胺	60 ~ 100（或颗粒状）	1 g：100 g
活性炭	粉末状、锦纶 - 活性炭、颗粒活性炭	(5 ~ 10) g：100 ml

📖 **知识链接**

吸附剂的吸附能力下降现象

吸附剂在使用过程中发现吸附能力下降，可能存在以下几方面原因。

1. 新树脂在使用前处理不好。一般新树脂在使用前要求严格预处理，特别是大孔吸附树脂最怕污染，污染严重的不能再生。

2. 料液预处理不好。如果用吸附剂吸附小分子物质，对料液进行预处理非常必要，特别是要除去那些固态物质及某些大分子物质，以防吸附剂被堵塞。

3. 吸附剂再生效果不好。吸附剂在再生过程中，由于再生剂用量不够，或再生操作不规范，再生条件不合理，再生液流向不合理等，使吸附剂再生不彻底，从而影响下一次的吸附效果。

4. 吸附剂劣化。吸附剂由于反复吸附和再生后，会产生劣化现象，使吸附能力下降。

5. 操作不合理，使吸附剂受到破坏。吸附操作过程中，压力的快速变化能引起吸附剂床层的松动或压碎，从而危害吸附剂。

2. 洗脱剂的选择 吸附剂选择好之后，要进行洗脱剂的选择。原则上要求所选的洗脱剂纯度合格，与样品和吸附剂不起化学反应，对样品的溶解度大，黏度小，容易流动，容易与洗脱的组分分开。常用的洗脱剂有饱和的碳氢化合物、醇、酚、酮、醚、卤代烷、有机酸等。选择洗脱剂时，可根据样品的溶解度、吸附剂的种类、溶剂极性等方面来考虑。一般极性大的溶剂洗脱能力大，因此可先用极性小的溶剂作洗脱剂，使组分容易被吸附，然后换用极性大的溶剂作洗脱剂，使组分容易从吸附柱中洗出。

为了摸索色谱条件，可以首先将被分离物质进行薄层色谱分离，选择较好的色谱条件，如果混合物各组分的 R_f 相差很大，可直接用薄层展开剂作为柱色谱洗脱剂。如果各组分结构相似，R_f 相差很小，则需采用梯度洗脱法。

氧化铝和硅胶柱色谱，常选用非极性溶剂加入少量极性有机溶剂作为梯度洗脱剂，柱色谱开始时，只用非极性溶剂，然后慢慢增加极性溶剂的比例，这种洗脱方法叫作梯度洗脱。如果选择薄层展开剂是三氯甲烷–甲醇（8:2）时，做柱色谱时先用三氯甲烷洗脱，然后在适当的时候（洗脱液颜色变浅或新的成分不能被洗脱时），逐步更换为三氯甲烷–甲醇（98:2、95:2、90:10等）。

活性炭柱的洗脱剂先后顺序为10%、20%、30%、50%、70%的乙醇溶液，也有用稀丙酮、稀乙醇或稀苯酚作洗脱剂的。某些被吸附的物质不能被洗脱，可先用适当的有机溶剂或3.5%氨水洗脱。

二、基本操作方法

1. 装柱 装柱分为干法装柱和湿法装柱两种。

（1）干法装柱 在柱下端加少许脱脂棉或玻璃棉，再轻轻地撒上一层干净的沙砾，打开下口，然后将吸附剂经漏斗缓缓加入柱中，中间不应间断。同时轻轻敲动色谱柱两侧，至吸附剂界面不再下降为止，使吸附剂装填连续均匀、松紧一致。柱装好后，打开下端活塞，然后倒入洗脱剂以排尽柱内空气，一般洗脱剂是采用薄层色谱（TLC）分析得到的展开剂的比例再稀释一倍后的溶剂。通常上面加压，下面再用泵抽，这样可以加快速度。最后，至洗脱剂刚好覆盖吸附剂顶部平面，关紧下口活塞。

（2）湿法装柱 装柱前，将吸附剂加入合适量的最初使用的洗脱剂调成混悬液，把放好棉花、沙子的色谱柱下口打开，然后徐徐将制好的混悬液灌入柱子。注意，整个操作要慢，不要将气泡压入吸附剂中，此间要不断把流出的洗脱剂加回柱内保持一定的液面，切勿流干，最后让吸附剂自然下沉。当洗脱剂刚好覆盖吸附剂平面时，关紧下口活塞。待全部装完后，应得到一个均匀填好的色谱柱。

2. 加样 加样分为湿法上样和干法上样两种。

（1）湿法上样 把被分离的物质溶在少量最初使用的洗脱剂中，小心加在吸附剂上层，注意保持吸附剂上表面仍为一水平面，打开下口，待溶液面正好与吸附剂上表面一致时，在上面撒一层细沙，关紧柱活塞。

（2）干法上样 多数情况下，被分离物质难溶于最初使用的洗脱剂，这时可选用一种对其溶解度大而且沸点低的溶剂，取尽可能少的溶剂将其溶解。在溶液中加入少量吸附剂，拌匀，挥干溶剂，研磨使之成松散均匀的粉末，轻轻撒在色谱柱吸附剂上面，再撒一层细沙。

3. 洗脱与收集 在装好吸附剂的色谱柱中缓缓加入洗脱剂，进行梯度洗脱，各组分先后被洗出。若用 50g 吸附剂、一般每份洗脱液量常为 100ml。但若所用洗脱剂极性较大或各成分的结构很近似时，每份的收集量要小。为了及时了解洗脱液中各洗脱部分的情况，以便调节收集体积的多少或改变洗脱剂的极性，多采用薄层色谱或纸色谱定性检查各流分中的化学成分组成，根据色谱结果，可将相同成分合并或更换洗脱剂。洗脱液合并后，回收溶剂，得到某一单一组分。含单一色点的部分用合适的溶剂析晶；仍为混合物的部分进一步寻找分离方法再进行分离。

由于吸附剂的表面活性比较大，有时会促使某些成分破坏，所以应尽量在短时间内完成一个柱色谱的分离，以避免样品在柱上停留时间过长，发生变化。

4. 吸附剂的清洗、再生和贮存 不同的吸附剂，清洗、再生和贮存的方法不同，注意参阅相关吸附剂的说明。

单元实训5

大孔树脂吸附柱色谱制备甘草酸

【实训目的】

1. 了解甘草酸制备的基本原理。
2. 掌握大孔吸附树脂吸附柱色谱法提取中药有效成分的基本操作技术。

【实训用品】

（一）实训器材

粉碎机、20 目筛、树脂柱、搪瓷桶、真空干燥机、温度计、酸度计、布氏漏斗、不锈钢锅等。

（二）材料和试剂

1. **材料** 干净干燥的甘草根茎 500g、市售 Amberite XAD－8 树脂、活性炭。
2. **试剂** 4mol/L 硫酸，2% 氨水，2% 冰醋酸，10%、60%、95% 乙醇溶液等。

【实训内容】

（一）实训原理

甘草酸（又名甘草皂苷、甘草甜素）是从豆科甘草属植物甘草的根和根茎、相思子的叶中提取出来的。甘草酸为白色片状结晶或淡黄色结晶型粉末，有特殊甜味，其甜度约为蔗糖的 250 倍。溶于热水和热的稀乙醇，不溶于无水乙醇和乙醚，遇酸则沉淀。熔点 220℃。甘草酸在甘草中以钠盐或钙盐的形式存在。药理试验证明，甘草酸具有抗过敏、解毒、解热、保肝、抗肿瘤、防治艾滋病的作用。由于它具有高甜度、低热能、安全无毒、起泡性和溶血作用很低等特点，被广泛应用于食品、医药、化妆品、烟草等行业。

甘草酸的制备方法有溶剂萃取法、大孔吸附树脂吸附法、植物组织培养法等多种。本实训以甘草为原料利用甘草酸遇酸则沉淀的性质，加硫酸使其沉淀，然后用乙醇或丙酮除杂质，利用酸性大孔吸附树脂吸附、浓缩后用活性炭脱色进行纯化，最后真空干燥即得到高纯度甘草酸。

（二）实训过程

1. 粉碎　将干净干燥的甘草根、茎于粉碎机中粉碎，过20目筛，保留纤维部分，制得粗干草粉。

2. 提取　取甘草粗粉200g，用8倍量水，于25~40℃浸泡提取2~3次，每次15h，过滤。提取液在搅拌下缓缓加入4mol/L硫酸溶液调pH至1.9，于2~10℃冷冻放置，倾去上清液；沉淀物用2%冰醋酸回流提取2~3次，回收溶剂。

3. 树脂吸附色谱　将回流提取的糖浆物溶于适量热水（40~50℃）中，用2%氨水调节pH至6.2~6.4；水溶液通过Amberite-XAD-8树脂柱，弃去流出液。

（1）树脂处理　树脂先经蒸馏水溶胀，用水、乙醇、水洗涤后备用。

（2）再生　树脂柱先用60%乙醇洗脱，然后用2%氨水（或95%乙醇）使其再生，待下次使用。

4. 洗脱　树脂柱依次用水洗涤、10%乙醇洗脱。

5. 浓缩　洗脱液真空干燥（5~10℃）浓缩后得湿甘草酸（含水量15%~25%）。

6. 脱色干燥　湿甘草酸加2%活性炭脱色，抽滤纯化后再真空干燥（5~10℃）得到高纯度甘草酸。

【注意事项】

1. 用硫酸调节pH时，应用酸度计边测边调，保证其准确性。

2. 树脂柱洗涤时水的温度不要超过20℃，10%乙醇洗脱时温度应稍高（35~50℃）。

【思考题】

1. 提取液在加入硫酸后为何要冷冻放置？

2. 为何沉淀物用冰醋酸回流提取？

目标检测

答案解析

一、选择题

（一）单项选择题

1. 当硅胶含水量大于（　　）时，硅胶的吸附活性最低

　　A. 10%　　　　　　　B. 12%　　　　　　　C. 14%　　　　　　　D. 20%

2. 当采用大孔吸附树脂作为吸附剂时，吸附剂与吸附物之间的作用力为（　　）

　　A. 范德华力　　　　　B. 氢键　　　　　　　C. 库仑力　　　　　　D. 色散力

3. 活性炭的吸附作用在（　　）溶液中最强

　　A. 乙醇　　　　　　　B. 丙酮　　　　　　　C. 乙酸乙酯　　　　　D. 水

4. 氧化铝在使用前需要在（　　）下烘干2h除去水分以使其活化

　　A. 120℃　　　　　　B. 130℃　　　　　　C. 140℃　　　　　　D. 150℃

5. 人造沸石是人工合成的一种（　　）交换剂

　　A. 有机阳离子　　　　B. 有机阴离子　　　　C. 无机阳离子　　　　D. 无机阴离子

6. 氧化铝和硅胶柱色谱，常选用非极性溶剂加入少量（　　）作为梯度洗脱剂

　　A. 非极性有机溶剂　　B. 极性有机溶剂　　　C. 非极性无机溶剂　　D. 极性无机溶剂

7. 在物理吸附过程中，吸附剂与吸附质之间存在的吸附力主要为（　　）

    A. 氢键　　　　　　　B. 疏水作用　　　　　　C. 范德华力　　　　　　D. 色散力

8. 关于洗脱剂的选择，下列说法错误的是（　　）

    A. 纯度合格　　　　　　　　　　　　　B. 与样品和吸附剂不起化学反应

    C. 对样品的溶解度大　　　　　　　　　D. 黏度大

（二）多项选择题

1. 大孔吸附树脂具有（　　）等优点

    A. 选择性好　　　　　　B. 解吸容易　　　　　　C. 机械强度好　　　　　D. 流体阻力小

2. 下列吸附剂属于有机吸附剂的有（　　）

    A. 活性炭　　　　　　　B. 氧化铝　　　　　　　C. 大孔吸附树脂　　　　D. 聚酰胺

二、简答题

1. 什么是吸附？按照吸附剂和吸附物之间作用力的不同可分为几种类型？

2. 吸附剂选择的原则有哪些？

书网融合……

知识回顾　　　　微课　　　　习题

（陈文武）

项目六　离子交换色谱技术

学习引导

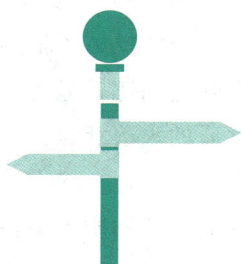

在生物制药领域中，许多产品常常含量较低，在前处理的过程中，如果利用盐析的方法进行前处理，会引入盐离子，并与许多其他化学成分共存，如何将引入的离子除去，对分离提纯是一项非常艰巨而繁琐的工作，使用离子交换色谱可以除去离子、富集及纯化产物，使得到的产品纯度较高，那么在生物制药过程中如何进行离子交换操作分离？操作条件如何选择？

本项目主要介绍离子交换色谱技术的原理、交换现象及分离过程；离子交换树脂的结构与分离机制、分离与性能；离子交换操作方法的种类、树脂的选择、处理过程。

学习目标

1. **掌握**　离子交换的原理；离子交换树脂结构与分离机制。
2. **熟悉**　离子交换树脂的分类与性能，常用离子交换树脂的选择，具体操作过程；离子交换分离技术的应用。
3. **了解**　离子交换过程和速度、影响离子交换选择性的因素及离子交换树脂的命名。

早在 1848 年，Thompson 等人在研究土壤碱性物质交换过程中发现土壤吸收铵盐时的离子交换现象。但离子交换作为一种现代分离手段，是在 20 世纪 40 年代人工合成了离子交换树脂以后的事。50 年代，离子交换色谱进入生物化学领域，应用于氨基酸的分析。目前，离子交换仍是生物化学领域中常用的一种色谱方法，广泛地应用于各种生化物质如氨基酸、蛋白、糖类、核苷酸等的分离纯化；主要用于水处理（软化和纯化）；溶液（如糖液）的精制和脱色；从矿物浸出液中提取铀和稀有金属；从发酵液中提取抗生素以及从工业废水中回收贵金属等。

任务一　认识离子交换色谱技术

一、离子交换现象

离子交换色谱技术是应用离子交换剂作为吸附剂，通过静电引力将溶液中带相反电荷的物质吸附在离子交换剂上，用合适的洗脱剂将吸附物从离子交换剂上洗脱下来，达到分离、浓缩与纯化目的的一种方法。

离子交换法由于所用介质无毒性且可反复再生使用，现已广泛应用于生物分离过程，在原料液脱色、除臭、目标产物的提取、浓缩和粗分离等方面发挥着重要作用。用离子交换法分离提纯各种生物活性代谢物质具有成本低、工艺操作方便、提取效率高、设备结构简单以及节约大量有机溶剂等优点。但是，离子交换法也存在不一定能找到合适的树脂，且即使找到合适的树脂但其生产周期长，生产过程中 pH 变化较大这些缺点。

二、分离过程

离子交换从原理上来说，是指有两层离子，紧邻高分子表面的一层离子称为内层离子，在其外面是一层电荷相反的离子层。根据胶体结构的概念，双电层中的反离子按其活动性的大小可划分为固定层和扩散层。那些活动性能差，紧紧地被吸附在高分子表面的离子层，称为固定层，在其外侧，那些活动性较大，向溶液中逐渐扩散的反离子层，称为扩散层，因为这些反离子像地球上的大气一样，笼罩在高分子表面上，故又称为离子氛。内层离子依靠化学键结合在高分子的骨架上，固定层中的反离子依靠异电荷的吸引力被固定着。而在扩散层中的反离子，由于受到异电荷的吸引力较小，热运动比较显著，所以这些反离子有高分子表面向溶液中渐渐扩散的现象。当离子交换剂遇到含有电解质的水溶液时，电解质对其双电层有交换和压缩作用。

离子交换色谱是应用离子交换剂作为吸附剂，通过静电引力将溶液中带相反电荷的物质吸附在离子交换剂上，然后用合适的洗脱剂将吸附物从离子交换剂上洗脱下来，从而达到分离、浓缩、纯化的目的。

离子交换反应是可逆的，常温下稀溶液中阳离子交换势（离子交换程度的大小）随离子电荷的增高、半径的增大而增大；高分子量的有机离子及金属络合阴离子具有很高的交换势。高极化度的离子如 Ag^+ 等也有高的交换势。离子交换速度随树脂交联度的增大而降低，随颗粒的减小而增大。温度增高，浓度增大，交换反应速率也增快。

1. 离子交换过程　离子交换色谱分离生物分子主要是根据某些溶质能解离为阳离子或阴离子的特性，利用离子交换剂与不同离子结合力强弱的差异，将溶质暂时交换到离子树脂上，然后用合适的洗脱剂或再生剂将溶质离子交换下来，使溶质从原溶液中得到分离、浓缩或提纯的操作技术，整个离子交换过程可分为以下 5 个步骤。

第一步：可交换离子在溶液中经扩散过程穿过交换剂表面的水膜层到达交换剂表面。交换剂表面束缚一层结合水形成水膜，水膜的厚度主要取决于交换剂亲水性强弱，亲水性越强水膜越厚，反之水膜越薄。可交换离子在溶液中经扩散，穿过交换剂表面的水膜层到达交换剂表面，此时，扩散速度取决于水膜两侧可交换分子的浓度差。

第二步：可交换离子进入凝胶颗粒网孔，并到达发生交换的活性中心结构，发生了粒子扩散。扩散速度取决于凝胶颗粒网孔大小、交联剂功能基团种类、可交换离子大小和带电荷数等诸多因素。

第三步：可交换离子取代交换剂上的反离子而发生离子交换。

第四步：被置换下来的反离子扩散到达凝胶颗粒表面，即粒子扩散。

第五步：反离子通过扩散穿过水膜到达溶液中，即膜扩散。

上述 5 个步骤实际上就是膜扩散、粒子扩散和交换反应 3 个过程。离子交换过程见图 1-6-1。

蛋白质、多肽、核酸、多糖和其他带电生物分子大部分正是这样通过离子交换剂进行分离与纯化。

图 1-6-1　离子交换过程　　**2. 离子交换选择性**　在实际应用中，溶液中常常同时存在着很多离

子，离子交换树脂能否将所需离子从溶液中吸附出或将杂质离子全部或大部分吸附，具有重要的实际意义。这就要研究离子交换树脂的选择吸附性，即选择性。离子和离子交换树脂的活性基团的亲和力越大，就越容易被该树脂所吸附。

影响离子交换树脂选择性的因素很多，主要有：离子化合价、离子的水化半径、溶液浓度、离子强度、溶液的 pH、有机溶剂的影响、树脂物理结构的影响、树脂与离子间的辅助力等，具体内容见表 1-6-1。

表 1-6-1　离子交换选择性影响因素

类　别	影响因素
离子化合价	高价离子优先吸附，而低价离子被吸附时则较弱
离子的水化半径	无机离子，离子水化半径越小，离子对树脂活性基团的亲和力就越大，也就越容易被吸附
溶液浓度	树脂对离子交换吸附的选择性，在稀溶液中比较大。在较稀的溶液中，树脂优先选择吸附高价离子
离子强度	高的离子浓度必定与目的物离子进行竞争，减少有效交换容量，在保证目的物溶解度和溶液缓冲能力的前提下，尽可能采用低离子强度
溶液的 pH	溶液的酸碱度直接决定树脂活性基团及交换离子的解离程度，不但影响树脂的交换容量，而且对交换的选择性影响也很大
有机溶剂的影响	当有机溶剂存在时，常会使离子交换树脂对有机离子的选择性降低，而容易吸附无机离子
树脂物理结构的影响	树脂的交联度增加，其交换选择性增加
树脂与离子间的辅助力	凡能与树脂间形成辅助力如氢键、范德华力等的离子，树脂对其吸附力就大

3. 离子交换速度　影响离子交换速度的因素很多，主要有以下 7 个方面，具体内容见表 1-6-2。

表 1-6-2　离子交换速度的影响因素

类　别	影响因素
树脂粒度离子的外扩散速度	与树脂颗粒大小成反比，而离子的内扩散速度与树脂颗粒半径的平方成反比。因此，树脂粒度大，交换速度慢
树脂的交联度	交联度大，树脂孔径小，离子运动阻力大，交换速度慢，当内扩散控制反应速度时，降低树脂交联度能提高交换速度
溶液流速	外扩散随溶液过柱流速（或静态搅拌速度）的增加而增内扩散基本不受流速或搅拌的影响
温度	溶液的温度提高，扩散速度加快，因而交换速度也增加
离子的大小	小离子的交换速度比较快。大分子由于在扩散过程中受到空间的阻碍，在树脂内的扩散速度特别慢
离子的化合价	离子在树脂中扩散时，与树脂骨架间存在库仑引力。离子的化合价越高，这种引力越大，因此扩散速度就越小
离子浓度	溶液浓度低于 0.01mol/L，交换速度与离子浓度成正比，但达到一定浓度后，交换速度不再随浓度上升

任务二　离子交换树脂

一、离子交换树脂结构

离子交换树脂是一种不溶于水及一般酸、碱和有机溶剂的有机高分子化合物，它的化学稳定性良好，并且具有离子交换能力，其活性基团一般是多元酸或多元碱。它具有网状立体结构并含有活性基团，能与溶剂中其他带电粒子进行离子交换或吸附。

离子交换树脂的单元结构由3部分构成：①惰性不溶的、具有三维多孔网状结构的骨架（通常用 R 表示）；②与骨架以共价键相联的活性基团［如—SO_3^-、—N^+（CH_3）$_3$等，一般用 M 表示］，又称功能基团，它是不能自由移动的活性基团；③与活性基团以离子键联结的可移动的活性离子（即可交换离子，如 H^+、OH^- 等）。活性离子决定着离子交换树脂的主要性能，当活性离子是阳离子时，称为阳离子交换树脂；当活性离子是阴离子时，称为阴离子交换树脂。

二、离子交换树脂的分类

1. 按树脂母体的化学组成分类 ①聚苯乙烯型：由苯乙烯和二乙烯苯共聚物为骨架；②聚苯烯酸型：骨架为苯烯酸甲酯与二乙烯苯的共聚物；③酚醛型：骨架为水杨酸、苯酚和甲醛缩聚而成，水杨酸和甲醛形成线状结构，苯酚和甲醛作为交联剂；④多乙烯多胺 – 环氧氯苯烷树脂：骨架为水杨酸、苯酚和甲醛缩聚而成，水杨酸和甲醛形成线状结构，苯酚和甲醛作为交联剂。

2. 按树脂的物理结构分类 ①凝胶型树脂：也称微孔树脂，骨架为苯乙烯或丙烯酸，与交联剂二乙烯苯聚合得到的网状聚合体，一般呈透明状态；②均孔型树脂：也称等孔树脂，主要是阴离子型凝胶离子交换树脂，孔径均匀，交换容量高、机械强度好；③大孔型树脂：又称大网格树脂或大孔树脂，是在原料中加入致孔剂，形成永久孔，其抗污染能力强，交换速度快，尤其是对大分子物质的交换十分有利；表面积大，表面吸附强，对大分子物质的交换容量大；孔隙率大，密度小，对小分子的体积交换容量比凝胶型树脂小。3 种离子交换树脂的结构见图 1 – 6 – 2。

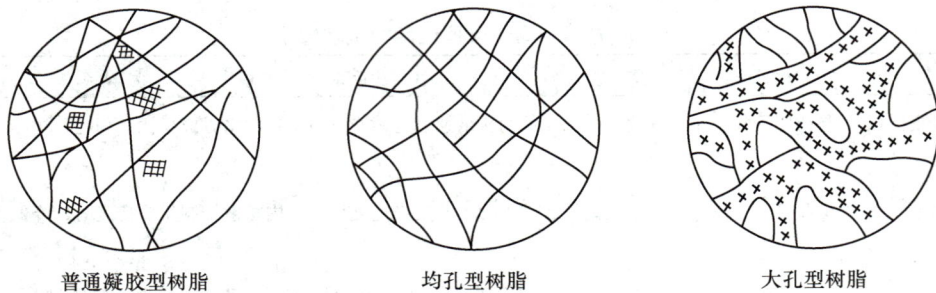

| 普通凝胶型树脂 | 均孔型树脂 | 大孔型树脂 |

图 1 – 6 – 2　普通凝胶树脂和大孔型、均孔型树脂内部结构图

3. 按活性基团的性质不同分类 主要分为含有酸性基团的阳离子交换树脂和含有碱性基团的阴离子交换树脂。

（1）阳离子交换树脂可分为强酸性和弱酸性两种，强酸性阳离子交换树脂，活性基团是—SO_3H（磺酸基）和—CH_2SO_3H（次甲基磺酸基），#732 树脂、Dowex 50、Zerolit 225 等都属于强酸性离子交换剂。弱酸性阳离子交换树脂，活性基团有—COOH、—OCH_2COOH、—C_6H_5OH 等弱酸性基团。

（2）阴离子交换树脂可分为强碱性和弱碱性两种。强碱性阴离子交换树脂，活性基团为季铵基团，如#201 树脂、Dowex1、Dowex2、ZerolitFF 等都属于强碱性阴离子交换剂。弱碱性阴离子交换树脂，活性基团为伯胺或仲胺，碱性较弱。

4. 其他离子交换树脂 主要有螯合树脂和多糖基离子交换树脂等。螯合树脂上含有具有螯合能力的基团，既可以形成离子键，又可以形成配位键；主要用于脱除金属离子。多糖基离子交换树脂固相载体为多糖类物质，亲水性强、孔径较大、交换空间大、电荷密度适当、粒度较小、对生物大分子物质致变性作用小。

离子交换树脂的主要性能是由可起交换的活性离子决定的，因此主要按活性离子来分类。根据石油化学工业部1977年7月1日制定的"离子交换树脂产品分类、命名及型号"的部颁标准中的分类原则，即根据离子交换树脂官能团的性质将树脂分为强酸、弱酸、强碱、弱碱、整合、两性及氧化还原7类树脂。

离子交换树脂的全称是由分类名称、骨架或基团名称以及基本名称依次排列组成的。如果属于酸性树脂，还应在基本名称之前加一"阳"字，如果属于碱性树脂，则加一"阴"字。产品的型号则以三位阿拉伯数字组成，第一位数字表示产品分类，第二位数字表示骨架的差异，第三位数字为顺序号，例如001，第一个"0"为强酸性，第二个"0"为苯乙烯系，"1"为顺序号，全称是强酸性苯乙烯系阳离子交换树脂。若为大孔型离子交换树脂，则在型号之前，加"大"字汉语拼音的字首"D"来表示。例如D202。若为凝胶型离子交换树脂，其交联度值可在型号之后再用"×"阿拉伯数字来表示，例如112×4。

知识链接

滴定曲线的绘制

滴定曲线是检验和测定离子交换树脂性能的重要数据，可参考如下方法测定。

分别在几个大试管中各加入单位质量（如1g）的氢型（或羟型）离子交换树脂，其中一个试管中放50ml 0.1mol/L的NaCl液，其他试管中加入不同量的0.1mol/L的NaOH液（或0.1mol/L的HCl液），再加入蒸馏水稀释至50ml，强酸（或强碱）性树脂静置处理24h，弱酸（或弱碱）性树脂静置7d。达到平衡后，分别测定各试管中溶液的pH，以单位质量的离子交换树脂所加的NaOH或HCl的毫摩尔数为横坐标，以平衡pH为纵坐标作图，就可得到滴定曲线。

三、离子交换树脂的性能

由于基本原料和制备方法的不同，各种离子交换树脂的性能有很大的差别。在选用离子交换树脂时一般需要考虑其理化性能，见表1-6-3。

表1-6-3　离子交换树脂理化性能

类　型	理化性能
交联度	交联度大，树脂孔径小，结构紧密，树脂机械强度大，但不能用于大分子物质的分离，因为大分子不能进入网状颗粒内部；交联度小，则树脂孔径大，结构疏松，强度小
交换容量	选用交换容量大的树脂，可用较少的树脂交换较多的化合物，但交换容量太大，活性基团太多，树脂不稳定
粒度和形状	粒度是树脂颗粒在溶胀后的大小，色谱用50~100目树脂，一般提取纯化用20~60目（0.25~0.84mm）树脂即可。粒度小的树脂因表面积大，效率高；粒度过小，堆积密度大，容易产生阻塞；粒度过大又会导致强度下降、装填量少、内扩散时间延长，不利于有机大分子的交换
滴定曲线	滴定曲线是检验和测定离子交换树脂性能的重要数据
稳定性	树脂应有较好的化学稳定性，不容易分解破坏，不与酸、碱起作用。阳离子交换树脂比阴离子交换树脂稳定性好。交联度小的稳定性好
膨胀性（膨胀度）	凝胶树脂的膨胀度随交联度的增大而减少，树脂上活性基团的亲水性越弱，活性离子的价态越高，水合程度越大，膨胀度越低

任务三　离子交换色谱操作方法 ⓔ微课

一、树脂的选择

主要分为对阴阳离子交换树脂的选择、酸（碱）性强弱的选择及离子型的选择。

1. 阴阳离子交换树脂的选择　根据被分离物质所带的电荷来决定选用哪种类型的树脂。一般选择的原则是根据被分离的物质所带电荷选择带相同电荷的树脂。

如果被分离的物质带正电荷，应采用阳离子交换树脂；如果被分离物质带负电荷，应采用阴离子交换树脂。例如，酸性黏多糖易带负电荷，一般采用阴离子交换树脂来分离。如果某些被分离物质为两性离子，则一般应根据在它稳定的 pH 范围带有何种电荷来选择树脂，如细胞色素 C，等电点为 pH 10.2，在酸性溶液中较稳定且带正电荷，故一般采用阳离子交换树脂来分离核酸等物质。在碱性溶液中较稳定，选择时应用阴离子交换树脂。

2. 离子交换树脂酸（碱）性强弱的选择　当目的物具有较强的酸（碱）性时，宜选用弱酸（碱）性的树脂，以提高选择性，并便于洗脱。因为强酸（碱）性树脂比弱酸（碱）性树脂的选择性小，如简单的、复杂的、无机的、有机的阳离子很多都能与强酸性离子树脂交换。如果目的物是弱酸（碱）性的小分子物质时，往往选用强酸（碱）性树脂，以保证有足够的结合力，便于分步洗脱。例如，氨基酸的分离多用强酸树脂。对于大多数蛋白质和其他生物大分子的分离多采用弱酸（碱）性树脂，以减少生物大分子的变性，有利于洗脱，并提高选择性。另外，pH 也影响离子交换树脂强弱的选择。一般地说，强酸（碱）性离子交换树脂应用的 pH 范围广，弱酸（碱）性交换树脂应用的 pH 范围窄。

3. 离子交换树脂离子型的选择　主要是根据分离的目的进行选择。例如，将肝素钠转换成肝素钙时，需要将所用的阳离子交换树脂转换成钙型，然后与肝素钠进行交换；又如制备去离子水时，则应用氢型的阳离子交换树脂和羟型的阴离子交换树脂。使用弱酸或弱碱性树脂分离物质时，不能使用氢型或羟型，因为这两种交换剂分别对这两种离子具有很大的亲和力，不容易被其他物质所代替，应采用钠型或氯型，而使用强酸性或强碱性树脂，可以采用任何型式，但如果产物在酸性或碱性条件下容易被破坏，则不宜采用氢型或羟型。

选择离子交换树脂时，还应考虑树脂的一些主要理化性能，如粒度、交联度、稳定性、交换容量等。

即学即练

离子交换操作过程中选择树脂应主要考虑（　　）

A. 阴阳离子交换树脂的选择
B. 酸（碱）性强弱的选择
C. 离子型的选择
D. pH

答案解析

二、操作条件的选择

操作条件选择主要考虑 3 个方面的因素：交换时的 pH、溶液中产物的浓度和洗脱条件。

1. 交换时的 pH　合适的 pH 应具备 3 个条件：pH 应在产物的稳定范围内；能使产物离子化；能使

树脂解离。

2. 溶液中产物的浓度　低价离子增加浓度有利于交换上树脂，高价离子在稀释时容易被吸附。

3. 洗脱条件　洗脱条件应尽量使溶液中被洗脱离子的浓度降低。洗脱条件一般应和吸附条件相反。如果吸附在酸性条件下进行，洗脱应在碱性条件下进行；反之，如果吸附在碱性条件下进行，洗脱应在酸性条件下进行。例如，谷氨酸洗脱在酸性条件下进行吸附，一般用氢氧化钠作洗脱剂。为使在洗脱过程中，pH变化不致过大，有时宜选用缓冲液作洗脱剂。如果单凭pH变化洗脱不下来，可以试用有机溶剂，选用有机溶剂的原则是能和水混合，且对产物溶解度大。

三、树脂的处理、转型、再生与保存

1. 树脂的处理和转型　一般离子交换树脂在使用前都要用酸碱处理除去杂质，粒度过大时可进行粉碎。具体方法如下：①用水浸泡，使其充分膨胀并除去细小颗粒（倾泻或浮选法）；②用8～10倍量的1mol/L HCl或NaOH交替浸泡（搅拌）。每次换酸、碱前都要用水洗至中性。例如，732树脂在用作氨基酸分离前先用8～10倍量的1mol/L HCl搅拌浸泡4h然后用水反复洗至近中性。再以8～10倍量的1mol/L NaOH搅拌浸泡4h，用水反复洗至近中性后，又用8～10倍量的1mol/L HCl搅拌浸泡4h。最后用水洗至中性备用。其中最后一步用酸处理使之变为氢型树脂的操作也称为转型。对强酸性树脂来说，应用状态还可以是钠型。若把上面的酸－碱－酸处理改为碱－酸－碱处理，便可得到钠型树脂。

阴离子交换树脂的处理和转型方法与之相似。希望树脂是氯型，则按酸－碱－酸的顺序处理；希望树脂是羟型，则按碱－酸－碱的顺序处理。总之，树脂的处理和转型就是让树脂带上我们所需要的离子。

2. 树脂的再生　所谓再生就是让使用过的树脂重新获得使用性能的处理过程。再生时，首先要用大量水冲洗使用后的树脂，以除去树脂表面和空隙内部吸附的各种杂质，然后用转型的方法处理即可。

静态法是将树脂放在一定容器内，加进一定浓度的适量酸或碱浸泡或搅拌一定时间后，水洗至中性。动态法是在柱中进行再生，其操作程序同静态法，该法适合工业生产规模的大柱子的处理，其效果比静态法好。

>> **实例分析**

　　实例　在离子交换生产岗位进行操作时，操作工人在进行反冲操作时：先用冷凝水正冲确保水的液位达到树脂以上后，再开始反冲，流量控制到8～10m³/h，树脂松动后，再将水流量提升到12～13m³/h；混床要让树脂膨胀100%，使树脂分层，将交换柱内的杂质反冲掉方可停止反冲（约3h可完成），在进行树脂预处理时：先用水洗（反洗），然后用1mol/L的盐酸和氢氧化钠在交换柱中依次交替浸泡2～4h，再水洗。

　　问题　1. 为什么用冷凝水冲柱子？
　　　　　　2. 树脂预处理的目的是什么？

答案解析

3. 树脂的保存　树脂适宜在0～40℃下存放，用过的树脂必须经过再生后方能保存。阴离子交换树脂氯型较羟型稳定，故用盐酸处理后，水洗至中性，在湿润状态密封保存。阳离子交换树脂钠型较稳定，故用 NaOH 处理后，水洗至中性，在湿润状态密封保存，防止干燥、长霉。

四、基本操作方法

1. 交换 离子交换的操作方式一般分为静态和动态两种。

（1）静态交换 静态交换是将树脂与交换溶液混合置于一定的容器中搅拌进行。静态法操作简单、设备要求低，是分批进行的，交换不完全。不适宜用于多种成分的分离。树脂有一定的损耗。

（2）动态交换 动态交换是先将树脂装柱。交换溶液以平流方式通过柱床进行交换。该法不需要搅拌、交换完全、操作连续，而且可以使吸附与洗脱在柱床的不同部位同时进行。适合于多组分分离。

2. 洗脱 洗脱方式也分静态与动态两种。

一般地说，动态交换也作动态洗脱，静态交换也作静态洗脱，洗脱液分酸、碱、盐、溶剂等。酸、碱洗脱液旨在改变吸附物的电荷或改变树脂活性基团的解离状态，以消除静电结合力，迫使目的物被释放出来，盐类洗脱液是通过高浓度的带同种电荷的离子与目的物竞争树脂上的活性基团，并取而代之，使吸附物游离。实际工作中，静态洗脱可进行一次，也可进行多次反复洗脱，旨在提高目的物的回收率。动态洗脱在色谱柱上进行。洗脱液的 pH 和离子强度可以始终不变，也可以按分离的要求人为地分阶段改变其 pH 或离子强度，这就是阶段洗脱，常用于多组分分离上。洗脱液的改变也可以通过仪器（如梯度混合仪）来完成，使洗脱条件的改变连续化，即为梯度洗脱，其洗脱效果优于阶段洗脱。

📝 单元实训6

离子交换色谱法分离氨基酸

【实训目的】

1. 掌握离子交换树脂分离氨基酸的基本原理
2. 掌握离子交换柱色谱法的基本操作
3. 氨基酸和茚三酮显色反应机制及洗脱曲线的绘制

【实训用品】

（一）实训器材

色谱柱（20cm×1cm）、铁架台、恒流泵、部分收集器、分光光度计、移液枪、恒温水浴锅、试管、玻璃棒、烧杯等常用器材。

（二）材料和试剂

1. 材料 732 型阳离子交换树脂、混合氨基酸溶液（天冬氨酸、赖氨酸均配制成 2mg/ml 的柠檬酸缓冲液溶液。将上述天冬氨酸、赖氨酸溶液按 1:1.5 的比例混合）。

2. 试剂 2mol/L 氢氧化钠溶液、1mol/L 氢氧化钠溶液、0.01mol/L 氢氧化钠溶液、2mol/L 盐酸溶液、柠檬酸缓冲液（pH 5.3，钠离子浓度为 0.45mol/L）、茚三酮显色剂。

【实训内容】

（一）实训原理

离子交换法是应用离子交换剂作为吸附剂，通过静电引力将溶液中带相反电荷的物质吸附在离子交换剂上，用合适的洗脱剂将吸附物从离子交换剂上洗脱下来，以达到分离、浓缩、纯化的目的。

（二）实训过程

1. 树脂的处理　将强酸性树脂用蒸馏水浸泡过夜，使之充分溶胀。用 4 倍体积的 2mol/L 的盐酸浸泡 1h，倾去清液，洗至中性。再用 2mol/L 的氢氧化钠处理，做法同上（检验中性用试纸即可）。

2. 树脂的转型与保存　以 1mol/L 氢氧化钠溶液浸泡处理后的树脂 1h，使树脂转化为钠型，用蒸馏水洗至中性，多余树脂放入 1mol/L 氢氧化钠溶液保存，需使用时再用缓冲溶液浸泡。

3. 装柱　取（20cm×1cm）色谱柱，将柱垂直夹于铁架上。用夹子夹紧柱底出口处橡皮管，在柱顶放一漏斗并向柱内加入 2~3cm 高的缓冲溶液。用小烧杯取少量树脂及浸泡液，将其搅拌成悬浮状，通过漏斗缓慢倒入柱内。待树脂在底部沉降时，慢慢打开出口夹子，放出少许液体，持续加入树脂，直至树脂高度达到 10cm。

4. 平衡　色谱柱装好后，缓慢加入适量缓冲液至液面高于树脂面 2~3cm。取一烧杯盛有 25ml 缓冲液，装好柱子，柱上端胶皮管通过恒流泵浸入烧杯液面以下，柱下端置另一烧杯收集洗出液。后开启泵，调节流速，以 0.5ml/min（10 滴/分）流速进行平衡，待 25ml 缓冲液基本用尽时即可加样。平衡过程 40~50min。

5. 加样　关闭恒流泵，打开色谱柱上端，缓慢打开柱底出口夹子，放出色谱柱内液体至色谱柱内液体凹液面与树脂上表面约距 1mm，立即关闭出口。由上端缓慢加入氨基酸混合液 0.5ml（用吸管沿柱壁四周均匀加入）。加样后打开止水夹，使缓冲液缓慢流出至凹液面与树脂上表面约距 1mm，立即关闭止水夹。再加入 0.5ml 缓冲液（用吸管沿柱壁四周均匀加入），打开止水夹，使液体缓慢流出至凹液面与树脂上表面再次约距 1mm，重复此加入缓冲液操作 2~3 次，最后加缓冲液至液面高于柱顶 2cm 左右。

6. 洗脱　将色谱柱装好并使下端对准部分收集器上的一号小试管口，用 pH 5.3 柠檬酸钠缓冲溶液以 0.5ml/min（10 滴/分）流速开始洗脱，小试管收集洗脱液，每管收集 1ml，收集 10 管后，关闭恒流泵，同时夹住下端，改用 0.01mol/L 氢氧化钠溶液洗脱，同法继续收集 11~35 管。收集完毕后，关闭止水夹和恒流泵。

7. 氨基酸色谱的测定　向各管收集液中加入 2.5ml 柠檬酸钠缓冲溶液，混匀后加入 1ml 茚三酮显色剂，在沸水中加热 15min，取出冷却 10min。以收集液第 1 管为空白，测定 570nm 波长处各管的光吸收值。以光吸收值为纵坐标，以洗脱管号（洗脱体积）为横坐标绘制氨基酸色谱图。

8. 树脂的回收与再生　树脂回收后，用 1mol/L 氢氧化钠洗涤浸泡，再用蒸馏水洗至中性后，可再次使用。

9. 数据处理　以光吸收值为纵坐标，洗脱管号（洗脱体积）为横坐标绘制氨基酸色谱图。

【注意事项】

1. 装好的柱子要求连续、均匀，无纹格、无气泡，表面平整，否则倒回烧杯，重新装柱。整个过程液面不可低于树脂床面。

2. 实验时柱内液体不可流干，柱子气密性不好时易出现流干情况。

3. 比色时请戴手套，避免将液体黏在手上或衣服上，实验完毕后请将树脂倒入指定回收处，并清洗所有实验用具。

【思考题】

1. 若实验结果的图谱中出现拖尾现象，试分析其原因。
2. 树脂的预处理中为何要将树脂转变为钠型？

目标检测

答案解析

一、选择题

（一）单项选择题

1. 关于大孔吸附树脂的说法，不正确的是（   ）

   A. 树脂聚合时加入了致孔剂，形成的是永久性的孔隙

   B. 依据的是范德华力吸附物质

   C. 无机盐的存在不会影响树脂对物质的吸附

   D. 是一类含离子交换基团的交联聚合物

2. 离子交换法是应用离子交换剂作为吸附剂，通过（   ）将溶液中相反电荷的物质吸附在离子交换剂上。

   A. 静电作用   B. 疏水作用   C. 氢键作用   D. 范德华力

3. 下列关于阳离子交换剂的叙述正确的是（   ）

   A. 可交换的为阴、阳离子   B. 可交换的为蛋白质

   C. 可交换的为阴离子   D. 可交换的为阳离子

4. 通过改变 pH 从而使与离子交换剂结合的各个组分被洗脱下来，可使用（   ）

   A. 阳离子交换剂一般是 pH 从低到高洗脱   B. 阳离子交换剂一般是 pH 从高到低洗脱

   C. 阴离子交换剂一般是 pH 从低到高洗脱   D. 蛋白质一般是 pH 从低到高洗脱

5. 下列关于离子交换树脂的叙述正确的是（   ）

   A. 是一种不溶于水及一般酸、碱和有机溶剂的有机高分子化合物

   B. 它的化学稳定性不好

   C. 不具有离子交换能力

   D. 活性基团是多元酸

6. 下列关于离子交换树脂的性能叙述正确的是（   ）

   A. 交联度大，树脂孔径小，结构紧密，树脂机械强度小

   B. 交换容量大，活性基团多，树脂稳定

   C. 粒度小的树脂因表面大，效率高

   D. 滴定曲线不是检验测定离子交换树脂性能的重要数据

7. 对于大多数蛋白质和其他生物大分子的分离多采用（   ），以减少生物大分子的变性，有利于洗脱，并提高选择性。

   A. 阳离子交换树脂   B. 阴离子交换树脂   C. 强碱性离子树脂   D. 弱碱或弱酸性树脂

8. 下列关于离子交换树脂再生的叙述正确的是 （　　）

    A. 使用前都要用酸碱处理除去杂质 　　　　B. 让使用过的树脂重新获得使用性能的处理过程

    C. 再生在柱外进行，即用静态法 　　　　　D. 再生在柱内进行，即用动态法

（二）多项选择题

1. 离子交换的操作方式主要有 （　　）

    A. 静态 　　　　　　　　B. 动态 　　　　　　　C. 电渗析 　　　　　　　D. 盐析

2. 离子交换树脂的操作条件选择主要有 （　　）

    A. 交换时的 pH 　　　　B. 溶液中产物的浓度 　　C. 洗脱条件 　　　　　　D. 电荷

二、简答题

1. 在运用离子交换技术提取蛋白质时，为什么要使用多糖基离子交换剂？

2. 离子交换的操作方式主要有哪两种？简要分析区别。

书网融合……

知识回顾

微课

习题

（陈建雯）

项目七　凝胶色谱技术

学习引导

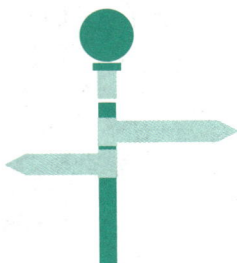

随着生物制药技术的不断创新和发展，反应生成的混合物越来越复杂，由于我们常常需要从成分复杂、含量甚微的混合物中分离成分，进而提取有价值的药用物质，因此对生物分离与纯化技术提出了越来越多的要求。但传统的萃取、结晶等单元操作有时难以达到药品的生产和纯度要求。相比之下凝胶色谱技术具有分离效率高、设备操作简单、不易造成物质变性等优点，适用于大多数药物的分离。那么在生物制药过程中凝胶色谱如何操作呢？分类和原理又是什么呢？

本项目主要从凝胶色谱的基本原理、操作步骤、种类及应用等内容展开介绍。

学习目标

1. **掌握**　凝胶色谱的基本原理、操作要点和适用范围。
2. **熟悉**　能够根据各种物质的特点，合理选择凝胶种类。
3. **了解**　凝胶色谱在生物制药技术中的应用以及凝胶色谱设备的操作规程。

任务一　认识凝胶色谱技术 微课

凝胶色谱是20世纪60年代发展的一种分离技术，又称分子筛色谱、凝胶排阻色谱、凝胶过滤等，它是以多孔性凝胶填充材料为固定相，利用凝胶的多孔隙三维网状结构，按照分子量的大小顺序分离样品中各组分的色谱分离方法。凝胶色谱具有多种优点：①介质为不带电的惰性物质，不与溶质分子相互作用，分离条件温和，蛋白质不易变性、收率高、重现性好；②分离范围广，可分离分子量从几百到数百万的物质；③设备简单、易于操作、周期短，分离后不需再生，可连续使用几百次甚至千次。这些优点使凝胶色谱成为通用的分离纯化方法，广泛应用于蛋白质（包括酶）、核酸、多糖等生物分子的分离纯化、蛋白质分子量的测定、脱盐以及样品浓缩等技术中。

一、基本原理

凝胶色谱以多孔凝胶为分离介质，凝胶是一类多孔性高分子聚合物，每个颗粒犹如一个筛子，因此凝胶色谱又称分子筛色谱。将凝胶装于色谱柱后，加入样品混合液，当样品溶液通过凝胶柱时，相对分子质量较大的物质不能进入凝胶内部，只能沿着凝胶颗粒间的孔隙流动，由于流程短，首先流出色谱柱；而相对分子质量较小的物质可自由地进出凝胶颗粒的网孔内部，可从一个凝胶颗粒扩散至另一个颗粒中，不断地进入和流出，使得流程增长，移动速率变慢，导致最后流出。而中等大小的分子在大分子物质与小分子物质之间被洗脱。这样，混合物中的各物质按其分子量大小不同而被分离。因此，当混合溶液通过凝胶柱时，较小的分子在柱中停留时间比大分子停留的时间要长，样品各组分即按分子大小顺序而分开，最先淋出的是大分子，最后淋出的是最小分子，从而达到物质分离的目的。凝胶色谱的分离原理图如 1-7-1 所示。

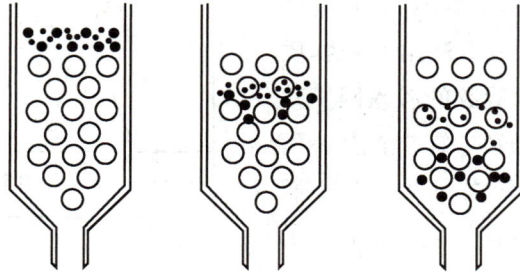

图 1-7-1　凝胶色谱分离原理示意图
○表示多孔填料颗粒；●表示大分子；·表示小分子

二、凝胶色谱相关概念

1. 基本概念

洗脱体积（V_e）是自加样液体时开始，到洗脱组分浓度最大时出现的峰为止，所收集的体积，单位为 ml；

外水体积（V_o）是存在于柱床体积内凝胶颗粒之外、颗粒之间的空隙所占有的那一部分水相体积或溶剂体积，称之为外水体积或外体积，单位为 ml。

内水体积（V_i）是指凝胶吸水溶胀后，存在于凝胶颗粒内所占有的那一部分水相体积或溶剂体积，称之为内水体积或内体积，单位为 ml。

凝胶体积（V_g）是指凝胶颗粒自身的体积，也就是柱床体积减去外水体积和内水体积后所占有的体积，称为胶体积或干胶体积，单位为 ml。

柱床体积（V_t）是指凝胶色谱介质经溶胀、装柱、沉降、体积稳定后，所占色谱柱的总体积，单位为 ml。柱床总体积为 V_t，它包括凝胶体积 V_g，内水体积 V_i 以及颗粒之间的外水体积 V_o，即 $V_t = V_i + V_o + V_g$，以上内容见图 1-7-2。

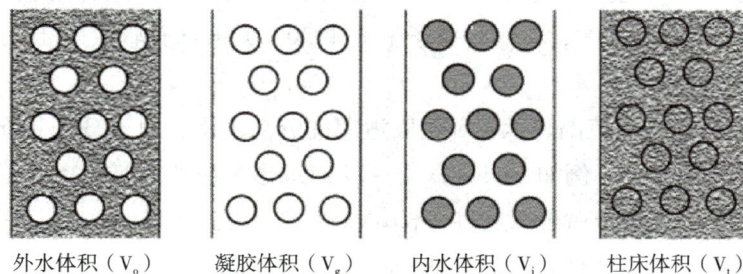

外水体积（V_o）　　凝胶体积（V_g）　　内水体积（V_i）　　柱床体积（V_t）

图 1-7-2　凝胶色谱柱各体积示意图

2. 分配系数 若将含有3种不同分子量物质的混合样品用某种规格的凝胶柱进行分离。首先将样品小心自柱床顶端加入，接着连续以水或其他溶剂进行洗脱，并收集洗脱液，测定每管物质浓度，然后以洗脱体积为横坐标，各物质浓度为纵坐标作图，即得如下洗脱曲线（图1-7-3）。

由图1-7-3可见，最先流出的是物质A，A的分子量最大，大于该种凝胶的排阻限（A物质分子的直径大于凝胶的孔径），完全不能进入颗粒内部，只能从颗粒间隙流过，称"全排阻"。其流经体积最小，等于外水体积V_o。最后流出的是物质C，它的分子量最小，小于该种凝胶的渗入限，其分子可以自由进出凝胶颗粒，这叫作"全渗入"。流经体积是外水体积与内水体积之和$V_o + V_i$。而物质B的分子量介于渗入限与排阻限之间，其分子能够部分地进入凝胶颗粒之中，不能全部不受限制的通过。这叫作"部分排阻"或"部分渗入"，它的流经体积V_e是全部外水体积加上内水体积的一部分，即

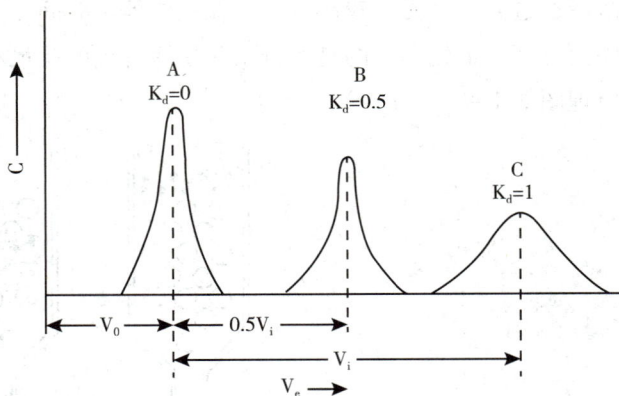

图1-7-3　分子筛色谱的区带轮廓图

$$V_e = V_o + K_d V_i$$

式中，K_d为"排阻系数"或"分配系数"。它反映了物质分子进入凝胶颗粒的程度。对于一定种类规格的凝胶，物质的K_d值为该物质的特征常数。

$$K_d = (V_e - V_o)/V_i$$

当$K_d = 1$时，洗脱体积$V_e = V_o + V_i$，为全渗入。当$K_d = 0$时，洗脱体积$V_e = V_o$，为全排阻。$0 < K_d < 1$时，洗脱体积$V_e = V_o + K_d V_i$，为部分渗入。

即学即练 7-1

答案解析

今有 a、b、c、d 四种蛋白质，其分子量由大到小的顺序是 a＞b＞c＞d，在凝胶过滤柱色谱中，最先被洗脱出来的蛋白质应该是（　　　）

A. a　　　　　　B. b　　　　　　C. c　　　　　　D. d

---

3. 排阻极限 排阻极限是指不能进入凝胶颗粒孔穴内部的最小分子的分子量。所有大于排阻极限的分子都不能进入凝胶颗粒内部，直接从凝胶颗粒外流出，所以它们被最先洗脱出来。排阻极限代表一种凝胶能有效分离的最大分子量，大于这种凝胶的排阻极限的分子用这种凝胶不能得到分离。例如Sephadex G-50的排阻极限为30000，它表示分子量大于30000的分子都将直接从凝胶颗粒之外被洗脱出来。

4. 分级分离范围 分级分离范围表示一种凝胶适用的分离范围，对于分子量在这个范围内的分子，用这种凝胶可以得到较好的分离。例如Sephadex G-75对球形蛋白的分级分离范围为3000~70000，它表示分子量在这个范围内的球形蛋白可以通过Sephadex G-75得到较好的分离。应注意，对于同一型号的凝胶，球形蛋白与线形蛋白的分级分离范围是不同的。

5. 吸水率和床体积 吸水率是指1g干凝胶吸收水的体积或重量，但它不包括颗粒间吸附的水分。所以它不能表示凝胶装柱后的体积。而床体积是指1g干凝胶吸水后的最终体积。

任务二　常用凝胶

一、凝胶的结构与性质

凝胶是一种不带电的具有三维空间的多孔网状结构的高分子聚合物，每个颗粒的细微结构及筛孔的直径均匀一致。作为凝胶色谱的固定相，凝胶本身必须具备以下条件，方可在生物药物的制备中起到良好的分离纯化效果。

（1）介质本身为惰性物质，在应用过程中不与溶质、溶剂分子发生任何作用。

（2）尽量减少介质内含的带电离子基团，以减少非特异性吸附作用，提高蛋白质的收率。但由于绝大部分的多糖类骨架中含有一些带电基团（如羧基），这些基团在低离子强度时能与带相反电荷的溶质发生作用，并将其滞留，即产生非特异吸附作用。实践中，对大多数分子而言，可采用离子强度大于 $0.02mol/L$ 的缓冲液消除这种效应。

（3）介质内孔径大小要分布均匀，即孔径分布较窄，在分级分离中这点尤为重要。

（4）凝胶颗粒大小均匀，即粒径的均一性好，均一系数越接近 1 越好。为了提高柱效，可根据试验目的及条件选用适合的粒径。一般来说，细的粒径分辨率高，但流速慢，压力降大，粗的粒径则适用于高流速低压色谱操作。

（5）介质要具有优良的物理化学稳定性及较高的机械强度，易于消毒。

二、凝胶的种类

凝胶的种类很多，常用的凝胶主要有葡聚糖凝胶、琼脂糖凝胶、聚丙烯酰胺凝胶等。此外还有羟丙基葡聚糖凝胶、交联琼脂糖凝胶、多孔玻璃珠、多孔硅胶、聚苯乙烯凝胶等。这里着重介绍应用最多的葡聚糖凝胶、琼脂糖凝胶、聚丙烯酰胺凝胶。

1. 葡聚糖凝胶　葡聚糖凝胶的商品名称为 Sephadex G，具有良好的化学稳定性，是目前生化制品制备中最常用的凝胶。葡聚糖凝胶是由葡聚糖和过环氧氯丙烷（交联剂）以醚键形式相互交联而形成、三维空间多孔网状结构的高分子化合物。外观为白色球状颗粒，在显微镜下放大 700 倍以上，可见其表面的网状皱纹。其分子内含有大量羟基，亲水性极好，因此在水溶液或电解质溶液中能吸水膨胀成胶粒。

在制备凝胶时添加不同比例的胶黏剂，得到交联度不同的凝胶。胶黏剂在原料总重量中所占的百分比叫作交联度。葡聚糖凝胶的交联度越大，网状结构越紧密，孔径越小，吸水膨胀就越小，故只能分离分子量较小的物质；反之交联度越小，孔径就越大，吸水膨胀就越大，则可分离分子量较大的物质。葡聚糖凝胶的商品型号即按交联度大小分类，并以其吸水量表示，即每克干胶所吸收水的质量 10 倍。以如 Sephadex G - 100 为例，数字 100 表示该凝胶的吸水量为 10ml/g。按其交联度大小，葡聚糖凝胶分成 8 种型号，如表 1 - 7 - 1 所示。

表 1 - 7 - 1　葡聚糖凝胶（G 类）性质

型号	分离范围（相对分子质量）	吸水量（ml/g）	最短溶胀时间/h		柱床体积（ml/mg）	应用
			20℃	100℃		
G - 10	<700	1.0 ±0.1	3	1	2 ~ 3	脱盐、短肽、小分子的分离
G - 15	<1500	1.5 ±0.2	3	1	2.5 ~3.5	脱盐、短肽、小分子的分离

续表

型号	分离范围 （相对分子质量）	吸水量 （ml/g）	最短溶胀时间/h		柱床体积 （ml/mg）	应用
			20℃	100℃		
G-25	<5000	2.5±0.2	3	1	4~6	脱盐、短肽、小分子的分离
G-50	1500~20000	5.0±0.3	3	1	9~11	低分子量蛋白、多肽的分离
G-75	3000~70000	5.0±0.3	24	1	12~15	中低分子量蛋白、多肽的分离
G-100	4000~15000	5.0±0.3	72	1	15~20	中低分子量蛋白的分离
G-150	5000~800000	5.0±0.3	72	1	20~30	高分子量蛋白的分离
G-200	5000~300000	5.0±0.3	72	1	30~40	高分子量蛋白的分离

即学即练 7-2

答案解析

Sephadex G-25 表示含义为该凝胶的吸水量为每克干胶能吸（　　）水

A. 25ml

B. 2.5ml

C. 0.25ml

D. 250ml

葡聚糖凝胶是否稳定，与其分离效果具有密切联系。一般来说，葡聚糖凝胶虽具有亲水性，但不溶于水及盐溶液，在碱性或弱酸性溶液中稳定，而在强酸性介质中特别是高温下糖苷键易水解；长时间受氧化剂作用，将会破坏凝胶骨架，产生游离的羧基基团。如干凝胶加热到120℃会转变为焦糖，因此应避免在上述条件下使用葡聚糖凝胶。此外如需在室温下长期保存，应加入适量三氯甲烷、叠氮化钠等防腐剂，防止微生物滋生。葡聚糖凝胶由于有羧基基团，容易与分离物质中的电荷基团（碱性蛋白质）发生吸附作用，可借助提高洗脱液的离子强度解决该问题。通常凝胶色谱时，常用 NaCl 溶液作洗脱液。

2. 琼脂糖凝胶　琼脂糖凝胶是从琼脂中除去带电荷的琼脂胶后，剩下不含磺酸基团、羧酸基团等带电荷基团的中性部分。因此，传统琼脂糖凝胶的非特异性吸附较低，分离范围很广（10000~40000000），适用于分离分子量差距极大的物质，其分离范围远超于葡聚糖凝胶的分离范围（5000~400000）。琼脂糖是由 β-D-吡喃半乳糖和 3，6-脱水 α-L-吡喃半乳糖连接构成的多糖链，在温度100℃时呈液态，当下降至45℃以下时，它们之间相互连接成线性双链单环的琼脂糖，再凝聚即呈琼脂糖凝胶。

琼脂糖凝胶按其浓度不同，分为 Sepharose 2B（浓度为2%）、Sepharose4B（浓度为4%）及 Sepharose 6B（浓度为6%），其分离范围随着凝胶浓度上升而下降，颗粒强度随浓度上升而提高，见表1-7-2。与葡聚糖凝胶不同，琼脂糖凝胶的网孔大小和凝胶的机械强度均取决于琼脂糖浓度。琼脂糖凝胶的机械强度和筛孔的稳定性均优于葡聚糖凝胶，因此是一种极好的凝胶色谱载体。

通常情况下，琼脂糖凝胶结构稳定，可以在水、pH 4~9 的范围内使用。但其不耐高温、高压，常在40℃以上开始融化，且在干燥状态下保存易破裂。因此，使用时应注意避免脱水、干燥、冷冻或高温，以防影响凝胶的分离效果。

表 1 – 7 – 2 Sepharose 型号及性能

型 号	分离范围 Da	粒径 μm	Ph 稳定范围	耐压 MPa	建议流速 (cm/h)	备 注
Sepharose 2B	$7 \times 10^4 \sim 4 \times 10^7$	60 ~ 200	4 ~ 9	0.004	10	传统分离介质，适用于蛋白质、大分子复合物、多糖
Sepharose 4B	$6 \times 10^4 \sim 2 \times 10^7$	45 ~ 165	4 ~ 9	0.008	11.5	
Sepharose 6B	$1 \times 10^4 \sim 4 \times 10^6$	45 ~ 165	4 ~ 9	0.02	14	
Sepharose CL – 2B	$7 \times 10^4 \sim 4 \times 10^7$	25 ~ 75	3 ~ 13	0.005	15	适合含有机溶剂的分离，适合蛋白质、多糖
Sepharose CL – 4B	$6 \times 10^4 \sim 2 \times 10^7$	25 ~ 75	3 ~ 13	0.012	26	
Sepharose CL – 6B	$1 \times 10^4 \sim 4 \times 10^6$	25 ~ 75	3 ~ 13	0.02	30	
Sepharose 6	$5 \times 10^3 \sim 5 \times 10^6$	20 ~ 40	3 ~ 12	0.4	30	适用于蛋白质、多糖、核酸、病毒
Sepharose 12	$1 \times 10^3 \sim 3 \times 10^5$	20 ~ 40	3 ~ 12	0.7	30	
Sepharose FF6	$1 \times 10^4 \sim 4 \times 10^6$	平均 90	2 ~ 12	0.1	300	BioProcess 介质适用于巨大分子分离
Sepharose FF4	$6 \times 10^4 \sim 2 \times 10^7$	平均 90	2 ~ 12	0.1	250	

3. 聚丙烯酰胺凝胶 聚丙烯酰胺凝胶的商品名称为 Bio – gel P，是一种人工合成的凝胶。聚丙烯酰胺凝胶是由单体丙烯酰胺和交联剂 N，N′–亚甲基双丙烯酰胺在增速剂和催化剂的作用下聚合而成的三维网状结构物质，改变单体丙烯酰胺的浓度，即可获得不同吸水率的产物。主要有 Bio – gel P – 2 ~ Bio – gel P – 300 等 10 种不同型号，后面的编号反映分离界限，如 Bio – gel P – 100，将编号乘以 1000 为 100000，就是它的排阻限。该凝胶多制成干性珠状颗粒剂型，使用前必须溶胀。聚丙烯酰胺凝胶色谱对蛋白质分子量的测定、核苷及核苷酸的分离纯化，均能获得理想效果。

📖 知识链接

多孔玻璃微球

工业用玻璃由于原料配方不同，常见的有钠玻璃、硼玻璃和铅玻璃等。硼玻璃在 70 ~ 800℃ 高温下加热发生硼酸盐与硅酸盐之间的相分离，冷却后溶去硼酸盐便形成了多孔硅酸盐玻璃，进一步用化学方法和物理方法加工成孔径 100 ~ 2500Å 的一定粒度的玻璃小球，即所谓的多孔玻璃微球。

多孔玻璃微球的优点是化学稳定性高、强度大，能在高压下操作，并获得好的流速，故实验的重复性很好。缺点是因有大量的硅羟基存在，对糖类、蛋白质等物质有吸附作用。常用聚乙烯二醇浸泡加以钝化后使用。

多孔玻璃微球商品 Bio – Glas 后面的编号表示其孔径（Å），如 Bio – Glas 500，其孔径即为 500Å。编号越大即分离分子量也越大。

与其他凝胶相比，聚丙烯酰胺凝胶亲水性强，基本不带电荷，无非特异性吸附效应现象，有较高的分辨率。此外，聚丙烯酰胺凝胶化学稳定性较好，在水溶液、一般有机溶液、盐溶液及 pH 2 ~ 11 之间都比较稳定。但在较强的碱性条件下或较高的温度下，聚丙烯酰胺凝胶易发生分解。此外，聚丙烯酰胺凝胶不会像葡聚糖凝胶和琼脂糖凝胶那样易受微生物侵蚀，使用和保存都很方便。表 1 – 7 – 3 列举了常用聚丙烯酰胺凝胶的相关性质。

表1-7-3　聚丙烯酰胺凝胶的性质

生物胶	吸水量 （ml/g 干凝胶）	膨胀体积 （ml/g 干凝胶）	分离范围 （相对分子质量）	溶胀时间/h	
				20℃	100℃
P-2	1.5	3.0	100~1800	4	2
P-4	2.4	4.8	800~4000	4	2
P-6	3.7	7.4	1000~6000	4	2
P-10	4.5	9.0	1500~20000	4	2
P-30	5.7	11.4	2500~40000	12	3
P-60	7.2	14.4	10000~60000	12	3
P-100	7.5	15.0	5000~100000	24	5
P-150	9.2	18.0	15000~150000	24	5
P-200	14.7	29.4	30000~200000	48	5
P-300	18.0	36.0	60000~400000	48	5

任务三　凝胶色谱操作方法

凝胶色谱的操作方法与普通色谱分析法一致，分为溶胀凝胶、装柱、上样、收集和鉴定等步骤。操作首先进行凝胶剂的选择，选用何种介质主要取决于分离的目标、样品的性质和操作条件等，其中待分离物质的分子大小是最重要的因素。所用的洗脱剂通常不对凝胶产生影响，因此洗脱剂的选择比其他色谱技术简单。凝胶使用后，应对凝胶进行冲洗、脱水干燥后保存。

一、凝胶的选择和预处理

由于凝胶的种类、型号很多，不同类型的凝胶在性质以及分离范围上都有较大的差别。因此，在进行凝胶色谱时，应首先根据样品的性质以及分离的要求选择合适型号的凝胶。凝胶大体上可分为两种类型：分组分离和分级分离。分组分离是指将样品混合物按相对分子质量大小分成两组，一组相对分子质量较大，另一组分子质量较小。而分级分离由于分子量有一定差异，但是又没有达到分组分离的要求，选用排阻限度略大于最高分子量组分的凝胶类型，并按照它们的分配系数 K_d 的不同而从凝胶中按顺序洗脱出来。

1. 选择合适范围　凝胶的选择遵循如下规律：高分子物质组分中，只要分子质量最低的物质能以凝胶的滞留体积洗脱，并容易从低分子物质中被分离出来即可。先根据样品的性质确定一个合适的分离范围，再根据分离范围来选择适合的凝胶。如：对于蛋白质、核酸等高分子化合物的分离，应选择Sephadex G-50、Bio-gel P 6、Bio-gel P 10凝胶。而从低分子物质中分离肽类物质和其他低分子聚合物（相对分子质量1000~5000）时，最好使用凝胶 SepHadexG-10、G-15、Bio-gel P-2以及P-4。如果从高分子量的溶质中除去低分子量的无机盐，则可选用型号较小的凝胶 G-10、G-15或G-20。对于分离分子质量比较接近、洗脱曲线之间易引起重叠的样品，不但要选择合适的凝胶类型，而且还要对凝胶做适当的处理。

2. 凝胶颗粒大小　凝胶的颗粒粗细直接影响着分离效果。一般来说，细颗粒分离效果好，但流速慢，实验时间长，有时会造成扩散现象严重；而粗颗粒流速快，但会使区带扩散，使洗脱峰变平而宽。因此如用细颗粒凝胶宜用大直径的色谱柱，用粗颗粒时用小直径的色谱柱。在实际操作中，凝胶色谱中凝胶的选择会严重影响样品分离效果，因此要根据工作需要，选择适当的颗粒大小并调整流速。

3. 干胶用量　葡聚糖及聚丙烯酰胺凝胶的市售商品多为干燥颗粒，使用前必须充分溶胀。选择合适的凝胶种类以后，根据色谱柱的体积和干胶的溶胀度，计算出所需干胶的用量，考虑到凝胶在处理过程中会有部分损失，用上式计算得出的干胶用量应再增加10%~20%。干胶用量及规格选择也可参考表1-7-4所示。

表1-7-4　凝胶型号、用量和色谱柱的规格

色谱柱规格			凝胶的规格和用量/g			
直径/cm	高/cm	容量/ml	G-25	G-50	G-100	G-200
0.9	15	9.5	2.5	1	0.6	0.3
0.9	30	19	5	2	1.2	0.6
0.9	60	38	10	4	2.5	1.2
1.6	20	40	10	4	2.5	1.2
1.6	40	80	20	8	5.0	2.4
1.6	70	140	35	14	9.0	4.4
1.6	100	200	50	20	12.5	6
2.6	40	210	50	20	12	7
2.6	70	370	90	35	20	12
2.6	100	530	130	50	30	17
2.6	60	1000	250	110	70	35

4. 凝胶的预处理　确定好凝胶后，接下来就是凝胶的预处理。操作方法是将欲使用的干凝胶缓慢地倾倒入5~10倍体积的去离子水中或蒸馏水中浸泡溶胀48h，充分浸泡，然后用倾倒法除去表面悬浮的小颗粒，如此反复数次，直至上层澄清为止。市售凝胶必须经过充分溶胀后才能使用，如溶胀不充分则装柱后要继续溶胀，造成填充层不均匀，影响分离效果。

二、凝胶柱的制备

1. 柱的选择　色谱柱是凝胶色谱技术中的主体部分，因此色谱柱选择的合理与否，将直接影响分离效果。色谱的分离度取决于柱高，与柱高的平方根相关，一般来说，理想的凝胶色谱柱的直径与柱长之比为1:25~1:100。此外，色谱柱滤板下的死体积应尽可能的小，如果滤板下的死体积过大，被分离组分之间重新混合的可能性就大，其结果是影响洗脱峰形，出现拖尾出象，降低分辨率。在精确分离时，死体积不能超过柱床体积的1/1000。

2. 装柱　一般要求柱子装得要均匀，不能分层，柱中不能出现气泡等现象，否则须重新装柱。装柱是凝胶色谱成功分离纯化物质的关键步骤之一，所以装柱的质量好坏至关重要。装柱前应根据生产规模和类型选择合适的色谱柱。洗涤干净后，检查色谱柱是否渗漏，并保证色谱柱垂直安装。将介质悬液轻微搅拌均匀，利用玻璃棒引流，尽可能一次性将介质倾入色谱柱，注意液体应沿柱内壁流下，防止有

气泡产生。如果当介质沉降后发现柱床高度不够，需要再次向柱内补加介质时，应将已沉降表面轻轻搅起，防止两次倾倒产生界面。介质倾注完毕应关闭柱下端出口，静置至介质完全沉降。

柱子装好后要用所需的平衡液平衡柱子，目的是确保色谱柱中介质填料网孔和间隙中的液体与洗脱剂在组成、pH 和离子强度等方面达到完全一致。平衡液体积一般为柱床体积的 3~5 倍。

3. 加样　样品溶液如有沉淀应过滤或离心除去，然后加水（或其他溶剂）配成浓度适当的样品。如果溶液太浓或溶液黏度太大，则不易分离。上柱样品液的体积根据凝胶床体积的分离要求确定。分级分离样品体积要小，一般为凝胶床的 1%~4%，这样可使样品层尽可能窄，洗脱出的峰形较好；进行分组分离时样品溶液为凝胶床的 10%，而进行蛋白质溶液除盐时，样品则可达凝胶床的 20%~30%。

4. 洗脱与收集

（1）为了防止柱床体积的变化，造成流速降低及重复性下降，装柱前应充分考虑凝胶颗粒的选择。一般来说，柱流速大小受凝胶粒度及交联度影响。粒度细可稍快，交联度大可稍快。此外，整个洗脱过程中还应始终保持一定的操作压力，方可保证稳定的流速。

（2）为了防止因凝胶颗粒的胀缩，导致柱床体积变化或流速改变，洗脱液成分应保持不变。一般以单一缓冲液（如磷酸缓冲液）或盐溶液作为洗脱液，以防止非特异性吸附，甚至避免某些蛋白质在纯水中难以溶解。个别情况下，对一些吸附较强的物质也可采用水和有机溶剂的混合物进行洗脱。加样后，经洗脱、收集的每管洗脱液，可选用适当的方法进行定性或定量测定。

5. 凝胶的再生和保存　凝胶色谱的载体不会与被分离物发生任何作用，因此，通常使用过的凝胶不需经任何特殊处理，只需在色谱柱用完后，用缓冲液稍加平衡即可进行下一次柱色谱。但是，当凝胶柱经多次使用后，由于床体积变小，流动速率降低或杂质污染等原因，分离效果受到影响。此时需对凝胶柱进行再生处理，常用 0.5mol/L NaOH 或 0.5mol/L NaCl 溶液浸泡凝胶颗粒，再用水洗净即可。如需进行干燥，可将再生后的凝胶用大量水洗涤，然后再逐步提高乙醇浓度使之脱水皱缩（不要皱缩太快，以免引起结块），最后用乙醚洗涤干燥即可。

对使用过的凝胶，若短时间保存，只要反复洗涤除去蛋白质等杂质，加入适量防腐剂即可。若长期保存，则需将凝胶从柱中取出，进行洗涤、脱水和干燥等处理后，装瓶保存。经常使用的凝胶一般都以湿态保存，如要防止微生物的生长，可在其内加入 0.02% 的叠氮化钠（NaN_3），可保存 1 年不致发霉。

>> **实例分析**

　　实例　现将血红蛋白与鱼精蛋白混合物进行凝胶色谱分离，在制备过程中要将柱体垂直于水平面并且实验过程中需密切注意保持色谱柱中的凝胶始终处于蒸馏水中。实验过程发现，凝胶柱的流动速率越来越慢，导致两种蛋白的分离效果受到极大影响。

　　问题　1. 请分析以上流动速率减慢的原因。

　　　　　　2. 提出相应解决办法。

答案解析

三、常见问题及解决方案

在凝胶色谱实际操作过程中，往往会遇到各类问题，我们需要找出问题原因，并采用合理办法解决。表 1-7-5 归纳出凝胶色谱常见的问题及解决方案。

表 1-7-5　凝胶色谱常见问题的解决方案

现象	原因	解决方案
目的产物的峰与其他主要杂质的峰分离不开	上样体积太大	减少上样量
	样品黏度太大	用缓冲溶液稀释样品，要注意上样量的上限，保证样品浓度 <70mg/ml
	样品不均一，未正确过滤	重新平衡柱，将样品过滤后再进行试验
	缓冲液组成出现问题	检查选择曲线；检查吸附效率；考虑是否有变性剂和去污剂的影响
	过大的死腔体积	减少连接管道和接头等外连部分长度
	样品和环境温差过大	使用有恒温夹套的柱或在尽量保证样品的活性条件下和柱的环境接近
蛋白质没有按规律洗脱	前后样品量差异较大	保持上样量稳定
	样品和介质之间有疏水作用	保证缓冲溶液离子强度在 0.05～0.15moll/L NaCl；减少盐浓度；增加 pH
	样品的预处理不好	清洗柱，正确过滤样品，重新色谱
	样品在保存期间变性	换新样品
	蛋白或多肽在柱中沉淀	清洗柱，重新装货换柱
洗脱时间或峰型不正常	蛋白保存期变性	更换样品
	蛋白质和介质间有离子交换	保证缓冲溶液离子强度 0.05～0.15moll/L NaCl
	样品和介质间有疏水作用	减少盐浓度；增加 pH；增加去污剂或有机溶剂
蛋白洗脱时间提前	在柱中有缝隙	重新装柱
峰型过圆	样品过载	减少样品
峰尾拖得太大	柱没装好	检查柱效，用高流速重新装柱
蛋白收率正常但活性损失	蛋白在体系中不稳定	测定在该 pH 和盐浓度下蛋白的稳定性
峰太小	样品在该波段吸收弱	调整灵敏度，调整波段
流速变得很慢	有蛋白沉淀或杂质残留管道或接头堵塞；介质没有充分溶胀	清洗柱子；检查或更换；重新溶胀再装柱
柱中有气泡或裂纹	装柱和储存的温度差异太大；管道或接头破裂	重新装柱或小心用加热法赶走气泡；更换管道

任务四　凝胶色谱技术的应用

凝胶色谱适用于各种生化物质，如多肽类、激素、蛋白质、多糖、核酸的分离与纯化、脱盐、浓缩以及分子量测定等。

一、脱盐

高分子物质（如蛋白质、核酸、多糖等）溶液中含有的相对分子质量低的杂质，可以用凝胶色谱法除去，这种操作称为脱盐。凝胶色谱脱盐操作简便、快速，蛋白质和酶类等在脱盐过程中不易变性。脱盐操作适用的凝胶为 Sephadex G-10、Sephadex G-15、SephadexG-25 或 Bio-gel P-2、Bio-gel P-4、Bio-gel P-6，为了防止蛋白质脱盐后溶解度降低形成沉淀吸附于色谱柱上，一般用醋酸铵等挥发性盐类缓冲液使色谱柱平衡，然后加入样品，再用同样的缓冲液洗脱，收集洗脱液后用冷冻干燥法除去挥发性的盐类。

二、去除热原

热原是指某些能够致热的微生物菌体及其代谢产物，主要是细菌的一种内毒素，是一类分子质量很大的物质，所以可以利用凝胶色谱的排阻效应将这些大分子热原物质与其他相对分子质量较小的物质分开。例如用 Sephadex G－25 凝胶色谱可除去氨基酸中的热原性物质；用 DEAE－Sephadex G－25 可制备无热原去离子水。由于除去热原是注射液药物生产过程的重要环节，因此对于去除水、氨基酸以及注射液中的热原物质，凝胶色谱是一种简单而有效的方法。

三、生物药物的分离纯化

凝胶色谱法是依据相对分子质量的不同来进行分离的，由于它的这一分离特性，以及它具有简单、方便、不改变样品生物学活性等优点，使得凝胶色谱成为分离纯化生物大分子的一种重要手段，尤其是对于一些大小不同，但理化性质相似的分子，用其他方法较难分开，而凝胶色谱法无疑是一种合适的方法。例如分离相对分子质量差别大的混合组分，相对分子质量为 68000 的血清白蛋白和相对分子量为 58.5 的 NaCl，可选用 Sephadex G－15 凝胶色谱。再如纯化青霉素等生物药物可用凝胶色谱分离青霉素中存在的一些高分子杂质，如青霉素聚合物或青霉素降解产物青霉烯酸与蛋白质相合而形成的青霉噻唑蛋白。目前，该法已广泛应用于酶、蛋白质、氨基酸、核酸、核苷酸、多糖、激素、抗生素、生物碱等物质的分离纯化，和其他技术配合效果更为显著。

四、测定物质的相对分子质量

在凝胶的分离范围内，不同分子量的物质其洗脱体积 Ve 及分配系数 Kd 值随分子量增加而下降。对于一个特定凝胶柱，待测定物质的洗脱体积与分子量的关系符合公式：$Ve = -K \cdot \log M + C$，Ve 表示洗脱体积，M 表示分子量。先以 3 个以上（最好更多些）的已知分子量的标准蛋白过柱，测取各自的 Ve 值。以 Ve 作纵坐标，logM 作横坐标制作标准曲线，在同一测定系统中测取未知物质的 Ve 值便可由标准曲线求得分子量。

五、高分子溶液的浓缩

通常将 Sephadex G－25 或 Sephadex G－50 干胶投入到稀的高分子溶液中，这时水分和相对分子质量低的物质就会进入凝胶粒子内部的孔隙中，而高分子物质则排阻在凝胶颗粒之外，再经过离心或过滤，将溶胀的凝胶分离出去就得到浓缩的高分子溶液。

✍ 单元实训7

凝胶色谱法分离蛋白质

【实训目的】

1. 掌握凝胶色谱的基本原理。
2. 熟悉凝胶色谱的操作过程。

【实训用品】

（一）实训器材

玻璃色谱柱 1cm × 25cm、蠕动泵、自动部分收集器、量筒、烧杯、试管、吸管、玻璃棒、水浴锅、移液器等。

（二）材料和试剂

1. 材料　交联葡聚糖凝胶 G－50、蓝葡聚糖 2000（配成 2mg/ml 溶液）、细胞色素 C（配成 2mg/ml 溶液）、DNFP－甘氨酸（二硝基氟苯－甘氨酸）。

（1）称取甘氨酸 0.15g 溶于 10% NaHCO$_3$ 1.5ml 中，调节其 pH 在 8.5 ~ 9.0。

（2）另取二硝基氟苯（DNFP）0.15g，溶于微热的 95% 乙醇 3ml 中，待其充分溶解后，立即倒入甘氨酸液管中。将此管置于沸水浴煮沸 5min（防止乙醇沸溢），待冷却后加 2 倍体积的 95% 乙醇，可见黄色 DNFP－甘氨酸沉淀，离心 2000r/min，2min 后弃去上清液，沉淀用 95% 乙醇洗 2 次，所得沉淀用蒸馏水 1ml 溶解，即为 DNFP－甘氨酸液，备用。

2. 试剂　10% NaHCO$_3$、0.9% NaCl、NaOH、95% 乙醇等。

【实训内容】

（一）实训原理

本实验将蓝葡聚糖 2000（分子质量 2000kDa）、细胞色素 C（分子质量 17kDa）和 DNFP－甘氨酸（分子质量 0.5kDa）的混合物通过交联葡聚糖凝 G－50（Sephadex G－50）的色谱柱以蒸馏水为洗脱溶剂进行洗脱。蓝葡聚糖 2000 分子质量最大，全部被排阻在凝胶颗粒的间隙中，而未进入凝胶颗粒内部，因而洗脱速度最快，最先流出柱。DNFP－甘氨酸分子质量最小不被排阻而可完全进入凝胶颗粒内部，洗脱速度最慢，最后流出柱。细胞色素 C 分子质量在上述二者之间，其洗脱速度居中。可以直接从蓝、红、黄三种不同颜色直接观察到三种物质分离的情况。

（二）实训过程

1. 凝胶预处理　将 Sephadex G－50 置烧杯中，加入蒸馏水于室温溶胀 2 ~ 3d，反复倾泻去掉细颗粒，于沸水浴中煮沸 1h（此为加热法溶胀，如在室温溶胀，需放置 3h），倾去上浮细颗粒，待冷却至室温后进行装柱。在凝胶溶胀时避免剧烈搅拌，以防凝胶交联结构的破坏。

2. 样品制备　取配置好的蓝葡聚糖 2000、细胞色素 C 和 DNFP－甘氨酸各 0.3ml，混合备用。

3. 装柱　取色谱柱，将色谱柱固定在支架上，调整色谱柱与水平面垂直。烧结板下端的死区用蒸馏水充满，然后关闭色谱柱的出口。将凝胶悬液沿玻璃棒小心地缓慢地灌入柱中，待底部凝胶沉积 1 ~ 2cm 时，再打开出口，继续加入凝胶悬液至凝胶沉积约 15cm 高度即可（注意：凝胶悬液尽量一次加完，以免出现分层的凝胶带）。操作过程中注意不能让凝胶床表面露出液体，以防色谱床内出现"纹路"。

4. 平衡　蛋白质操作流程装柱完成后，接上恒流泵，0.9% 的 NaCl 为流动相，以 0.75ml/min 或 0.5ml/min 的速度开始洗脱，用 1 ~ 2 倍柱床体积的洗脱液平衡，平衡 1h，使柱床稳定。

5. 上样　用滴管吸去凝胶床面上的溶液，使洗脱液恰好流到床表面，关闭出口，小心把样品（约 0.5ml）沿壁加于柱内成一薄层。切勿搅动床表面，打开出口使样品溶液渗入凝胶内并开始收集流出液，计量体积。

6. 洗脱并收集　样品流完后，分 3 次加入少量洗脱液洗下柱壁上样品，最后接通蠕动泵，调节流速为 0.3ml/min，用部分收集器收集，每管 1ml。仔细观察样品在色谱柱内的分离现象。用肉眼观察并以"－""＋"符合记录 3 种物质洗脱液的颜色及深浅程度。

7. 绘制洗脱曲线　以洗脱体积为横坐标，洗脱液的颜色度（－、＋、＋＋、＋＋＋）为纵坐标（相应指示出洗脱液内物资浓度的变化），在坐标纸上作图，即得洗脱曲线。

8. 结果与讨论　分析洗脱曲线，讨论组分分离情况和试验注意点。

9. 凝胶柱的处理　一般凝胶柱用过后，反复用 2~3 倍床体积蒸馏水通过凝胶柱。如凝胶有颜色或比较脏，需先用 0.5mol/L NaOH 或 0.5mol/L NaCl 洗涤，再用蒸馏水洗涤。

【注意事项】

1. 色谱柱使用时要保持干燥，否则容易出现凝胶的断层与裂纹。

2. 装好的柱子要均匀、紧密、无气泡，若柱子装的不紧密、松散，有气泡或裂纹，会影响分离效果，导致分离失败。

【思考题】

1. 洗脱过程中，为何保持洗脱剂的液面始终高于硅胶液面？如果洗脱剂的液面低于硅胶面会出现怎样的后果呢？

2. 如何选择合适的洗脱剂呢？

目标检测

答案解析

一、选择题

（一）单项选择题

1. 下列哪一种凝胶的孔径最小（　　）

　　A. Sephadex G－25　　　　B. Sephadex G－50　　　　C. Sephadex G－100　　　　D. Sephadex G－200

2. 凝胶色谱法中所用到凝胶的化学本质大多是（　　）

　　A. 脂质　　　　　　　　B. 糖类化学物　　　　　　C. 蛋白质　　　　　　　D. 核酸

3. 葡聚糖凝胶色谱法属于排阻色谱，在化合物分离过程中，先被洗脱下来的为（　　）物质

　　A. 分子量最大的　　　B. 体积最大的　　　　C. 分子量最小的　　　　D. 体积最小的

4. 下列哪一种凝胶的吸水量最大（　　）

　　A. Sephadex G－25　　　　B. Sephadex G－50　　　　C. Sephadex G－100　　　　D. Sephadex G－200

5. 葡聚糖凝胶 Sephadex G－25，其 25 的含义是（　　）

　　A. 吸水量　　　　　　B. 吸水量的 10 倍　　　C. 交联度　　　　　　D. 孔隙度

6. 如果要将复杂原料中分子量大于 5000 的物质与 5000 分子量以下的物质分开选用（　　）

　　A. Sephadex G－200　　B. Sephadex G－150　　C. Sephadex G－100　　D. Sephadex G－50

7. 葡聚糖凝胶可使用哪种溶剂溶胀（　　）

　　A. 甲醇　　　　　　　　B. 乙醇　　　　　　　　C. 乙酸乙酯　　　　　　D. 缓冲液

8. 凝胶色谱的基本原理是（　　）

　　A. 吸附力差异　　　　B. 分子筛作用　　　　C. 离子交换　　　　　　D. 配体亲和差异

9. 凝胶色谱法分离血红蛋白、Ag、$CuSO_4$ 混合液，先流出色谱柱的是（　　）

A. 血红蛋白 　　　　　B. Ag 　　　　　C. $CuSO_4$ 　　　　　D. 同时流出

（二）多项选择题

1. 以下不属于凝胶过滤法作用的是（　　　）

A. 离子分离 　　　　　　　　　　　　B. 蛋白质分子量测定

C. 电荷测定 　　　　　　　　　　　　D. 蛋白质大小测定

2. 为了进一步检查凝胶柱的质量，通常用一种大分子的有色物质溶液过柱，常见的检查物质为蓝色葡聚糖，下面属于它的作用的是（　　　）

A. 观察柱床有无沟流 　　　　　　　　B. 观察色带是否平整

C. 测量流速 　　　　　　　　　　　　D. 测量色谱柱的外水体积

3. 以下哪种常用作凝胶过滤介质（　　　）

A. 葡聚糖凝胶 　　　　　　　　　　　B. 聚丙烯酰胺凝胶

C. 琼脂糖凝胶 　　　　　　　　　　　D. 纤维素

二、简答题

1. 凝胶色谱的应用主要有哪些？并说明其原理。

2. 常见凝胶种类有哪些？请举例阐述它们的区别。

书网融合……

知识回顾　　　　微课　　　　习题

（孙佳琳）

项目八　亲和色谱技术

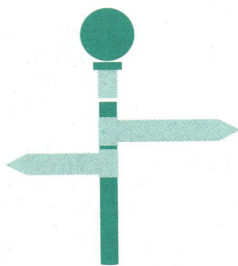

学习引导

在生物制药过程中经常遇到需要分析或分离含量甚微且极其复杂的产物成分。常规的分离纯化方法，如萃取、结晶等很难满足行业生产和商业要求。亲和色谱作为是一种高效而实用的生物分离技术，也是专门用于纯化生物大分子的分离技术，近来得到了很好应用。

本项目主要介绍亲和色谱的原理、影响亲和力的因素、载体的选择、配基的选择、载体和配基的偶联、亲和色谱的操作方法以及亲和色谱的应用等。

学习目标

1. **掌握** 亲和色谱的分离原理，以及影响亲和力的因素。
2. **熟悉** 载体的选择、配基的选择、载体和配基的偶联、亲和色谱的操作方法。
3. **了解** 亲和色谱的应用。

任务一　认识亲和色谱 微课

亲和色谱属于吸附色谱，它是利用特殊的固定相，把能够与固定相上配基特异性结合的生物大分子分离出来。它是专门用于纯化生物大分子的分离技术。它的关键是固定相上的配基。它最大的优点是从粗提液中经过一次简单的处理，即可得到所需的高纯度活性物质。

利用亲和色谱技术纯化蛋白质的报道最早见于 20 世纪初期。但是受限于亲和吸附剂制备技术障碍，亲和色谱技术的实用化进程缓慢，直到 20 世纪 60 年代，这项技术才开始从研究走向实用。随着科技的发展，制备亲和吸附剂等技术不断进步，亲和色谱已经逐步成为分离纯化生物大分子高效、快捷的方法之一。

一、基本原理

亲和色谱分离活性物质的基本原理是通过将具有亲和力的两个分子中一个固定在不溶性基质上，利用分子间亲和力的特异性和可逆性，对另一个分子进行结合再分离，从而达到纯化目的。通常，被固定在基质上的分子称为配基。利用配基和基质的共价结合，构成亲和色谱的固定相，称为亲和吸附剂。亲和色谱时，首先选择与待分离的生物大分子有亲和力的物质作为配基。待分离的生物大分子应具有特定构象的结构域，可与配基的相应区域结合，且有高度的特异性和亲和性。如酶与底物、抗原与抗体、激素与受体、多糖与蛋白复合体等。

亲和色谱的结合方式为立体构象结合，具有空间位阻效应。结合的作用力包括静电作用、疏水作用、范德华力以及氢键等。当含有目标生物大分子的样品加到固定相上时，目标生物大分子即被特异性地结合而吸附在配基表面，而其他物质成分则被洗出。被结合在配基上的目标生物大分子，可用自由配基分子或通过改变缓冲液的条件使之解吸附，洗脱收集。由此可见，亲和色谱的核心元件是配基，其被固定到固相介质上，通过特异性识别来纯化目标生物大分子。亲和色谱的基本原理如图 1-8-1。

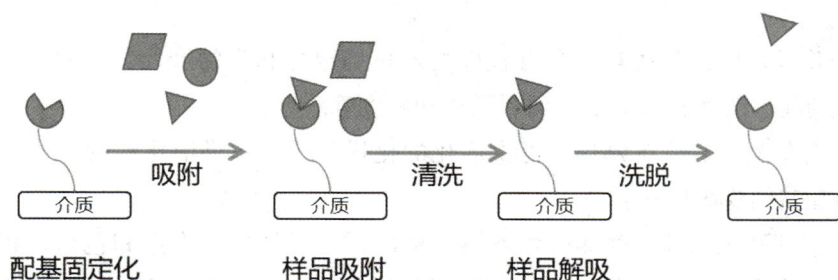

图 1-8-1　亲和色谱基本原理示意图

二、影响吸附剂亲和力的因素

1. 配基浓度　亲和结合力是亲和色谱的基础。亲和吸附剂上配基与目的生物大分子的结合情况，与配基的浓度有关。特别是当配基与目的生物大分子亲和结合力较低时，为取得较好的分离纯化效果，必须提高载体上配基的有效浓度，有利于更多目标生物大分子的吸附。

2. 空间位阻　在没有与载体连接形成亲和吸附剂前，有的配基与目的生物大分子的特异性吸附很强。但是，当配基被制成亲和吸附剂后，由于空间位阻效应，与目的生物大分子的亲和结合力会减小，甚至可能完全丧失。这种现象对亲和结合力低的或相对分子量大的目的生物大分子，以及小分子配基更明显。那么，在制备该类吸附剂时，需要在载体与配基之间插入一段适当长度的多烃链"手臂"，可增加配基的活动能力并减小载体的空间位阻效应。

3. 配基与载体的结合位点　当多肽或蛋白质等大分子作配基时，由于它们具有多个可供偶联的功能基团，必须控制偶联反应的条件，使它以最少的键与载体连接，这样有利于保持配基原有的高级结构，从而使亲和吸附剂具有更理想的亲和结合力。

4. 载体孔径　载体的孔隙是目的生物大分子向配基接近的运动通道。载体的孔径大小对吸附剂的亲和结合力有较大影响。例如，以相对分子量较小的葡萄球菌核酸酶作为配基，分别利用 Sepharose 4B 制得的吸附剂和 Bio-Gel P-300 制得的吸附剂，前者的亲和结合力就要高得多。以相对分子质量大的 β-半乳糖苷酶作为配基，用琼脂糖作载体的吸附剂是有效的，而生物胶作载体却无效。这是因为配基多位于凝胶内部，而生物胶的孔径不够大，阻碍了目标生物大分子的正常进入。

任务二　制备亲和吸附剂

亲和色谱吸附剂是将亲和配基通过共价化学键连接到色谱介质上而得到的。常用色谱介质并不能直接与亲和配基结合，一般需要先进行活化或功能化，即要引入反应基团。活化后的色谱介质通过反应基团和亲和配基发生反应而结合，从而制备出亲和色谱吸附剂。

制备亲和吸附剂包括 5 个步骤，分别是选择载体、选择配基、选择间臂分子、载体的活化与偶联、测定载体与配基偶联密度。

一、选择载体

1. 载体的特性　载体是亲和配基附着的基础，起着支撑作用。亲和色谱理想的载体应具有如下 4 个特性。

（1）具备稳定化学性质　载体需要具有较好的理化稳定性和生物惰性，能耐受亲和、清洗、洗脱等各种条件下的处理而不改变其膨胀度、网状结构和硬度等。

（2）具备可结合基团　载体需要具有可供活化的化学基团，以供活化后的载体与配基形成化学共价键，实现载体与配基的稳固连接。

（3）具备水不溶性和亲水性　载体的水不溶性可以保证载体本身在亲和色谱过程中，不会溶入流动相，进而保证色谱的顺利进行。载体的亲水性是保证被吸附目标生物分子稳定性的重要因素之一，它有助于配基与目标生物大分子达到亲和平衡，并减少因疏水造成的非特异性吸附。

（4）具备网状结构　载体需要具有空隙较大的网状结构，保证目标生物大分子能够正常进入孔内。较高的孔隙率能够使得目标生物大分子在孔内的自由流动，为提高配基与目标生物大分子的结合提供了先决条件。

2. 常用载体　常用的亲和色谱载体主要有多孔玻璃珠载体、聚丙烯酰胺凝胶载体、纤维素载体、葡聚糖凝胶载体、琼脂糖凝胶载体和交联琼脂糖凝胶载体等，它们的优缺点具体如下。

（1）多孔玻璃珠　多孔玻璃珠作为载体的优点是对酸、碱、有机溶剂及生物侵蚀非常稳定，并且本身又特别坚硬，易于化学键合安装分子臂，是一种极为理想的载体。它的缺点是价格昂贵，存在硅羟基的非特异性吸附作用。

（2）聚丙烯酰胺凝胶　以丙烯酰胺和 N，N – 甲叉双丙烯酰胺形成的共聚物聚丙烯酰胺是良好的胶体。它具有优良的三维网状空间结构和碳氢骨架。它含有大量的酰胺基支链，既保证凝胶具有亲水性，也提供可供活化的化学基团。它的缺点是在配基偶联后三维网状孔径缩小，不利于目标生物大分子进入孔内，进而影响分离纯化效果。

（3）纤维素　多糖类载体目前应用最广，纤维素是其中最经济的一种，可作为固相载体的物质。然而，纤维素作为亲和色谱载体仍然有许多缺点。当纤维素活化后，一般会产生带电荷的离子，进而排斥带有同种电荷的目标生物大分子与配基结合。同时，活化后的纤维素物理结构变得更为紧密，进而产生空间位阻效应，不利于目标生物大分子进入。

（4）葡聚糖凝胶　它是用环氧氯丙烷作为交联剂，把多聚葡聚糖交联而成的珠状凝胶。它的化学性能及物理稳定性较好，但不具备优良的空间孔状结构。当配基偶联后，凝胶膨胀度将进一步缩减，空间孔状结构进一步变小，其应用范围有一定局限性。葡聚糖凝胶只适合与小配基制成亲水吸附剂。

（5）琼脂糖凝胶　它是由 D – 半乳糖和 3，6 – 脱水半乳糖相间结合的链状多糖。它具有很强的亲水性，具有优良的三维网状空间结构，可以保证相对分子量达百万以上的大分子通过。它的物理和化学性能都较稳定。通过溴化氰及环氧乙烷类试剂活化，引入活性基团，可在极温和的条件下连接较多配基，且吸附量较大。

评价载体好坏的标准主要包括容量及稳定性。在应用制备时，载体的稳定性是最主要的指标，同时还要考虑成本因素。对于不同的载体而言，这些要求不可能同时满足。选取载体时，应该根据具体的分离要求选择合适的载体。

📖 **知识链接**

微球

生物医药工业不能承受之轻！没有微球就造不出生物药品！微球作为亲和色谱技术中涉及的重要填料。国内生物医药企业在进行生物大分子类药物分离纯化时，只有依靠进口微球，才能获得较好的分离纯化效果。近10多年来，我国民族工业的科学家们、技术能手们，克服垄断贸易障碍，自主创新研发生产新一代微球，具有均匀性好、孔道大小合适等优点，已逐步应用于生物药物的分离纯化工艺、食品安全检测、疾病诊断、环境监测等领域。在生产疫苗的过程中，开始使用国产的新型微球，避免了"卡脖子技术"带来的不利影响，为我国人民顺利接种疫苗奠定了坚实的上游产业基础。

二、选择配基

在亲和色谱分离技术中，亲和配基起着举足轻重的作用。亲和配基的专一性和特异性，决定着分离纯化时所得产品的纯度。亲和配基与目标生物大分子之间作用的强弱决定着吸附和解吸的难易程度，影响它们的使用范围。亲和色谱的关键之一就是配基的选择。只有找到了合适的配基，才可进行有效的亲和色谱。

在亲和色谱技术中应用的配基必须具备以下条件。一是可逆性。亲和配基和被分离生物大分子之间的专一性识别或特异性作用，必须是可逆的。配基与被分离的生物大分子之间要有足够高的结合常数，能形成稳定的复合物但同时结合又不能太强，当外界条件适当地改变，且不使待分离的目的大分子变性时，就可将复合分子解离，使目标分子和配基分离，同时亲和配基得以再生。二是可塑性。配基能够进行一定的化学改性，易于固定在色谱载体或其他分离载体上。且固定到分离载体上之后，配基的专一性识别或特异性作用不发生明显的变化。那么，根据配基亲和作用专一性程度和配基分子量的大小，可以将它们作如下分类。

1. 专一性的小分子配基 主要是激素、维生素和某些酶抑制、金属离子等小分子，这些亲和配基只和某个或几个特定的蛋白质作用，无论这些蛋白质是否来源于特定细胞或生物体。单专一性的亲和配基专一性高，结合力较强，但比较难于洗脱。

2. 基团专一性的小分子配基 主要包括酶的辅助因子，如其他类似物、惰性染料等。如果需要被分离目的生物大分子是酶，它可与其辅助因子结合。那么，将该辅助因子或类似物作为亲和配基，便可将目的生物大分子结合到亲和配基上，实现分离纯化。表1-8-1列出了基团专一性小分子亲和配基和它们对应能分离纯化的生物大分子。

表1-8-1 小分子亲和配基和对应分离的产品

小分子亲和配基	对应分离的产品
5'-ATP	NAD^+类脱氢酶
2',5'-ATP	$NADP^+$类依赖脱氢酶
NAD^+	NAD^+类依赖脱氢酶
Cibacron Blue（NAD^+辅助因子类似物）	激酶或脱氢酶
Procion Red HE-3B	脱氢酶或干扰素

3. 专一性的大分子配基　利用生物大分子之间具有三维识别结构的特点，将其中的一种作为配基，可以用来分离另外所对应的生物大分子，如凝集素对多糖和糖蛋白有专一性，蛋白 A 和蛋白 G 对 IgG 和 IgM 等免疫蛋白有专一性。表 1-8-2 给出了几种常见的大分子亲和配基和对应的分离产品。

表 1-8-2　大分子亲和配基和对应分离的产品

大分子亲和配基	对应分离的产品
Heparin	抗凝血酶等
Lectin	糖蛋白等
Protein A 或 Protein G	IgG 或 IgM

4. 基团专一性的大分子配基　利用大分子之间或基因亲和识别性实现分离。一般而言，基团亲和色谱可以用来分离纯化多聚核苷酸结合的蛋白质，如限制性内切酶、聚合酶，以及转录因子等。

5. 免疫亲和配基　它是利用抗体和抗原之间的专一性进行的亲和分离技术，又称免疫吸附。在免疫吸附中使用的亲和配基称为免疫亲和配基。该配基既可以是抗原也可以是抗体。现代杂交瘤技术已经可以大规模生产单克隆抗体，这为免疫亲和配基的生产和免疫亲和吸附的应用创造了条件。相对于其他的亲和配基而言，免疫亲和配基专一性高，纯化效率高，只需要一步操作就可以得到很高纯度的产品。但是，它的价格相对较高，配基与目标产品可能会产生不可逆性吸附，在保证目标产品不变性的前提下，难以解吸。一般而言，免疫亲和配基多为蛋白质，因此配基本身也容易被蛋白酶降解。

配基的选择一直以来是难题，目前主要靠试验确定。为减少工作量，人们已开始采用组合化学和生物技术等进行配基的选择。例如组合化学肽库选择亲和配基，此方法简单、方便而且有效，不仅可用于生物产品的分离纯化，还可用于研究肽-肽和肽-蛋白质的相互作用。利用 SELEX 技术筛选亲和配基，此类配基亲和结合力和特异性往往高于其他任何类型的配基。但是，它的稳定性较差，作为大规模生产是不适宜的。

三、选择间臂分子

由于生物大分子的空间结构及色谱介质本身孔结构的因素，往往在配基和载体之间引入一个间臂分子，可显著地提高配基的空间利用度，提高吸附容量。引入间臂分子时，要考虑以下两个因素。

1. 空间位阻　亲和色谱中，由于配基结合在基质上，它在与待分离的生物大分子结合时，很大程度上要受到基质和待分离的生物大分子间的空间位阻效应的影响。尤其是当配基较小或待分离的生物大分子较大时，直接结合在基质上的小分子配基非常靠近基质。而待分离的生物大分子由于受到基质的空间障碍，影响了待分离的生物大分子与配基的结合，造成吸附量降低，进而影响分离纯化效果。

通常，可以在配基和基质之间引入适当长度的间臂分子，即加入一段有机分子，使基质上的配基离开基质的骨架向外扩展伸长，这样就可以减少空间位阻效应，大大增加配基对待分离的生物大分子的吸附效率。加入间臂分子的长度要恰当，太短则效果不明显；太长则容易造成弯曲，反而降低吸附效率。

2. 疏水作用　亲和色谱中，配基与待分离的生物大分子之间的结合除了功能基团间的氢键作用外，还有疏水作用也可促进两者结合。引入间臂分子，一般会增强配基的疏水性。这样一来，可能会因为疏水作用的影响，减低了配基与待分离的生物大分子之间的特异性吸附，从而减低分离效果。

引入间臂分子最常用的方法是将 $NH_2(CH_2)R$ 的氨烷基化合物与载体偶联式中的羟基或氨基反应。间臂的长度是很重要的因素，太短，效果不明显；太长，则会产生一些疏水非特异吸附。实验结果表明，一般引入一个亚甲基时，间臂分子效果较好，再增加间臂分子长度，反而有可能会降低吸附效果，载体的疏水性和非特异性吸附也会随着间臂分子长度的增长而增强。

> **即学即练**
>
> 选择间臂分子时，要考虑两个因素，即（　　　）
>
> A. 空间位阻　　　　B. 静电作用　　　　C. 疏水作用　　　　D. 吸附作用
>
> 答案解析

四、载体的活化与偶联

载体由于其相对的惰性，往往不能直接与配基连接，偶联前一般需先活化。载体表面经过活化后产生的活性基团，可在简单的化学条件下与配基上的氨基、羧基、羟基或醛基等功能基团发生共价结合反应，这一过程称为配基的键合。载体表面活性基团必须具有通用性和高效性，利于与配基上的常见基团发生简单、快速的反应。对于制备亲和吸附剂而言，亲和配基与色谱载体的化学反应过程应相对比较温和，尽可能保持配基和载体原来的性质，以便保持目标生物大分子和亲和吸附剂之间特异性或专一性的作用。目前主要的活化方法有以下两种。

1. 溴化氰活化法　它是最常用的活化方法之一，活化过程主要是生成亚胺碳酸活性基团。它的活性基团可与伯氨反应，主要生成异脲衍生物。含有伯氨基的配基，如氨基酸、蛋白质等都可以结合到载体上。对于蛋白质而言，最可能发生反应的基团是 N - 末端的 α - 氨基和赖氨酸残基上的 ω - 氨基。

溴化氰活化的载体可以在温和的条件下与配基结合，结合的配基量大。这种方法的缺点是溴化氰活化法的基质和配基偶联后生成的异脲衍生物中的氨基，通常会带一定的正电荷，从而使载体可能存在阴离子交换作用，增大了非特异性吸附，影响亲和色谱的分辨率。另外，溴化氰活化的载体与配基结合不够稳定，尤其是当与小配基结合时，可能会出现配基脱落现象。在毒性方面，溴化氰有剧毒、易挥发，操作较不便。

2. 环氧乙烷基活化　该方法活化后的基质含有环氧乙烷基。如在含有硼氢化钠的碱性条件下，1,4 - 丁二醇 - 双缩水甘油醚的一个环氧乙烷基可以与羟基反应，而将另一个环氧乙烷基结合在基质上。另外也可以用环氧氯丙烷活化，将环氧乙烷基结合在基质上。

由于活化后的基质含有环氧乙基，可以结合含有羟基、伯氨基和硫醇基等基团的配基。这种活化方法的优点是活化后不引入带电荷基团，而且载体与配基形成的化学键很稳定，配基与载体结合紧密，亲和吸附剂使用寿命长，便于在亲和色谱中使用较强烈的洗脱手段。另外，这种处理方法还避免了溴化氰的毒性因素。它的缺点是用环氧乙基活化的载体在与配基偶联时需要碱性条件，pH 9～13，温度为 20～40℃。这样的条件对于一些比较敏感的配基可能不适用。

五、测定载体与配基偶联密度

亲和配基的偶联密度决定着亲和吸附剂的吸附容量，对亲和色谱分离有很大影响，因而有必要测定偶联后亲和配基的浓度。

1. 分光光度法　对于配基具备一定紫外吸收特性的，可直接利用分光光度法测定偶联配基的浓度。可将偶联后凝胶悬液在乙二醇、甘油或聚乙二醇等中，以相同浓度未偶联的凝胶作对照。利用分光光度计测定两者的吸光值，可确定偶联后配基的浓度。如核酸类亲和配基的测定，在凝胶中加入聚乙二醇，过滤溶液，用相同浓度溴化氰活化的凝胶作空白对照，就可以通过测定核酸最大吸收来测定核酸配基的量。

2. 重量差分析法 重量差法是一种间接偶联配基浓度测定方法，即加入到偶联混合物中配基的总量，与反应后反应液和洗涤液中残余的配基之差，便是偶联的配基。这种方法比较方便，特别是当配基不能用灵敏的分光光度法等方法测定时，这种方法相对准确，足以满足分析的要求。

3. 水解作用分析法 在强烈反应条件下，如酸或碱处理，使得载体与亲和配基连接的化学键断裂，从而释放出游离的配基或配基的降解产物。通过分析释放的配基或配基降解产物，便可确定偶联的配基量。

4. 元素分析法 若配基中含有稳定的化学元素，利用元素分析可对配基浓度做出明确的判断。如利用核苷酸中含有磷元素的特征，就可以分析核苷酸配基的浓度。

影响配基结合量的因素很多，包括载体的活化方法及条件、载体和配基的性质、载体和配基偶联反应的条件等。例如通常溴化氰活化的载体，其活性基团比环氧基活化的载体多，配基结合量可能较大。在用溴化氰活化时，增加溴化氰的量并提高反应的 pH，可以增加载体上活化基团的量，从而增大配基结合量。偶联过程中增加配基的量并提高反应的 pH，也可以增大配基结合量。具体分离工作中通常希望配基结合量较高，但应注意增加配基结合量应根据实际情况而定，还要考虑到其他因素的影响，如载体、配基以及待分离物质本身的性质，配基在载体的结合情况以及后面要介绍的实验操作条件等都可能对亲和吸附剂的吸附容量产生很大的影响。

任务三　亲和色谱操作方法

一、操作条件的选择

1. 吸附条件的选择

（1）吸附反应条件 吸附条件最好是在配基被制成亲和吸附剂前配基与目的生物大分子之间反应的最佳条件，如缓冲液中盐的种类、浓度及 pH 等条件。如果对配基与目的生物大分子之间的结合情况不太了解，就必须对盐种类、浓度和缓冲液的 pH 进行条件摸索。如果对配基和目的生物大分子结合情况比较了解，可以人为设定反应条件，促进吸附。例如，金黄色葡萄球菌蛋白 A 和免疫球蛋白 IgG 之间的结合主要是疏水作用，可以通过增大盐浓度、调节 pH 来增强吸附效果。

（2）流速的控制 流速也是影响吸附的一个因素。如果流速过快，配基与目的生物大分子的相遇几率下降，导致效果降低；而流速过慢，又会拉长分离纯化时间。

（3）吸附时间的控制 延长吸附时间也可促进吸附，可以在进料后不洗脱，静置一段时间，待后配基与目的生物大分子充分相遇后，再进行后续色谱步骤。

（4）进样量的大小 减少单次进样量，特别将体积较大的原料分次进料，保证配基与目的生物大分子的充分相遇，可以提高吸附效果。

2. 清洗条件的选择
配基与目的生物大分子之间的亲和结合力一般较强，并且属于特异性结合。洗涤缓冲液的强度应介于目的分子吸附条件与目的分子洗脱条件之间。例如，如果目的生物大分子在 0.1mol/L 的磷酸盐缓冲液中吸附，洗脱条件是 0.6mol/L 的氯化钠溶液，则可考虑用 0.3mol/L 的氯化钠溶液清洗。

3. 洗脱条件的选择　洗脱是使目的物与配基解吸并进入流动相流出柱床的过程。洗脱条件可以是特异性的，也可以是非特异性的。目的生物大分子与配基之间的作用力主要包括静电作用、疏水作用和氢键。任何导致此类作用减弱的情况都可用来作为特异性洗脱的条件。特异性洗脱条件是指在洗脱液中引入配基或目的生物大分子的竞争性结合物，使目的生物大分子与配基解吸。在实际操作过程中，应该在洗脱强度和耐受程度之间做好平衡，尤其是当配基与目的生物大分子之间的解离常数很小时更应如此。由于特异性洗脱通常都在低浓度、中性条件下进行，所以条件温和，一般不至于发生目的生物大分子的变性。

二、基本操作方法

亲和色谱专一性高，操作简便，时间短，得率高，故对分离纯化某些不稳定的物质，更具优越性。

亲和色谱的基本过程如下：把具有亲和结合力的一对分子任何一方作为配基，在不伤害其生物功能的情况下，与不溶性载体结合，使之固化，装入色谱柱。然后把含有目的生物大分子的混合液作为流动相，在有利于固定相配基和目的生物大分子形成复合物的条件下进入色谱柱。这时，混合液中只有能与配基发生结合反应形成复合物的目的生物大分子被吸附，不能发生结合反应的杂质分子则直接流出。变换通过色谱柱的溶液组成，促使配基与目的生物大分子解离，即可获得纯化的目的生物大分子。具体过程描述如下。

1. 样品制备　因为生物料液中的目标产物浓度很低，而杂质大量存在，吸附过程中只要有少量杂质的非特异性吸附就会大大降低纯化效果。一般地说，杂质的非特异性吸附量与其浓度、性质、载体材料、配基固定化方法以及流动相的离子强度、pH 和温度等因素有关。亲和色谱样品的预处理程序的主要步骤是：①除去颗粒、细胞碎片、膜片段等；②样品的浓缩及除去蛋白酶或抑制剂。通过蛋白沉淀或离子交换柱色谱对样品进行预处理，很容易除去许多不需要的杂质。

2. 配基与目的生物大分子结合条件的选择　配基与目的生物大分子的特异性结合需要最适的 pH、缓冲液盐浓度和离子强度。pH 不仅能调节目的生物大分子的电荷基团，也能调节配基的电荷基团，因此在结合过程与解吸过程中起到十分重要的作用。

3. 柱操作　柱的大小取决于吸附剂的容量和所需纯化的生物大分子的量。一般地说，高的容量可以用粗的短柱。但若目的生物大分子因非特异性的低强度结合，而被滞留在柱材料上，则需要采用较长的柱。目的生物大分子与杂质的分离效率往往取决于柱的长度。

4. 流速的控制　料液流速是影响色谱柱效和分离速度的重要因素。提高流速虽可提高分离速度，但柱效降低。因此，吸附操作要在适当的流速下进行，既要保证高速度，又要保证高效率。为了使纯化生物大分子能够得到尖的洗脱峰、最小的稀释度和最大的回收率，一般使用较低流速。特别是，当用可溶性的配基或类似物来进行特异性洗脱时，配基或类似物与目的生物大分子的解离动力学就是流速控制的关键因素之一。

5. 清洗　清洗操作的目的是洗去吸附剂内部及柱空隙中潴留的杂质。一般使用与吸附操作相同的缓冲液，必要时加入表面活性剂，保证除去被吸附的杂质。由于亲和吸附是非共价键结合且可逆，清洗过度会使目标产物损失过多，特别是对亲和结合较弱的亲和体系更是如此。然而，清洗不充分则使洗脱回收的目标产物纯度降低。具体的操作是样品吸附在柱上之后，必须用几倍体积的起始缓冲液对柱清洗以除去不结合的所有物质。对于以静电作用吸附在柱上的非特异性结合物质，可用稍微增加离子强度的缓冲液淋洗去掉。整个过程使用紫外分光光度计进行监测，当紫外吸收达到原始的基线时，结束清洗。

6. 洗脱　亲和色谱的洗脱方法可以分为两种，即特异性洗脱和非特异性洗脱。

特异性洗脱是指利用洗脱液中的物质与目的生物大分子或与配基的亲和特性，将待分离物质从亲和吸附剂上洗脱下来。特异性洗脱也分为两种：一种是选择与配基有亲和力的物质进行洗脱，另一种是选择与目的生物大分子有亲和力的物质进行洗脱。

用前一种方法洗脱时，选择一种和配基亲和力较强的物质加入洗脱液。这种物质与目的生物大分子竞争对配基的结合，在适当的条件下，如这种物质与配基的亲和结合力强或浓度较大，配基就会基本被这种物质占据，原来与配基结合的目的生物大分子被取代而脱离配基，从而被洗脱下来。例如用凝集素作为配基分离糖蛋白时，可以用适当的单糖洗脱，单糖与糖蛋白竞争对凝集素的结合，可以将糖蛋白从凝集素上置换下来。

用后一种方法洗脱时，选择一种与目的生物大分子有较强亲和力的物质加入洗脱液。这种物质与配基竞争对目的生物大分子的结合，在适当的条件下，如这种物质与目的生物大分子的亲和力结合强或浓度较大，目的生物大分子就会被这种物质结合而脱离配基，从而被洗脱下来。例如用染料作为配基分离脱氢酶时，可以选择 NAD^+ 进行洗脱，NAD^+ 是脱氢酶的辅酶，它与脱氢酶的亲和力要强于染料，所以脱氢酶就会与 NAD^+ 结合而从配基上脱离。

特异性洗脱方法的优点是特异性强，可以进一步消除非特异性吸附的影响，从而得到较高的分辨率。另外，对于目的生物大分子与配基亲和结合力很强的情况，使用非特异性洗脱方法需要较强烈的洗脱条件，很可能使生物大分子变性，有时甚至只能使目的生物大分子变性才能够洗脱下来，使用特异性洗脱则可以避免这种情况。由于亲和吸附达到平衡比较慢，所以特异性洗脱往往需要较长的时间和较大的洗脱体积，可以通过适当地改变其他条件，如选择亲和力强的物质洗脱、加大洗脱液浓度等，可缩小洗脱时间和洗脱体积。

非特异性洗脱是指通过改变洗脱缓冲液、离子强度、温度等条件，降低待分离物质与配基的亲和结合力而将待分离物质洗脱下来。①当目的生物大分子与配基亲和力较小时，一般通过连续大体积平衡缓冲液冲洗，就可以在杂质之后将目的生物大分子洗脱下来，这种洗脱方式简单、条件温和，不会影响目的生物大分子的活性。但洗脱体积一般比较大，得到的目的生物大分子浓度较低。②当目的生物大分子和配基结合较强时，可以通过改变离子强度等条件，降低目的生物大分子与配基的亲和结合力，从而便于洗脱。如果希望得到较高浓度的目的生物大分子，可以选择酸性或碱性洗脱液，或较高离子强度的洗脱液，一次性快速洗脱。这样在较小的洗脱体积内就能将目的生物大分子洗脱出来。但选择洗脱液的离子强度时应注意不影响目的生物大分子的活性，而且洗脱后应注意中和酸碱，透析去除离子，以免目的生物大分子丧失活性。③对于目的生物大分子与配基结合非常牢固时，可以使用较强的酸、碱或在洗脱液中加入脲、胍等变性剂，使蛋白质等目的生物大分子变性后，再从配基上解离出来，然后再通过适当的方法使待分离物质恢复活性。

7. 柱的再生　为分离纯化下一批原料液，需要利用清洗液清洗再生色谱柱，使色谱柱的物理环境适合目标产物的亲和吸附。具体操作是用几倍体积的起始缓冲液进行再平衡，一般足以使亲和柱再生，但一些未知的杂质往往仍结合在柱上，必须用苛刻的条件才能除去。根据载体材料的不同、配基的性质以及它与载体连接方式的不同可酌情处理。

实例分析

　　实例　运用亲和色谱技术纯化核酸疫苗时，亲和色谱柱先用 0.5mol/L NaOH 处理 2h，去除热原。再用注射用水充分洗去 NaOH 后，用 60ml 缓冲液以 5ml/min 的流速平衡。当紫外吸收、盐浓度、pH 均稳定时，使用上样泵将粗产物 DNA 以 4ml/min 的流速上样。上样结束后用缓冲液洗脱。按照 260nm 紫外吸收曲线及洗脱体积收集第 2 个峰，获得纯化后超螺旋 DNA 产物。

　　问题　1. 用缓冲液洗脱属于特异性洗脱还是非特异性洗脱？

　　　　　　2. 特异性洗脱和非特异性洗脱各自有哪些特点？

答案解析

任务四　亲和色谱的应用

一、生物亲和色谱

　　生物亲和色谱是利用自然界中存在的生物特异性相互作用物质对的亲和色谱，通常具有很高的选择性。典型的物质对有：酶与底物、酶与抑制剂、激素与受体等。例如，以碱性磷酸酶抑制剂——对氨基苄基磷酸为配基，以琼脂糖为载体，分离纯化从小牛肠中提取的碱性磷酸酶，纯化倍数可达 300 倍，活性回收率可达 90% 以上。但是，由于生物亲和色谱所使用的配基一般是自然界中天然存在的，价格较贵，种类有限，来源上有较大的局限性。另外，对于一些匹配关系不清楚或根本不存在上述物质对关系的生物大分子，就不能通过这种方法来筛选配基进行分离纯化。

二、免疫亲和色谱

　　免疫亲和色谱以抗原抗体中的一方作为配基，亲和吸附另一方的分离系统。由于抗体与抗原作用具有高度的专一性，并且它们的亲和结合力极强，所以许多典型的亲和色谱纯化生物大分子的过程已经使用了单克隆抗体（简称单抗）作为亲和配基。目前利用抗体 - 抗原模式有可能得到每一种目标蛋白的单抗，然后以单抗为配基，通过亲和色谱技术来分离纯化目标蛋白质。从大肠埃希菌不耐热毒素免疫母鸡所产蛋的卵黄中，提取的抗大肠埃希菌不耐热毒素的抗体作亲和层吸附剂，纯化大肠埃希菌不耐热肠毒素，方法简便、纯度高，生物学活性完好。

三、金属离子亲和色谱

　　金属离子亲和色谱是利用金属离子的络合或形成螯合物的能力，吸附蛋白质的分离系统。目的生物大分子表面暴露的供电子氨基酸残基，如组氨酸的咪唑基、半胱氨酸的巯基和色氨酸的吲哚基十分有利于蛋白质与固定化金属离子结合，这也是金属离子亲和色谱用于蛋白质分离纯化的关键。近年来，金属离子亲和色谱广泛应用于基因重组技术产生的蛋白及多肽的分离纯化。由于它具有配基简单、吸附量大、分离条件温和、通用性强等特点，逐渐成为分离纯化蛋白质等生物工程产品最有效的技术之一。

四、染料配基亲和色谱

　　染料配基能通过共价键牢固地结合到亲和载体上。由于价格低廉、与生物大分子的结合容量高，并且不易为物理或化学物质所降解，因此也是一种较为理想的基团特异性配基。但是，活性染料对蛋白质分子特异性较低，且染料配基通常是有毒性的，且与蛋白质会发生非特异性吸附，一定程度上限制了应用。

📝 单元实训8

亲和色谱法纯化胰蛋白酶

【实训目的】

1. 理解亲和色谱技术的基本原理。
2. 初步掌握一种亲和吸附剂的制备方法。
3. 初步掌握紫外可见分光光度计测定酶活性的原理和方法。

【实训用品】

（一）实训器材

紫外分光光度计、核酸蛋白质检测仪、高速组织捣碎机、恒温水浴摇床、色谱柱（10mm×100mm）、玻璃烧结漏斗、酸度计、抽滤瓶。

（二）材料和试剂

1. 材料 新鲜猪胰脏、Sepharose 4B、鸡卵类黏蛋白、纯胰蛋白酶。

2. 试剂 环氧氯丙烷、1，4-二氧六环、乙烯、乙腈、溴化氰、5mol/L 硫酸、5mol/L 氢氧化钠、0.2mol/L pH 9.5 碳酸钠缓冲液。亲和柱平衡液：0.5mol/L 氯化钾—0.05mol/L 氯化钙—0.1mol/L，pH 7.8 tris-HCl 缓冲液。亲和柱洗脱液：0.1mol/L 甲酸—0.5mol/L 氯化钾、pH 2.5 混合液。pH 2.5~3.0 乙酸酸化水。

【实训内容】

（一）实训原理

本实验采用猪胰蛋白酶的天然抑制剂——鸡卵类黏蛋白作为配基。从猪胰脏的粗提液中分离纯化胰蛋白酶。鸡卵类黏蛋白是一种专一性很强的胰蛋白酶的抑制剂，对猪和牛的胶蛋白酶有很强的抑制作用，而对胰凝乳蛋白酶无抑制作用。在 pH 7.6~8.0 的范围内，猪或牛胰蛋白酶能牢固地吸附在鸡卵类黏蛋白上，在 pH 2.5~3.0 的范围内，能从鸡卵类黏蛋白上被洗脱下来。因此，采用鸡卵类黏蛋白作为配基合成亲和吸附剂，可以从猪胰脏的粗提液中，通过亲和色谱直接获得纯度很高的猪胰蛋白酶。

（二）实训过程

1. 活化载体琼脂糖凝胶 4B（Sepharose 4B） 取适量的 Sepharose 4B，于玻璃烧结漏斗上抽去保护液。称 10g（湿重）Sepharose 4B，用 100ml 0.5mol/L 氯化钠溶液淋洗，除去凝胶内的保护剂，用蒸馏水洗净，转移到 100ml 的锥形瓶内。然后加入 6.5ml 2.0mol/L 氢氧化钠溶液、1.5ml 环氧氯丙烷、15ml 56%1，4 二氧六环，于 45℃ 的恒温水浴摇床内振荡活化 2h。将活化的凝胶转移到漏斗内抽干，用蒸馏水洗至 pH 8.0 左右，再用 20ml 0.1mol/L、pH 9.5 碳酸钠缓冲液淋洗。处理完毕后立即偶联。

将已经活化处理好的 Sepharose 4B 转移到一个 50ml 的锥形瓶内。取 10ml 0.1mol/L、pH 9.5 的碳酸钠缓冲液，溶解约 150mg 的鸡卵类黏蛋白。取出 0.1ml 蛋白溶液稀释 30 倍，在紫外分光光度仪上测定波长为 280nm 处的吸收值。根据消光系数 A = 13 计算出偶联前的蛋白含量。再将 9.9ml 蛋白溶液加入到盛有活化 Sepharose 4B 的三角瓶内，混匀，在 40 ~ 45℃ 的恒温水浴摇床内振荡偶联 20 ~ 24h，终止偶联。

将凝胶转移到漏斗内，用 100ml 0.5mol/L 的氯化钠溶液抽浊、淋洗，以除去未被偶联的鸡卵类黏蛋白。利用紫外分光光度计测定波长为 280nm 处的吸光值，计算出未被偶联蛋白的量。然后用 100ml 的蒸馏水洗，用 50ml 亲和柱洗脱液洗，最后用蒸馏水洗至 pH 约 6.5 即可。将凝胶转移至 50ml 小烧杯内，用 30ml 亲和柱平衡液浸泡 20 分钟。脱气后装柱或置 4℃ 冰箱保存。

2. 制备胰蛋白酶粗提液　取 50g 猪新鲜胰脏（除去脂肪和结缔组织）剪碎置于高速组织捣碎机内，加入 200ml 预冷的 pH 2.5 ~ 3.0 的乙酸酸化水，匀浆。于 10℃ 提取 4h 以上，4 层纱布过滤，收集滤液并用 5mol/L 的氢氧化钠调至 pH 8.0，加入终浓度为 0.1mol/L 氯化钙及 1 ~ 2mg 胰蛋白酶晶种，置 4℃ 激活 12 ~ 16h 或在室温（25℃左右）激活 2 ~ 4h。待胰蛋白酶比活达到一定程度以后，用 6mol/L 硫酸调至 pH 3.0 停止激活。置 4℃ 冰箱内备用。

3. 亲和色谱纯化胰蛋白酶　取一支色谱柱（10mm × 100mm），装入少量亲和柱平衡液，将亲和吸附剂一次装入柱内，待亲和吸附剂自然沉降至约 1/2 总体积后，调节合适的流速。用亲和柱平衡液平衡。用核酸蛋白质检测仪检测流出液，待基线达到稳定后即可。

取一定体积的蛋白酶粗提液调至 pH 8.0。用滤纸过滤，取滤液上柱吸附，然后用亲和柱平衡液平衡。用核酸蛋白质检测仪检测流出液，待基线达到稳定后改用亲和柱洗脱液洗脱。收集洗脱峰，测定酶蛋白含量及活性。

4. 保存　经亲和色谱分离得到的胰蛋白酶，一般是比较纯的酶，但是酶蛋白的浓度往往很低。通常可用 pH 5.0 的乙酸透析除去溶液中的无机盐，然后冰冻干燥成粉末，长期保存。也可将酶溶液放在 -20℃ 的冰箱冰冻保存或者在 4℃、pH 3.0 的酸性溶液中保存，可保存 2 年左右。

【注意事项】

鸡卵类黏蛋白是一种专一性很强的胰蛋白酶的抑制剂，对猪的胶蛋白酶有很强的抑制作用，而对胰凝乳蛋白酶无抑制作用。在实训中，要注意严格控制环境的范围，以确保猪胰蛋白酶能够顺利地分离纯化出来。

【思考题】

亲和色谱法分离纯化胰蛋白酶一般会呈现两组吸收峰，请分析第一组吸收峰归属什么物质，第二组吸收峰归属什么物质？

目标检测

答案解析

一、选择题

（一）单项选择题

1. 亲和色谱中间臂分子的作用是（　　　）

　A. 增加配基的活动能力并减小载体的空间立体障碍

　B. 增加配基的活动能力并增加载体的空间立体障碍

　C. 减小配基的活动能力并减小载体的空间立体障碍

　D. 减小配基的活动能力并增加载体的空间立体障碍

2. 选择载体时，通常要注意载体的性质，以下选项错误的是（　　　）

　　A. 稳定化学性质　　　　B. 可结合基团　　　　C. 水溶性和亲水性　　　D. 网状结构

3. 小分子亲和配基 5'-ATP 可结合产物 NAD^+ 类脱氢酶，对应分离的，5'-ATP 属于哪种类型的配基（　　　）

　　A. 单专一性的小分子配基　　　　　　　B. 基团专一性小分子配基

　　C. 专一性的大分子亲和配基　　　　　　D. 免疫亲和配基

4. 下列选项中，不属于环氧乙烷基活化特点的是（　　　）

　　A. 不引入带电荷基团　　　　　　　　　B. 载体与配基形成的化学键很稳定

　　C. 亲和色谱中可使用较强烈的洗脱手段　　D. 具有毒性因素

5. 下列哪种方法是利用配基紫外吸收特性的检测方法（　　　）

　　A. 分光光度法　　　　B. 重量差分析法　　　C. 水解作用分析法　　　D. 元素分析法

6. 下列哪个不是亲和色谱操作需要考虑的条件（　　　）

　　A. 吸附反应条件　　　B. 流速的控制　　　　C. 吸附时间的控制　　　D. 配基的选择

7. 下列哪个不是配基与目的生物大分子结合需要考虑的条件（　　　）

　　A. 最适的 pH　　　　B. 缓冲液盐浓度　　　　C. 离子强度　　　　　　D. 载体疏水性

8. 影响吸附剂亲和力的因素，不包括下列哪个（　　　）

　　A. 配基浓度以及配基与载体的结合位点　　B. 空间障碍

　　C. 载体疏水性　　　　　　　　　　　　　D. 载体孔径

（二）多项选择题

1. 亲和色谱的结合作用力包括下列哪些（　　　）

　　A. 静电作用　　　　　B. 疏水作用　　　　　C. 范德华力　　　　　　D. 氢键

2. 亲和色谱的基本原理分三个阶段，包括下列哪些（　　　）

　　A. 配基固定化　　　　B. 载体的活化　　　　C. 样品吸附　　　　　　D. 样品解吸

二、简答题

1. 请简述亲和色谱的工作原理。

2. 请简述分子间臂在亲和色谱中的主要作用。

书网融合……

知识回顾　　　微课　　　习题

（彭　坤）

项目九　膜分离技术

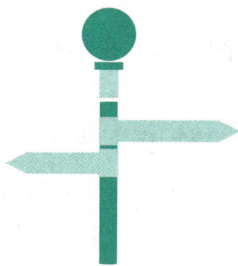

学习引导

在生物制药过程中从原材料的处理到产品的提取、分离、纯化与精制，都离不开过滤操作。这是最原始的利用多孔过滤介质进行固－液两相分离的方法。随着科学技术的不断进步，人们用人工制造的薄膜介质实现了分子水平的过滤分离，如超滤、反渗透等，这些都属于膜分离技术。那么在生物制药过程中有哪些常见的膜分离方法？这些方法都有哪些特征？

本项目主要介绍透析法、超滤法、微孔过滤法和反渗透等膜分离方法的分离原理、膜材料、特点和工业应用。

学习目标

1. **掌握**　膜分离技术的分类；透析法、超滤法、微孔过滤等膜分离技术的分离原理、特征、操作过程及应用范围。
2. **熟悉**　常用滤膜及膜组件的组成、性质和用途。
3. **了解**　膜的污染和清洗方法。

以选择性透过膜为分离介质，在推动力（压力差、浓度差、电位差等）的作用下，实现料液中不同组分的分离、纯化、浓缩的过程称为膜分离。

膜分离技术出现于 20 世纪初，20 世纪 60 年代后迅速崛起。作为一种新型分离技术，膜分离具有如下特点：①是一种物理过程，在分离物质过程中不涉及相变，能耗较低；②装置简单，操作方便，易于自动化和扩大生产规模；③分离过程在常温下进行，特别适合热敏性物质；④分离范围广，对无机物、有机物及许多特殊溶液体系的分离都适用。膜分离的缺点是膜易污染，使膜的性能降低；因膜在耐热、耐酸碱、耐溶剂性等方面的不同，有时使用受限；产品被浓缩程度有限等，一般需要与其他分离技术结合使用。

目前，膜分离技术已经广泛应用于食品、医药、生物技术、水处理、化工、能源及环境保护等领域，产生了巨大的经济效益和社会效益。

任务一　认识膜分离技术

一、膜的分类与性能

1. 膜的分类　膜是具有选择性分离功能的材料，它的作用是分隔两相界面，并以特定的形式限制和传递各种化学物质。膜必须具有高度的渗透选择性，它的厚度可以从几微米到几毫米，一般应在 0.5mm 以下。膜可以是均相的或非均相的、对称型的或非对称型的、中性的或荷电性的、固体的或液体的。依据不同的标准，可将膜进行如下分类。

（1）根据膜的孔径分类　膜的孔径一般为微米级，依据其孔径大小不同可将膜分为：微滤膜（0.025～14μm）、超滤膜（0.001～0.02μm）、纳米膜（平均直径0.002μm）和反渗透膜（0.0001～0.001μm）。

（2）根据膜的结构分类　按照膜的结构，分为对称膜、不对称膜和复合膜。

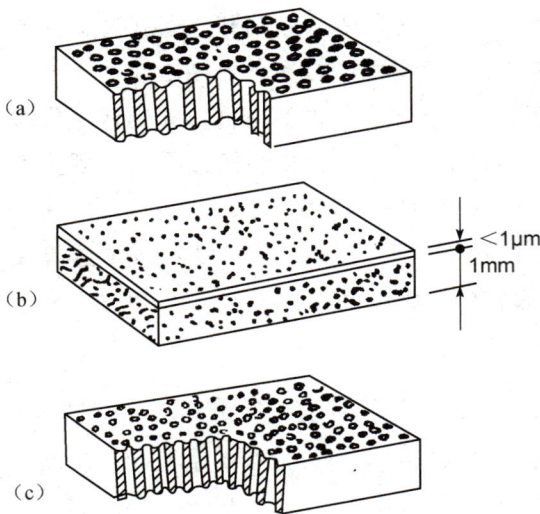

图 1-9-1　对称膜和不对称膜的纵切面示意图

1）对称膜　又称各向同性膜［图1-9-1（a）］，这类膜化学结构、物理结构在各个方向上是一致的，膜的厚度较大，孔隙为一定直径的圆柱形。这种膜流速低，易堵塞。

2）不对称膜　又称各向异性膜［图1-9-1（b）］，这类膜正反两面的结构不一致，由一个很薄的致密表皮层（0.1～1μm）和一个较厚的多孔底层（0.1mm）组成。上下两层材料相同，但作用不同，表皮层具有分离功能，多孔底层起到支撑作用。这种膜不易堵塞，流速要比各向同性膜快数十倍。

另一种不对称膜是所谓的"喇叭口滤膜"［图1-9-1（c）］，其孔隙不是圆柱体而是梯形圆台，正面孔径小反面孔径大。这种膜有较好的抗堵塞性和较高的流速。

3）复合膜　实际上也是一种具有表皮层的不对称膜，但表皮层材料与多孔底层材料不同。复合膜的性能受上下两层材料的影响。

（3）根据膜的材料分类　用来制备膜的材料主要分为有机高分子材料和无机材料。

1）有机膜　是由高分子材料做成的，主要有醋酸纤维素类、聚酰胺类、聚砜类和聚丙烯腈类等。醋酸纤维素是应用最早和最多的膜材料，常用于微滤膜、超滤膜和反渗透膜的制备。其优点是价格便宜，分离和透过性能良好。缺点是使用的 pH 范围较窄，易被微生物分解，且在高压下长时间操作易引起膜通量下降。聚砜类常用作制备超滤膜和微滤膜的材料，具有机械强度好、耐酸碱的优点，缺点是耐有机溶剂的性能较差。聚酰胺是制备耐溶剂超滤膜和非水溶液分离膜的首选材料，缺点是耐氯性能较差。聚丙烯腈也是制备超滤膜和微滤膜的常用材料。

2）无机膜　主要是由无机材料做成的，多以陶瓷、多孔玻璃、金属和金属氧化物为材料，其中陶瓷材料的微滤膜最常用，具有耐高温和耐酸碱腐蚀的优点，是最具有应用前景的一类无机膜。

在生物制药工业中，对膜材料的特别要求是：能耐受一定压力；耐温性能要好，需要蒸汽灭菌的，要求使用温度在 120℃ 以上；耐酸碱处理；要有较好的化学相容性和生物相容性等。

📱　**知识链接**

荷电膜

荷电膜（即离子交换膜），是一种含离子基团的、对溶液里的离子具有选择透过能力的高分子膜。

根据膜材料带电荷基团的不同，荷电膜可分为荷正电膜、荷负电膜和两性膜。带有正电荷的称为阴离子交换膜，从周围流体中吸引阴离子。带有负电荷的称为阳离子交换膜，从周围流体中吸引阳离子。阳离子交换膜一般比阴离子交换膜稳定。

2. 膜的性能　膜的性能通常是指膜的分离透过特性和物理化学稳定性。由于制膜材料、制膜方法和膜结构的不同，膜的性能有很大的差异。通常用以下参数描述膜的性能。

（1）孔道特征　孔道特征包括孔径大小、孔径分布和孔隙度，是膜的重要性质。孔径大小可用最大孔径和平均孔径来表述。最大孔径对分离过程的意义不大，但对除菌过滤有着决定性的影响。无机膜在使用过程中，孔径不会发生太大变化，有机膜的孔径可随溶剂、温度、压力、pH 等因素的变化而变化。

孔径分布是指膜中一定大小的孔的体积占整个孔体积的百分数。孔径分布数值越大，说明孔径分布较窄，膜的分离选择性越好。

孔隙度是指孔体积占整个膜体积的百分数。孔隙度越大，流动阻力越小，但膜的机械强度会降低。

（2）膜通量　膜通量是在一定操作条件下，（一般压力为 0.1MPa，温度为 20℃），单位时间内通过单位面积膜的体积流量。对于水溶液体系，也叫透水率或水通量，多采用纯水在 0.35MPa，25℃条件下进行试验得到。膜通量的大小取决于膜的物理特性（如厚度、孔隙度）和系统条件（如温度、膜两侧压力差等）。在实际应用中，由于溶质的吸附、膜孔的堵塞以及浓差极化等现象的产生，膜通量将会大幅度降低，如处理蛋白质溶液时，水通量通常为纯水的 10%。

（3）截留率和截留分子量

1）截留率　是指对一定相对分子质量的物质，膜能截留的程度。截留率为 100% 时，表示溶质全部被膜截留，此为理想的半透膜。截留率为 0 时，表示溶质全部透过膜，无分离作用。截留率通常在 0~100% 之间。

截留率不仅与溶质的分子大小有关，还受到下列因素的影响：①溶质的分子形状。一般来说，线性分子的截留率低于球形分子。②膜对溶质的吸附作用。溶质分子被吸附在孔道上，会降低孔道的有效直径，因而使截留率增大。③其他高分子溶质。当两种以上的高分子溶质共存时，由于浓差极化现象使膜表面的浓度高于主体浓度，其中某一溶质的截留率高于其单独存在时的截留率。④操作条件。溶液浓度降低、温度升高会使截留率降低。同时，膜面流速增大，浓差极化作用减小，截留率降低。pH、离子强度会影响蛋白质分子的构象和形状，它们对膜的截留率也有一定影响。

2）截留分子量　是指截留率达到 90% 以上时溶质的相对分子量。截留分子量的高低，在一定程度上反映了膜孔径的大小。通常可用一系列不同分子量的标准物质进行测定。

二、膜组件

将膜以某种形式组装在一个基本单元设备内，在一定的驱动力下实现混合液中各组分分离的组合构件，称为膜组件。膜组件一般包括膜、固定膜的支撑体、间隔物以及收纳这些部件的容器。

目前，工业上常用的膜组件形式有板框式、螺旋卷式、管式及中空纤维式四种类型，前两者使用平板膜，后两种使用管式膜。

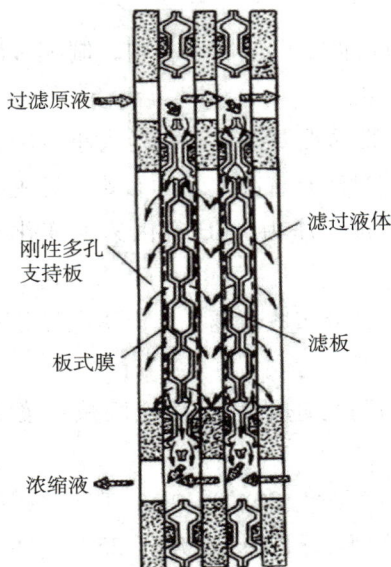

图 1 - 9 - 2　板框式膜组件示意图

1. 板框式膜组件　是最早应用的一种膜组件形式，外形类似于普通的板框式压滤机，由滤板、板式膜和支持物胶体组成（其结构见图 1 - 9 - 2）。优点是：组装方便，膜的清洗更换比较容易，料液流通截面较大，不易堵塞，同一设备可根据生产需要组装不同数量的膜。缺点是：密封复杂，压力损失大，装填密度小。板框式膜组件可用于反渗透、微滤和超滤等膜分离过程。

2. 螺旋卷式膜组件　是目前使用最多、最广泛的膜组件形式。膜组件的主要元件是螺旋卷，为双层结构，中间为多孔支撑材料，两边是膜，两层膜的三个边缘用胶黏结密封，另一个开放边固定在一根多孔中心管上，形成"膜袋"结构，膜袋的开口正对中心管的孔。在膜袋外部的料液侧再垫一层网眼型间隔材料卷绕而成（其结构见图 1 - 9 - 3）。其主要优点是：结构简单，填装密度大，使用操作简便，交换效果好。缺点是：易污染，难以清洗。因此料液的预处理要求严格。螺旋卷式膜组件可用于超滤、反渗透和纳滤等膜分离过程。

3. 管式膜组件　是将膜和支撑体均制成管状，两者装在一起，或者把膜直接刮在支撑管内，再将一定数量的管以一定方式连成一体，常见的排列形式有列管、排管等（其结构见图 1 - 9 - 4）。按其作用方式可分为内压型和外压型两种。实际工作中多采用内压型，即要处理的溶液从管内流入，渗透液从管外流出。管式膜组件的优点是结构简单，清洗安装方便，单根管子可以更换，耐高压，无死角，适宜处理高黏度及固体含量较高的料液。缺点是：保留体积大，压降大，单位体积所含的过滤面积小。管式膜组件可用于微滤、超滤和纳滤等过程。

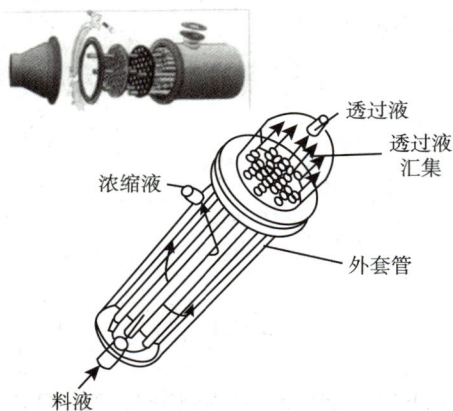

图 1 - 9 - 3　螺旋卷式膜组件示意图

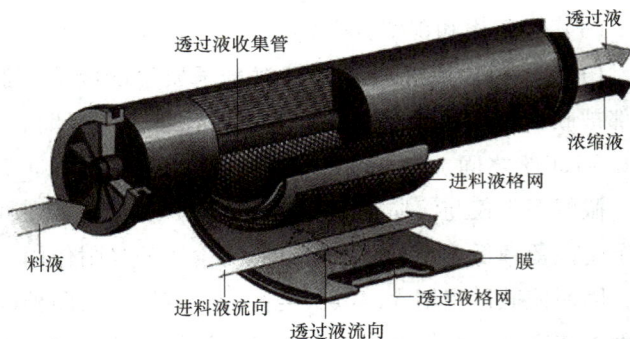

图 1 - 9 - 4　管式膜组件示意图

4. 中空纤维式膜组件　是装填密度最高的一种膜组件形式。膜组件是将膜材料制成空心丝（即中空纤维），将大量中空纤维一端封死，另一端用环氧树脂浇注成管板，装在圆筒形压力容器中即成（其结构见图 1 - 9 - 5）。由于中空纤维很细，因此能承受较高压力而不需要任何支撑物，因此设备大大简化。按操作方式分为内压式和外压式两种形式，多数情况下外压使用，即被分离的混合物流经中空纤维膜的外侧，而渗透物则从纤维管内流出。优点是：装填密度大，单位体积所含过滤面积大，保留体积小，耐压性能好，可以反向冲洗。缺点是：不易清洗，因此料液需要预处理，单根纤维损坏时需要更换整个膜组件。中空纤维式膜组件可用于超滤和反渗透等过程。

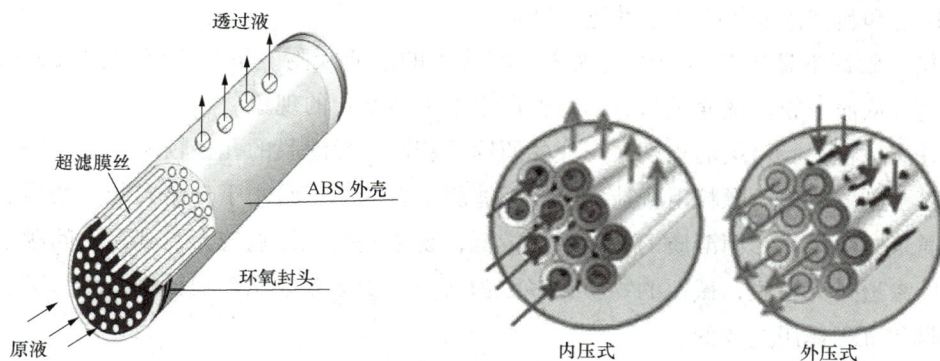

图 1-9-5　中空纤维式膜组件示意图

　　不论采用何种形式的膜分离装置，都必须对料液进行预处理，除去其中的颗粒悬浮物、胶体和某些不纯物，必要时还应包括调节 pH 和温度，这对延长膜的使用寿命和防止膜孔堵塞非常重要。

三、膜分离过程

　　1. 膜分离过程的类型　膜分离过程一般根据膜分离的推动力和传递原理进行分类，不同的膜分离过程推动力不同，使用的膜也不同。常见的膜分离技术有微滤（MF）、超滤（UF）、纳滤（NF）、反渗透（RO）、电渗析（ED）、透析（D）等。其中，超滤、微滤、反渗透和电渗析这四种技术已经相当成熟，目前已被大规模工业应用。几种主要的膜分离过程见表 1-9-1。

表 1-9-1　几种主要的膜分离过程

膜过程	分离范围	膜类型	分离动力	透过物	截留物
微滤	0.01~1μm	对称微孔膜	压力差 0.01~0.2MPa	水、溶剂和溶解物	悬浮物颗粒和微生物
超滤	5~100Å	不对称微孔膜	压力差 0.1~0.5MPa	水、溶剂、小分子	蛋白质、各类酶、细菌、病毒、胶体
反渗透	<5Å	不对称膜复合膜	压力差 1~10MPa	水、溶剂	溶质、盐
电渗析	<5Å	离子交换膜	电位差	电解质离子	非电解质大分子
透析	5~100Å	不对称膜	浓度差	小分子有机物、无机离子	大分子物质

注：1Å = 0.1nm

即学即练 9-2

下列膜分离过程，以浓度差为推动力进行分离的方法是（　　　）

A. 微滤法　　　B. 超滤法　　　C. 电渗析法　　　D. 透析法

答案解析

　　2. 膜分离过程中的问题

　　（1）浓差极化　膜分离过程中，在外界压力的驱动下，大分子溶质被膜所截留并不断累积在膜表面上，使溶质在膜面处的浓度高于主体溶液中的浓度，从而形成浓度差，并促使溶质反向扩散，这种现象称为浓差极化。浓差极化现象会对膜分离操作造成许多不利影响，主要有：①渗透压升高，渗透通量降低；②截留率降低；③膜面上结垢，使膜孔堵塞。因此，使膜的传递性能及膜的处理能力迅速下降，还可缩短膜的使用寿命。

浓差极化现象是随着运行时间的延长而产生的一种必然现象，虽然不能完全消除，但可以通过改变压力、温度、速度和料液浓度等操作参数进行减弱。

（2）膜污染　膜污染是指在膜分离过程中，溶液中的溶质吸附、沉积在膜表面或膜孔内，造成膜孔径变小或堵塞，从而使膜渗透通量与分离特性产生不可逆变化的现象。

不同的膜分离过程，膜污染的程度及形成的原因不相同。微滤膜的孔径较大，常用于截留溶液中悬浮颗粒，因此膜污染主要是由颗粒阻塞造成的。超滤膜是有孔膜，常用于分离大分子物质、小颗粒及胶体等，其渗透通量一般较高，而溶质的扩散系数较低，受浓差极化影响较大，其污染问题也主要是浓差极化造成的。反渗透是无孔膜，截留的物质大多数为盐类，受浓差极化影响较小，膜污染主要是由膜表面对溶质的吸附和沉积作用造成的。

膜污染会造成过滤压力的提高和渗透通量的下降，使膜分离效果下降。为了防止膜污染，可对料液进行适当的预处理、改变膜的性质或改变操作条件。一旦发生膜污染，可采用物理或化学方法进行清洗，以恢复膜的性能，延长膜的使用寿命。

任务二　透　析

透析是利用小分子物质在溶液中可以通过半透膜，而大分子物质不能通过半透膜的性质进行分离纯化的方法。透析是应用得最早的膜分离技术。1861年，苏格兰化学家 Thomas Graham 首次利用来源于动物的半透膜除去多糖、蛋白质溶液中的无机盐。

一、原理

透析法是在常压下依靠小分子物质的扩散运动来完成的，是一种以浓度差为驱动力的膜分离方法。透析时透膜两边都是液体：一边是样品液，主要成分是生物大分子，是试验中需要留下的部分，被称为"保留液"；另一边是"纯净"溶剂，即水或缓冲液，是经薄膜扩散出来的小分子物质停留的场所，或是提供平衡小分子物质的"仓库"，透析完成后往往是不要的，被称为"渗出液"。

透析法的特点是用于分离两类分子量差别较大的物质，即分子量在 1×10^3 以上的大分子物质与分子量在 1×10^3 以下的小分子物质的分离；以浓度差为推动力，膜透过通量很小；由于是分子水平的分离，因此无相的改变。

二、透析膜

透析膜可用动物膜（如禽类的嗉囊、兽类的膀胱）、羊皮纸、玻璃纸或硝化纤维等材料制成。人工透析膜多以纤维素的衍生物为材料。目前最常用的是赛璐玢透析膜，有平膜和管状膜两种，管状膜是将一些微管装入一个套筒内，只有一个进口和一个出口，使用十分方便。

用于制作透析膜的高聚物应具有以下特点。

1. 在使用的溶剂介质中能形成具有一定孔径的分子筛样薄膜　由于介质一般为水，因此膜材料应具有亲水性，允许小分子溶质通过，而阻止大分子溶质通过。

2. 在化学上呈惰性　不与溶质、溶剂发生作用，在分离介质中能抵抗稀酸、稀碱、盐或某些有机溶剂，而不发生化学变化或溶解现象。

3. 具有良好的物理性能 有一定的强度和柔韧性，不易破裂，有良好的再生性能，便于多次重复使用。

三、操作

1. 透析膜的处理 新购的透析膜一般含有增塑剂（也是防干裂剂）甘油、硫化物以及重金属离子等，它们对蛋白质以及其他生物活性物质有害，因此使用前必须除去。方法是：分别用蒸馏水、0.01mol/L 乙酸或稀 EDTA 溶液浸泡，洗后再用。要求高时则应进行严格处理：先将透析膜放在 50% 的乙醇溶液中水浴煮沸 1h，然后依次用 50% 的乙醇溶液、0.01mol/L 碳酸氢钠溶液、0.001mol/L EDTA 溶液洗涤，最后用蒸馏水浸洗 3 次。处理好的透析膜，如果暂时不用，可在 4℃蒸馏水中保存备用。如需长时间保存，可洗净后放在 30% 的甘油中，也可放在 0.02% 叠氮化钠溶液或加适量三氯甲烷的蒸馏水中防腐保存，使用时再用蒸馏水反复漂洗。用溶液处理过或用过的透析膜一定要保存在湿润环境中，否则一经干燥便会开裂，不能再使用。

2. 透析袋的检查 将处理好的透析袋一端扎紧，装入蒸馏水，轻轻挤压，检查膜有无水渗出。若有水渗出，说明有小孔，不能使用；若无漏水孔，倒掉水即可供装样使用。

3. 装样 将检查过的透析袋一端扎紧，然后将样品液从管口倒入至透析袋长度的 1/3 ~ 1/2，不能灌满，以防膜外溶剂大量渗入透析袋内时将袋胀破或过度膨胀使膜孔径改变。样品液含盐分越多，吸入的水分越多，袋胀得越大，越易胀破，留出空袋应越长。装完样品液后将袋内空气排净，再扎紧袋口。

4. 透析 将装好样品液的透析袋，悬于装有大量纯净溶剂（水或缓冲液）的容器内进行透析（图 1-9-6）。透析时应不断搅拌，以便及时将袋中透出的盐及小分子驱散，保持袋内外的浓度差。

5. 更换溶剂 当透析袋内、外的盐及小分子浓度相等或相近时，即内外浓度差很小或为零时，就要换上新鲜溶剂。一般间隔 5 ~ 6h 或过夜更换一次溶剂，溶剂的体积要尽量大些，一般为样品液体积的 20 倍以上。

6. 透析结束的判断 可用电导仪进行检查。开始透析时，渗出液的电导率会越来越大，更换几次溶剂后，电导率变得越来越小。当新加溶剂透析几小时，电导率几乎不变时，则表示袋内几乎无盐或小分子，透析可结束。若无电导仪，可以凭经验判断，一般更换 4 ~ 5 次溶剂即可。

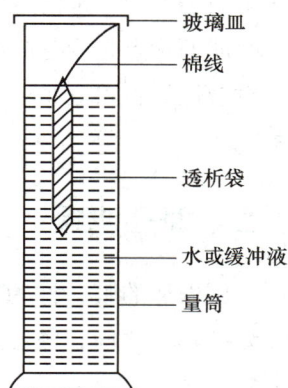

图 1-9-6 简单透析装置示意图

（图注）玻璃皿、棉线、透析袋、水或缓冲液、量筒

>> **实例分析**

实例 生产细胞色素 C 时，经三氯乙酸沉淀后的粗品细胞色素 C，一般需要溶解装入透析袋，在电磁搅拌下透析 3 ~ 4 次进行精制。

问题 1. 采用透析法精制细胞色素 C 的主要目的是什么？
2. 进行透析操作时，应注意哪些问题？

答案解析

四、注意事项

1. 如果样品液中的目的物对温度敏感，在室温下易失活，则需要在低温（1 ~ 3℃）下进行透析。

2. 如果样品液体积大、含盐量高，除选用直径大的透析袋外，还可先用流动的自来水透析一段时间，将大部分盐除去后再用去离子水、蒸馏水透析。

五、应用

透析主要用于酶和其他生物大分子的分离纯化，从中除去无机盐等小分子物质，称为"脱盐"。此外，还常用来对溶液中小分子成分进行缓慢的改变，称为"透析平衡"，如透析结晶等。

透析设备简单、操作容易。但是一般时间较长，透析结束时，透析膜内侧的保留液体积较大，浓度较低，不适合大规模生物分离，多在实验室应用。

任务三　微　滤

一、原理

微孔过滤技术简称为微滤，是近 20 多年发展起来的一种薄膜过滤技术。微滤是以静压差为推动力，利用微孔滤膜的筛分作用，将膜孔能截留的微粒以及大分子溶质截留，让膜孔不能够截留的微粒以及小分子溶质透过膜，进而达到分离和浓缩目的的膜分离技术。

微滤的优点是设备简单，只需要微孔滤膜和一般过滤装置即可进行操作；操作简便、快速；分辨率高、重现性好；可在同一片微孔膜上进行分离、洗涤、干燥、测定等操作，不会因转移而导致样品损失。

二、微孔滤膜

实施微滤的膜，称为微孔滤膜。微孔滤膜是均匀的多孔薄膜，厚度在 $90 \sim 150 \mu m$，过滤粒径在 $0.025 \sim 10 \mu m$ 之间，操作压力在 $0.01 \sim 0.2 MPa$。

1. 微孔滤膜的种类　目前，商品化的微孔滤膜约有 13 类 400 多种。常用的有：①再生纤维素膜：该类膜可以热压灭菌，但不能在水介质中使用，主要用于非水溶剂的澄清和除菌过滤。②纤维素酯膜：是目前使用最多的一类微孔滤膜，孔径均匀，性能优良，成本较低，可以热压灭菌，亲水性强。其中最常见的是醋酸纤维素膜，它的最大特点是不吸附蛋白质、核酸等生物大分子，流速好，产品回收率高，主要用于除去颗粒，无菌过滤等。③聚四氟乙烯膜：属于强憎水膜，该类膜化学性质稳定，耐强酸、强碱、强氧化剂、各种腐蚀性液体和各种有机溶剂，适用范围广，但价格较昂贵。

2. 微孔滤膜的特点　微孔滤膜孔径均匀，能将液体中大于孔径的所有微粒全部截留，过滤精度高；孔隙率大，过滤速度快；微孔膜厚度小，因而吸附量很少，可忽略不计；过滤时无介质脱落，无杂质溶出，无毒，使用和更换方便，使用寿命长。但其颗粒容量小，易被堵塞。

3. 微孔滤膜的应用范围　不同孔径的微孔滤膜应用范围不同。孔径为 $0.01 \sim 0.05 \mu m$ 的膜可以截留噬菌体、较大病毒或大的胶体颗粒，用于病毒分离；孔径为 $0.1 \mu m$ 的膜用于试剂的超净、分离沉淀和胶体悬液，也可模拟生物膜；孔径为 $0.2 \mu m$ 的膜用于高纯水的制备、制剂除菌、细菌计数、空气病毒定量测定等；孔径为 $0.45 \mu m$ 的微孔滤膜用得最多，常用来进行水的超净化处理、色谱分析时流动相的处理、饮用水的细菌检查、放射免疫测定等。

4. 微孔滤膜的性质与检测

（1）孔径　微孔滤膜的孔径是滤膜进行选择性过滤的最重要基础。微孔滤膜的孔径是相当均一的，如孔径为 $0.45\mu m$ 的滤膜，其孔径变化为（0.45 ± 0.02）μm，所以微孔滤膜常被称为"绝对过滤介质"。常见的检测膜孔径的方法有气泡压力法（测定滤膜最大孔径）、水流量法（测定滤膜平均孔径）、细菌过滤法及电镜法等。

（2）孔隙率　微孔滤膜的孔隙率都很高，一般可达 80% ~ 90%。

（3）厚度及重量　微孔滤膜的厚度范围一般为 $120 \sim 150\mu m$，可用螺旋测微器测量厚度。滤膜结构疏松，孔隙率高，所以相对密度较小，一般为 $5mg/m^2$。

（4）阻力及流速　微孔滤膜过滤阻力较小，流速比常规过滤介质快，流速一般随孔径增大而加快。

三、操作

1. 滤膜的支持和滤器的密封　操作过程中应保持环境清洁，滤膜前后用固定支持体密封。滤膜很薄，应用软垫密封，强度差，应有支持体。应选用边缘能平整密合的滤膜。

2. 检查系统严密性　严密性是保证过滤质量的关键操作，可用气泡－压力法进行检查。将滤器出口接入一个盛水容器底部，先加少量溶液低压下缓缓过滤，使滤膜充分湿润并将出口管浸没。然后将滤过的压缩空气或氮气通入滤器入口，逐渐升压，当开始有连续气泡逸出时的压力与所标气泡点接近时即属合格。也可以将气体压力升至略低于气泡点，并维持 15 ~ 20min，若无连续气泡逸出即为合格。

3. 滤膜的润湿　微孔滤膜的润湿性能与使用效果有关，未完全润湿的滤膜会影响有效过滤面积及检测试验的准确性。不易润湿的膜可用温水，也可将膜铺于水面，使膜中空气向上排出。疏水性膜可先用亲水性有机溶剂浸润，然后再用水润湿。

4. 过滤　将料液装入贮槽后，打开贮槽底阀及料浆泵入口阀，进行灌泵，然后启动循环泵，再逐次打开循环流回流调节阀、膜件入口阀、透过液出口阀，调节泵出口阀及浓缩液循环阀，缓慢稳定调节系统压力及透过液流量至系统稳定。操作结束后，放掉系统内残存的料液，向原料罐中加入清水。

5. 清洗和消毒　为防止滤液的再污染，过滤系统必须进行认真清洗，然后进行消毒。除聚氯乙烯膜外，大多数滤膜可进行热压消毒。

四、注意事项

（1）应根据药液的浓度与黏度大小，选用不同孔径的微孔滤膜。

（2）使用微孔滤膜前，应先将膜放在 70℃ 左右的注射用水中浸泡 1h，将水倾出后，再用温注射用水浸泡过夜备用。临用时取出，用注射用水淋洗干净再使用。

（3）若发现微孔滤膜有小洞孔或裂缝时，可将不用的破滤膜漂洗干净后烘干，然后撕碎放入少量丙酮中搅拌成糊状黏液，再将此黏液滴于平放的滤膜小洞孔或裂缝处，挥干后则可继续使用。黏液不宜过多，覆盖洞孔或裂缝而稍大即可。

五、应用

微滤主要用于分离亚微米级颗粒，是目前应用最广泛的一种分离、分析微细颗粒和超净除菌的手段。在实验室和生产中通常利用微滤技术除去溶液中的较大颗粒、细菌菌体等微生物。例如，无菌室和生物反应器的空气过滤，热敏性药物和营养物质的过滤除菌，啤酒、软饮料的生产等。

任务四　超　滤

一、原理

超滤技术是最近几十年迅速发展起来的一项分子级薄膜分离手段，其过滤粒径介于微滤和反渗透之间。超滤以膜两侧的压力差为驱动力，以超滤膜为分离介质，当溶液在一定的压力下流过膜表面时，水及小分子物质通过膜而成为透过液，体积大于膜表面孔径的物质则被截留在膜的进液侧，成为浓缩液，从而实现对原液的净化、分离和浓缩的目的。超滤是根据被分离物质的大小来进行分离的，是一种与膜孔径大小相关的筛分过程。

超滤的优点是操作可以在低温下进行，条件温和，无成分破坏；没有相的转移，无需添加化学物质，能耗低，无污染；过滤速度较快，分离效率高；仅以压力为驱动力，因此设备简单，流程短，操作简便。所有这些都能使分离操作简化，避免了对生物活性物质的破坏。

二、超滤膜

目前超滤所用的膜基本上都是各向异性膜。可用来制造超滤膜的材料很多，有纤维素硝酸酯（或乙酸酯）、芳香酰胺纤维（尼龙）、芳香聚砜、丙烯腈－氯乙烯共聚物等。这些材料制成的膜多用于水溶性物质的分离。

超滤技术的核心是超滤膜，因此在进行超滤时，选择超滤膜必须注意以下几点。

1. 截留分子量　超滤膜的孔径一般为 $10 \sim 100\text{Å}$，但超滤膜通常不以其孔径大小作为指标，而以截留分子量作为指标。它表示了超滤膜所能截留的溶质分子量的范围，大于这个范围的溶质分子，绝大多数不能通过该超滤膜。因此，一般选用的膜的额定截留值应稍低于所分离或浓缩的溶质分子量。

2. 流动速率　流率不仅与膜的孔径大小有关，还与膜的结构类别有关。如各向同性膜和各向异性膜，在膜表面的孔径相似的情况下，后者的流速要比前者大得多，而且选择性也较好。

3. 其他　在使用超滤技术时，除考虑截留分子量和流率外，还须了解各种超滤膜的性质和使用条件。包括：①操作温度。不同材料制成的膜对温度的耐受能力差异很大。②化学耐受性。使用前必须知道膜的化学组成，了解其化学耐受性。③膜的吸附性质。超滤时应尽可能减少膜对溶质的吸附，当吸附量增加时，应注意防范和回收。④膜的无菌处理方式。许多生化物质及生物药物需要在无菌条件下进行处理，所以必须对超滤器及超滤膜进行无菌处理。耐热的膜可进行高热灭菌，对不耐高温的通常采用70% 乙醇、5% 甲醛、20% 环氧乙烷等进行化学灭菌处理。

三、操作

1. 超滤膜的清洗　新购的超滤膜都是密封包装的，一般保存在含有微量保湿剂和灭菌剂的环境中，而使用过的膜则被保存在 0.2% ~ 0.5% NaOH 等为保护剂的稀溶液中，以上两种情况在使用前都必须将膜清洗干净，清洗用水一般用去离子水或注射用水。

超滤膜运行一段时间后，会出现膜压差升高、膜通量下降、出水水质变差等情况，此时必须及时对膜进行清洗，除去膜表面聚集物，恢复膜的过滤性能，以便使超滤过程正常进行。对膜的清洗可分为物理法、化学法或物理化学结合法。①物理清洗可采用反冲清洗、负压清洗、超声法等。反冲清洗即用气体或液体反冲介质，使膜表面及膜孔吸附的污染物脱离膜表面。负压清洗即通过真空抽吸，在膜功能面形成负压除去污染物。②物理清洗往往不能把膜面彻底洗净，这时可根据超滤料液的性质、污染物种类及膜的化学耐受性等情况适当加一些化学药剂进行化学清洗。常用的化学清洗剂有盐水（1~2mol/L NaCl）、稀酸碱（0.1mol/L HCl 或 0.1mol/L NaOH）、稀氧化剂（过氧化氢、次氯酸钠等）。如果膜被蛋白质等生物大分子污染不易除净，还可选用变性剂（6mol/L 脲）、蛋白酶等。如用1%的胰蛋白酶液浸泡过夜，然后用大量水洗，可恢复流速。

超滤膜在使用后进行有效的清洗是非常重要的，它可以保证处理各批物料的效果可靠与稳定，延长膜的使用寿命。超滤膜比较稳定，若操作正确通常可用1~2年。

2. 超滤器的处理　超滤器使用前必须洗净。如果超滤器不大，滤膜又耐热，可进行高温灭菌。如果超滤膜或滤器不耐热，可用化学试剂进行灭菌。

3. 料液预处理　超滤时易发生浓差极化现象，操作时间越长，极化的程度也越厉害。浓差极化现象不但引起流速下降，而且影响到膜的选择透过性。因此料液在超滤前要进行预处理，以防止超滤膜被菌体或微颗粒阻塞。预处理要根据料液及膜材的性质选择处理方法，如可用砂滤、微滤等方式除去悬浮颗粒或胶状物，富含微生物的料液可添加杀菌剂或进行紫外灭菌，防止微生物污染。

4. 渗滤　超滤多用于过滤蛋白质、核酸、多糖等生物大分子。操作压力在 0.1~0.5MPa 之间，可采用切流过滤或层流过滤方式。超滤时，料液经泵打入超滤器，水及低分子量物质排出超滤器外，被浓缩的料液在料液贮罐、泵及超滤器中循环。当料液浓缩至一定的倍数后，即可作为进一步处理的浓缩料液。

5. 清洗超滤装置　超滤完成后，一般用 1% NaOH 循环洗涤膜组件 20~30min，然后用大量水循环洗涤，直至洗涤用水 pH<8，最后将膜组件充满保养液，封住进出口。超滤膜严重污染时须用适当溶液充分净化。

四、注意事项

（1）超滤常用于蛋白质类物质的浓缩和脱盐，也可用于分级分离，即采用不同分子量截留值的超滤膜进行多次渗滤，按分子量截留值由大而小串联若干个超滤器。

（2）在循环超滤过程中，由于泵的叶轮和料液的摩擦放热作用，料液的温度会逐渐升高，会造成生物分子的损失。因此，料液贮罐应加冷却系统，并安装自动测温及控制系统。一些酶含有辅助因子，其分子质量小，超滤时，易从透过液中排除掉，因而在超滤前或超滤后，要添加一定浓度的辅助因子。

（3）膜的污染被认为是超滤过程中的最主要障碍，因此超滤运转一段时间以后，必须对膜进行清洗，除去堵塞颗粒和膜表面聚集物，以恢复其透过性。

五、应用

超滤膜的最小截留分子质量为 500Da，在生化制药中可用来分离蛋白质、酶、核酸、多糖、抗生素、病毒等，特别适用液体酶制剂的生产，但对于那些需要小分子辅酶的酶的生产不适用。超滤技术不仅用于生化物质的分离纯化，同时还可以达到溶液浓缩的目的。

任务五　其他膜分离方法

一、反渗透

反渗透又称逆渗透，是一种以压力差为推动力，从溶液中分离出溶剂的膜分离技术。利用半透膜将两种不同浓度的溶液隔开时，在高浓度料液侧施加压力，当压力超过它的渗透压时，溶剂就会逆着自然渗透的方向做反向渗透，从而在膜的低压侧得到透过的溶剂，即渗透液。在膜的高压侧得到浓缩的溶液，即浓缩液。

反渗透膜是具有半透性质的薄膜，为非对称膜或复合膜。膜的平均孔径 <1nm，所分离的物质的分子量一般小于 500，操作压力为 2~10MPa。

用来制作反渗透膜的材料有醋酸纤维素类、芳香聚酰胺类和聚哌嗪酰胺类等。

其优点是可以挡住各种离子以及比水分子大的有机分子，只允许水分子通过，因此反渗透可用于污水处理、海水淡化和纯水制造。

反渗透、超滤和微滤都是以压力差为推动力使溶剂通过膜的分离过程，形成了分离溶液中的离子、分子到固体微粒的三级膜过滤。

知识链接

膜分离技术在水处理中的应用

用膜分离方法处理污水是一种较为环保的新技术，目前主要用于污水再生、工业纯水管理、工业废水回收等多个领域。

现阶段膜技术应用于污水处理过程的方法比较多，针对不同污水可以采取不同方法，微滤、超滤、反渗透等技术手段都表现出了较为明显的优势。在污水处理领域有着广泛的前景。

二、纳滤

纳滤又称纳米过滤，是以孔径为纳米级的滤膜实现的过滤。纳米过滤介于超滤和反渗透之间，主要截留粒径在 0.1~1nm、分子量为 1000 左右的物质。

纳滤与反渗透既有相似之处，又有所不同。其相似点在于：①均以压力差为驱动力，以致密膜为分离介质；②分离原理相似，都是基于渗透和反渗透现象。

不同点在于：①纳滤所需外加压力比反渗透低得多；②纳滤膜的表层比反渗透膜的表层疏松；③反渗透对单价离子截留率高，而纳滤对二价离子或高价离子的截留率可达 90%。因此，去除溶液中浓度较高的一价离子时用反渗透，分离多价离子采用纳滤。

三、电渗析

电渗析是利用离子交换膜和直流电场的作用，从水溶液和其他不带电组分中分离带电离子组分的一种电化学分离过程。

电渗析使用的膜是具有选择透过性的离子交换膜，它与离子交换树脂类似，按其可交换离子的性能分为阳离子交换膜（阳膜）和阴离子交换膜（阴膜）。阳膜上都带有磺酸基团，在电场中电离为 $R-SO_3^-$，它只让阳离子通过；阴膜上都带有季铵基团，电离为 $R-N^+$（NH_3）$_3$，它只让阴离子通过。

电渗透主要用于酶液或其他溶液的脱盐、海水淡化、纯水制备以及其他带电荷小分子的分离。

✍ 单元实训9

透析法除去蛋白质中的无机盐 ℮ 微课

【实训目的】

1. 掌握蛋白质透析的基本原理。
2. 熟悉透析法的基本操作。

【实训用品】

（一）实训器材

透析袋、烧杯、磁力搅拌器、密封夹等。

（二）材料和试剂

1. **材料**　蛋白质的氯化钠溶液（将 3 个鸡蛋清与 700ml 水和 300ml 饱和氯化钠溶液混合后，纱布过滤）。

2. **试剂**　10% 硝酸、1% 硝酸银溶液、10% 氢氧化钠溶液、1% 硫酸铜溶液。

【实训内容】

（一）实训原理

透析法是利用小分子物质在溶液中可以通过半透膜，而大分子物质不能通过半透膜的性质进行分离纯化的方法。主要用于分离两类分子量差别较大的物质。因此，在蛋白质分离提纯过程中，可利用透析法除去蛋白质中的小分子无机盐。

（二）实训过程

1. **双缩脲反应**　取少量蛋白质溶液，加入 10% 氢氧化钠溶液 1ml，振荡摇匀，继续加 1% 硫酸铜溶液，再振荡，观察反应现象。

2. **透析袋预处理**　取 10~15cm 透析袋，用沸水煮 5~10min，再用 60℃ 蒸馏水冲洗 2min，然后置于 4℃ 蒸馏水中，备用。

3. **透析袋的检查**　将处理好的透析袋一端扎紧，装满蒸馏水，手指轻轻挤压，检查膜有无水渗出。

4. **装样透析**　在检查好的透析袋中加入蛋白质溶液，装液量为透析袋长度的 1/3~1/2，并排出袋内空气。将装好蛋白质溶液的透析袋，置于含大量蒸馏水的烧杯中，磁力搅拌透析。

5. **透析液检查**　每 30min 从烧杯中取水 1~2ml，加入 10% 硝酸溶液数滴，再加入 1% 硝酸银溶液 1～2 滴，检查氯离子的存在。另从烧杯中取水 1～2ml，做双缩脲反应，检查烧杯中是否有蛋白质存在。

6. 更换透析外液 透析时，每 30min 更换一次烧杯中的蒸馏水以加速透析过程，直至数小时后，从烧杯中取出的水不能再检出氯离子时，停止透析。

7. 内容物检查 透析结束，检查透析袋内是否有蛋白质和氯离子的存在。

【注意事项】

1. 处理透析袋时不要用手接触，以免造成透析袋污染。
2. 透析时必须使用蒸馏水，并定期更换。

【思考题】

1. 影响透析的因素有哪些？
2. 氯离子和双缩脲反应的检查结果，可以说明哪些问题？

目标检测

答案解析

一、选择题

（一）最佳选择题

1. 实验室或生产中除去细菌等微生物，常用的膜分离方法是（　　）
   A. 透析　　　　　　B. 微滤　　　　　　C. 超滤　　　　　　D. 电渗析
2. 除去生物大分子中的无机盐类成分，常用的膜分离方法是（　　）
   A. 透析　　　　　　B. 微滤　　　　　　C. 超滤　　　　　　D. 电渗析
3. 纯水制备及其他带电荷小分子的分离，常用的膜分离方法是（　　）
   A. 透析　　　　　　B. 微滤　　　　　　C. 超滤　　　　　　D. 电渗析
4. 在超滤过程中，主要的推动力是（　　）
   A. 压力差　　　　　B. 浓度差　　　　　C. 电势差　　　　　D. 重力差
5. 在电渗析过程中，主要的推动力是（　　）
   A. 压力差　　　　　B. 浓度差　　　　　C. 电势差　　　　　D. 重力差
6. 哪一种膜的孔径最小（　　）
   A. 纳滤　　　　　　B. 微滤　　　　　　C. 超滤　　　　　　D. 反渗透
7. 不对称膜的支撑层（　　）
   A. 与分层材料不同　B. 与分层孔径相同　C. 具有分离功能　　D. 起支撑作用
8. 下列制膜材料属于无机材料的是（　　）
   A. 聚四氟乙烯　　　B. 聚氯乙烯　　　　C. 乙酸纤维素类　　D. 陶瓷

（二）多项选择题

1. 以压力差为推动力的膜分离方法有（　　）
   A. 微滤　　　　　　B. 反渗透　　　　　C. 超滤　　　　　　D. 纳滤
2. 在超滤中，如出现浓差极化现象，可能出现的后果是（　　）
   A. 流速下降　　B. 膜选择性下降　　C. 截留分子量下降　　D. 截留分子量变大

二、简答题

1. 什么是膜分离？主要有几种膜分离方法？

2. 什么是浓差极化现象？会对膜分离产生什么影响？

书网融合……

知识回顾　　　微课　　　习题

（白雪洁）

项目十　浓缩与干燥技术

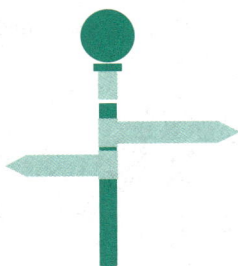

学习引导

浓缩与干燥均是除去物料中溶剂（一般为水）的操作，通常是生物技术产品制备中的最后一个环节。浓缩主要是除去溶液中的水分，提高溶质浓度。干燥主要是除去固体中的水分，有利于后续贮存和运输。那么在生物制药过程中常见哪些浓缩与干燥方法？这些方法都有哪些特征？

本项目主要介绍蒸发浓缩、冷冻浓缩、喷雾干燥和冷冻干燥等常见浓缩与干燥技术方法的原理、特点、工艺过程、设备和适用范围。

学习目标

1. **掌握**　常见浓缩干燥方法的基本原理。
2. **熟悉**　常见浓缩干燥技术的工艺过程和相关设备。
3. **了解**　常见浓缩干燥方法的特点及适用范围。

浓缩、干燥是生化物质进行分离提纯的重要方法。浓缩是低浓度溶液通过除去水或溶剂变为高浓度溶液的过程。生化产品制备工艺中常在提取后和结晶前进行浓缩。干燥是从湿的固体生化制品中除去水分或溶剂而获得相对或绝对干燥制品的工艺过程。干燥通常是生化产品制备工艺中在包装前的最后一道工序，通常包括原料药的干燥和制成的临床制剂的干燥。浓缩、干燥在生物产品的制备过程中有非常重要的应用，如发酵液代谢产物中的蛋白质、青霉素等都需要进行浓缩与干燥的操作，以便得到低成本、易于保存和运输的生物制品，并最大限度地保留原料中的营养成分。

任务一　浓缩技术

一、基本原理

生物制品原料中一般含有 70%～90% 的水分，为了避免微生物的生长繁殖、利于保存、减少运输的成本，其中大部分的水分是必须去除的。浓缩的主要目的有以下几点：①作为结晶或干燥的预处理；②提高产品质量；③减少产品的体积和质量；④增加产品的贮藏时间。

一些分离提纯方法也能起浓缩作用。例如，离子交换法与吸附法是将稀溶液通过离子交换柱或吸附柱，溶质被吸附后，再用少量洗脱液洗脱、分步收集，能够使目的物质的浓度提高几倍以至几十倍。超滤法利用半透膜能够截留大分子的性质，适用于浓缩生物大分子。此外，加沉淀剂、溶剂萃取、亲和色谱等方法也能达到浓缩目的。

生产中需要浓缩的生物制品种类很多，可采取不同的方法来实现。对浓缩方法与操作条件的选择必须权衡浓缩液质量与浓缩过程的操作费用。随着生产发展的需要，浓缩技术不断改进和更新，已趋向低温、快速、连续的方向发展。生产中经常采用的是蒸发浓缩和冷冻浓缩等技术。

二、蒸发浓缩

蒸发是溶液表面的溶剂（如水）分子获得的动力超过溶液内分子间的吸引力后，脱离液面进入空间的过程。可以借助蒸发从溶液中除去溶剂（如水），使溶液被浓缩。蒸发有以下特性：首先当溶液受热，溶剂分子动能增加，蒸发过程加快。其次，液体表面积越大，单位时间内汽化的分子越多，蒸发越快。最后，当液面蒸汽分子密度很小，经常处于不饱和的低压状态，液相与气相的溶剂分子为了维持其分子密度的动态平衡状态，溶液中的溶剂分子必然不断地汽化逸向空间，以维持其一定的饱和蒸气压力。因此，蒸发浓缩装置常常按照加热、扩大液体表面积、低压等因素设计。例如，热浓缩过程是使体系中的水分在其沸点时蒸发汽化，并将汽化产生的二次蒸汽不断排出，从而使制品的浓度不断提高，以达到后续工艺操作的要求。

蒸发浓缩操作中为了加快溶剂的蒸发，一般需在较高温度下进行，但生物制品在高温下易分解、易变性，传统的蒸发浓缩，只适用于对热稳定的生化物质体系，如淀粉水分的蒸发和皂化废碱液的蒸发等。

蒸发过程按加热方式，分为直接加热和间接加热两种；按操作压力，分为常压蒸发、减压（真空）蒸发和加压蒸发；按操作方式，分为间歇操作和连续操作；按蒸发器的级数，分为单效蒸发和多效蒸发。根据物料的性质和制备工艺的要求，蒸发过程可以采用不同的操作条件和方法，常用的蒸发浓缩有常压蒸发、减压蒸发和薄膜蒸发等。

1. 常压蒸发 常压蒸发即在常压下加热使溶剂蒸发，溶液被浓缩。常压蒸发方法简单，温度可达60～80℃，但仅适用于浓缩耐热物质及回收溶剂，不适用于热敏性物质。对某些黏度很大的、容易结晶析出的生化药物也不宜使用。常压蒸发浓缩设备比较简单，操作方便，但蒸发温度高，能耗较大，且在浓缩后期，溶液浓度升高，使沸点进一步上升，溶液中的许多成分此时容易焦化、分解和氧化，使产品质量下降。

2. 减压蒸发 减压蒸发是在减压或真空条件下进行的蒸发过程，也称为真空蒸发。减压蒸发是通过降低液面的压力从而使沸点降低的原理进行的。减压蒸发通常在常温或低温下进行，大部分生物制品对热源都比较敏感，所以常使用减压蒸发。

减压蒸发的优点：①溶液沸点低，采用同样的加热蒸汽，加大了传热温度差，使蒸发器的蒸发推动力增加，过程强化；②由于溶液沸点降低，可以利用低压蒸汽或废热蒸汽作为加热热源；③蒸发器的操作温度低，系统的热损失小；④适用于受热易变性的成分。

减压蒸发的缺点：①减压蒸发时要抽真空，需要增加设备和动力；②溶液沸点降低使黏度增大，沸腾的传热系数小，蒸发的传热系数小。

实训室常用的减压蒸发装置为真空旋转蒸发仪，工业用的减压蒸发装置如图1-10-1所示，使用时先开启真空泵，抽出蒸发锅内部分空气，然后待浓缩液自进料口吸入；打开蒸汽阀门，通入蒸汽；再开启废气阀，放出夹层内冷凝水，关闭；继续通入蒸汽，保持锅内液体适度沸腾状态，待浓缩液产生的蒸汽经气-液分离器分离后，进入冷凝器，冷凝液流入接收器中。蒸馏完毕，先关闭真空泵，打开放气阀放入空气，恢复常压后，浓缩液即可放出。

3. 薄膜蒸发 薄膜蒸发浓缩技术即液体形成薄膜后蒸发，变成浓溶液。成膜的液体有很大的汽化面积，热传导快且均匀，蒸发的时间很短，一般为几秒到几十秒，可避免生物制品受热时间过长，因此能保证产品质量。生物工业中常采用的薄膜蒸发器是让溶液在蒸发器的加热表面以很薄的液层流过，溶液很快受热升温、汽化、浓缩，浓缩液迅速离开加热表面，能连续操作，可在常压或减压下进行。薄膜浓缩设备有如下类型。

（1）管式薄膜蒸发器 料液在管壁或器壁上分散成液膜的形式流动，从而使蒸发面积增加，提高浓缩效率。管式薄膜蒸发器适用于热敏性物料的蒸发，但其设计和操作要求较高。其按液膜运动方向分为三种类型：升膜式蒸发器、降膜式蒸发器和升-降膜式蒸发器。

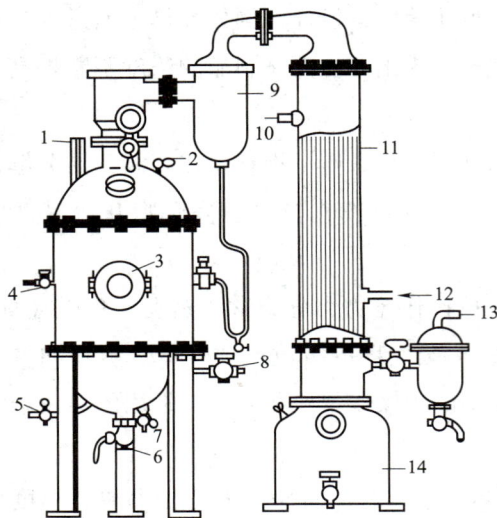

图1-10-1 减压蒸发装置示意图
1. 温度计；2. 放气阀；3. 观察窗；4. 待浓缩液入口；5. 蒸汽进口；6. 浓缩液出口；7. 夹层排水口；8. 废气排放口；9. 气-液分离器；10. 冷凝水排放口；11. 冷凝器；12. 冷凝水排放口；13. 接气泵；14. 接收器

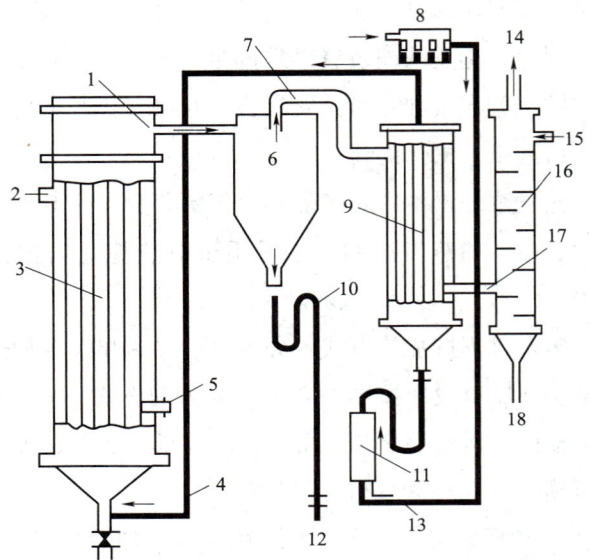

图1-10-2 升膜式蒸发器示意图
1. 气沫出口；2. 蒸汽进口；3. 蒸发器；4. 输液管；5. 蒸汽导管；6. 气-液分离器；7. 二次蒸汽导管；8. 高位液槽；9. 预热器；10. 浓缩液导管；11. 流量计；12. 浓缩液出口；13. 输液管；14. 废气出口；15. 冷凝水进口；16. 混合冷凝器；17. 废气出口；18. 冷凝水出口

升膜式蒸发器的加热室由许多垂直长管组成，如图1-10-2所示。料液经预热后由蒸发器底部引入，蒸汽在管外加热，使料液沸腾，迅速汽化，产生二次蒸汽。二次蒸汽在管内产生强的上升力，将物料挤向管壁，形成薄膜，溶液则被上升的蒸汽所带动，沿管壁呈膜状上升，并在此过程中继续蒸发，气-液混合物在分离器内分离，完成液由分离器底部排出，二次蒸汽则在顶部导出。升膜式蒸发器适用于蒸发量较大、有热敏性、黏度适中和易产生泡沫的料液，不适用于高浓度、高黏度、有结晶析出或易结垢的料液。

单效升膜式真空浓缩设备结构简单，制造方便，占地面积小，投资少，经济实用，生产能力大，传热系数高，蒸汽消耗较低，可连续出料，有利于提高产品质量，但由于管子较长，因而清洗不方便。

降膜式蒸发器构造（图1-10-3）与升膜式相似，主要区别在于，料液是从蒸发器的顶部加入的，经料液分配器导流管分配后均匀地进入加热管内，液体在重力作用下，沿管内壁呈液膜状向下流动，并在此过程中不断被蒸发而浓缩，在其底部得到完成液。降膜式蒸发器适用于热敏性、易发泡的物料，可以蒸发浓度较高的溶液，对于黏度较大的物料也能适用。降膜式蒸发器总传热系数高于升膜式蒸发器。其中料液分配器使料液均匀分布于各加热管，防止干壁及液膜厚薄不均现象的发生，在降膜式蒸发器中起到了关键的作用。

将升膜和降膜式蒸发器装在同一外壳中即成为升-降膜式蒸发器。预热后的料液先经升膜式蒸发器上升，然后由降膜式蒸发器下降，在分离器中和二次蒸汽分离即得完成液。升-降膜式蒸发器符合物料的要求，初进入，浓度低，速度快，容易达到升膜要求，初步浓缩后，在降膜式中受重力作用下能沿管壁均匀分布，形成薄膜。这种蒸发器多用于蒸发过程中溶液黏度变化很大、溶液中水分蒸发量不大和厂房高度有一定限制的场合。

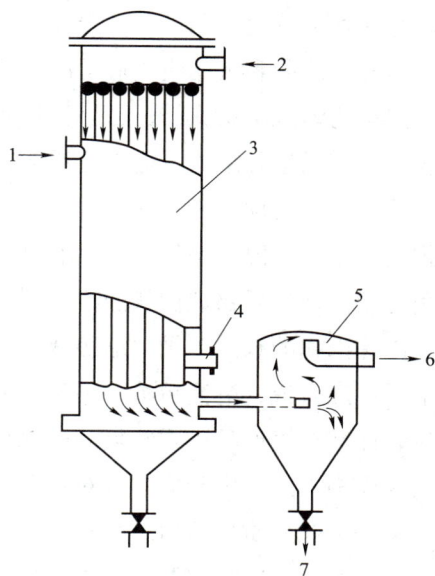

图1-10-3　降膜式蒸发器示意图

1. 加热蒸汽；2. 原料液；3. 加热蒸发器；
4. 冷凝水；5. 分离器；6. 二次蒸汽；7. 浓缩液

（2）刮板式薄膜蒸发器　在刮板式蒸发器中，由于刮板的运动，借助离心力和刮板的刮带作用将物料不断地在蒸发面上刮成薄膜，物料呈湍流状态，以达到薄膜蒸发的效果。刮板式薄膜蒸发器适合于处理高黏度、易结晶或容易结垢的物料，但刮板式蒸发器结构较复杂，制造安装要求高，动力消耗大，处理量较小。

（3）离心式薄膜蒸发器　在蒸发器的转鼓中有数组空心碟片，碟片中空可通入蒸汽。料液自顶部的进料管进入后，喷至碟片底部的加热面，在离心力的作用下，料液由中心向外呈薄膜状运动，传热系数高，加热面上停留时间短，料液在离开碟片时就已达到目标浓度。此装置适用于处理热敏性极高的物料。

即学即练 10-1

下列属于管式薄膜蒸发器的是（　　　）

A. 升-降膜式蒸发器　　　　　B. 离心式薄膜蒸发器

C. 刮板式薄膜蒸发器　　　　　D. 真空旋转蒸发仪

三、冷冻浓缩

冷冻浓缩是利用冰与水溶液之间的固-液相平衡的浓缩方法，将稀溶液中的水形成冰晶，然后固-液分离，使溶液增浓。冷冻浓缩涉及固-液系统的相平衡，但它与常规的结晶操作有所不同。结晶操作的原理是当溶液中溶质浓度超过低共熔浓度时，过饱和溶液冷却的结果表现为溶质转化成固体析出。但当溶液中所含溶质浓度低于低共熔浓度时，冷却结果则表现为水分转化成冰晶析出，此即冷冻浓缩的基本原理。由此可见，冷冻浓缩的操作包括两个步骤，首先是部分水分从水溶液中结晶析出，而后将冰晶与浓缩液加以分离。用于溶液冷冻浓缩的系统主要由结晶器和分离器两部分组成，结晶器产生冰结晶，分离器分离冰晶和浓缩液。通常冰晶的形成有两种方式：一种是在稀溶液的冷面上形成厚厚的冰层，这种方式称为渐进层状冻结；另一种是冰晶的形成发生于悬浮液中，通过大量悬浮分散于母液中的冰晶的成长、分离而达到浓缩，称为悬浮冻结。

冷冻浓缩的优点：①适用于热敏性物质的浓缩。②可避免某些有芳香气味的物质因加热所造成的挥发损失。③在低温下操作，气-液界面小，微生物增殖、溶质的劣化可控制在极低的水平。④由冷冻浓缩引起的液态物质物理性状的改变基本同蒸发，但对色泽的影响要小一些。

冷冻浓缩的缺点：①浓缩溶液的浓度不仅受低共熔浓度的限制，也受冰晶与浓缩液分离难易程度的影响。一般来说，溶液越浓，黏度越大，分离就越困难。②制成品相对浓度较低，微生物活性未能受到抑制，冷冻浓缩产品还须经热处理除菌或加以冷冻保藏。③晶液分离时，部分浓缩液（溶质）会因冰晶夹带而损失。④生产成本相对较高。

从保证产品质量的角度来看，冷冻浓缩是生物制品浓缩的最佳方法，且冷冻浓缩的能耗远低于蒸发浓缩。但由于冷冻浓缩设备投资与日常操作费用高、操作复杂不易控制、溶质损失严重和对冰核生成及冰晶成长机制的研究不足等原因，使其工业化程度不高。

冷冻浓缩装置系统主要由结晶设备和分离设备两部分构成。结晶设备包括管式、板式、搅拌夹套式、刮板式等热交换器，以及真空结晶器、内冷转鼓式结晶器、带式冷却结晶器等设备。分离设备有压滤机、过滤式离心机、洗涤塔以及由这些设备组成的分离装置等。在实际应用中，根据不同的物料性质及生产要求采用不同的装置系统。下面介绍几种工业上常用的结晶设备和分离设备。

1. 结晶设备 冷冻浓缩结晶器按冷却方式的不同分为直接冷却和间接冷却。直接冷却式结晶器的原理是让物料中的水分和辅助冷媒接触蒸发，达到冷却的目的，如直接冷却式真空结晶器；而间接冷却式结晶器的冷媒和物料是不接触的，中间有隔离层，间接冷却式设备又可分为内冷式和外冷式两种。

（1）直接冷却式真空结晶器 直接冷却式真空结晶器内部的绝对压力为267Pa，温度控制在-3℃，并使物料溶液在此压力、温度下沸腾冷却，形成冰晶。该条件下，必须蒸去140kg水分，才能得到1t冰晶。其优点首先是没有传热面，直接蒸发冷却；其次，如果能将低压力二次蒸汽再压缩，以提高其温度，并利用分离到的冰晶对此压缩后的二次蒸汽进行冷凝，还可进一步降低能耗。但是物料在真空状态下蒸发，会有部分芳香物质挥发，混同蒸汽或惰性气体一起逸出造成品质损失。在实际生产中，可以在直接冷却真空结晶器上连接适当的回收装置，将蒸汽中的芳香物质进行分离回收，以减少芳香物质的损失。

（2）内冷式结晶器 内冷式结晶器的换热器在结晶器内部。内冷式结晶器有两种：一种是产生几乎完全固化悬浮液的结晶器，结晶原理属于层状冻结，由于预期厚度晶层的固化，可在原地进行洗涤或作为整个板晶或片晶移出后在别处加以分离，此法的特点是稀溶液也可浓缩40%以上。另一种是产生可泵送浆料的结晶器。采用结晶操作和分离操作分开的方法，用刮刀等工具将固化晶层破坏，使冰晶分散在浓缩液中，产生可泵送的晶体悬浮液。冷冻浓缩中多数结晶器属于这种，但由于冰晶很细，冰晶和浓缩液的分离存在一定困难。

（3）外冷式结晶器 外冷式结晶器的换热器在结晶器外部，物料可以在换热器和结晶器之间循环。根据结晶形成特点和循环状态，外冷式结晶器可以分为3种。

第一种外冷式结晶器的特点是物料先在外部换热器中做过冷处理，并防止过冷物料在换热器中形成晶核。然后，过冷而不含晶体的物料被输入结晶器，在结晶器内将其"冷量"放出，完成结晶。从结晶器出来的液体可由泵再循环至换热器，而晶体则借助泵吸入管路中的过滤器而被截留于结晶器中。此种结晶器由于在结晶器外部形成过冷状态，避免了在结晶器内进行热交换，防止了局部过冷现象。此外，使用这种外冷式结晶器需将外部换热器中与料液相接触的冷却器壁面进行抛光处理，以减少外部换热器中晶核的形成和晶体的生长，避免引起流体流动的堵塞。

第二种外冷式结晶器的特点是全部悬浮液在结晶器和换热器之间进行再循环。可连续生产，晶体在换热器中的停留时间比在结晶器中短，故晶体主要是在结晶器内长大。

第三种外冷式结晶器的特点是物料在外部刮板式热交换器中生成亚临界晶体，然后进入结晶罐结晶；部分不含晶体的料液在结晶器与换热器之间进行再循环。

2. 分离设备　冷冻浓缩的分离设备种类较多，常见的有压榨机、过滤式离心机、洗涤塔以及由这些设备组合而成的分离装置等。

（1）压榨机　通过机械压力把浓缩液挤出，压力越大获得的浓缩液越多。常压压榨机处理后的冰晶形成冰饼，其中还存在大量浓缩液，因此其效率不高，往往作为初级处理。通常采用的压榨机有水力活塞压榨机和螺旋压榨机。

（2）过滤式离心机　通过离心力来分离浓缩液，其优点是可以用洗涤水洗涤冰饼，因此分离效果比压榨法好，但洗涤水将稀释浓缩液。此外，离心机由于做高速旋转，容易造成挥发性芳香物质的损失。

（3）洗涤塔　洗涤塔分离比较完全，可以防止稀释现象。洗涤塔在操作过程中完全密闭且无顶部空隙，因此可以完全避免芳香物质的损失。洗涤塔的分离原理是用纯水对晶体间残留的浓缩液进行洗涤，可分为间歇式和连续式。根据推动力不同又可分为浮床式、螺旋推动式和活塞式。

（4）组合式分离设备　组合式分离设备主要是将压榨机和洗涤塔组合使用，晶体悬浮液先在压榨机中分离然后进入洗涤塔进行再分离，其成本低，生产能力强，分离效果也较好。

四、其他浓缩方法

1. 超滤浓缩　超滤是一种新型膜分离技术，通常是指原料液在常温下以一定压力和流量通过滤膜时，以膜两侧的压力差为驱动力，以膜为过滤介质，进行过滤。当原料液流过膜表面时，膜表面密布的许多细小的微孔只允许溶剂及小分子物质通过，而原液中体积大于膜表面微孔径的物质则被截留在膜的进液侧，成为浓缩液，因而实现对原液的分离和浓缩的目的。

2. 吸收浓缩　吸收浓缩是通过吸收剂直接吸收除去溶液中溶剂分子使溶液浓缩的方法。吸收剂与溶液不起化学反应，对生化药物不起吸附作用，容易与溶液分开。吸收剂除去溶剂后能重复使用。

最常用的吸收剂有聚乙二醇、聚乙烯吡咯烷酮、蔗糖、凝胶等。使用聚乙二醇等吸收剂时，先将含生化药物的溶液装入半透膜的袋里，扎紧袋口，外加聚乙二醇覆盖，袋内溶剂渗出即被聚乙二醇迅速吸去，聚乙二醇被溶剂饱和后，可更换新的，直到浓缩至所需的浓度为止。

凝胶由多聚物组成，具有一定孔径的微孔，能够吸收相对分子质量低的物质，如水、葡萄糖、蔗糖、无机盐等。使用凝胶时，先选择凝胶孔径，使其大小恰好让溶剂及低分子物质能渗入凝胶内，而生化药物的分子完全排出于凝胶之外，除去凝胶即得浓缩溶液。孔径小的凝胶吸水能力弱，但速度快；孔径大的凝胶吸水能力强，但速度慢。用凝胶浓缩有两种方式：动态浓缩（使稀溶液通过凝胶柱）和静态浓缩（将干凝胶投入稀溶液）。使用时必须注意，浓缩溶液的 pH 应大于被浓缩物质的等电点，否则会在浓缩凝胶表面产生阳离子交换，影响浓缩物质的回收率。

3. 氮吹浓缩　氮吹仪又叫氮气吹干仪，氮吹仪采用惰性气体对加热样液进行快速、连续、可控地吹扫，使待处理样液的溶剂快速蒸发，而达到浓缩的目的。样液可通过干式加热或水浴加热方式升高温度。如需在热水浴中加热促使溶剂挥发，应控制水浴温度，防止目标化合物氧化分解或挥发；对于蒸气压高的目标化合物，必须在50℃以下操作，最后残留的溶液只能在室温下用缓和的氮气流浓缩至所需体积，以免目标化合物损失。氮吹浓缩法适用于体积小、易挥发的提取液，此法操作简单，可同时处理多个样品，但效率低，蒸气压较高的目标化合物易损失。

任务二　干燥技术

一、基本原理

许多生物产品，如酶制剂、单细胞蛋白、抗生素、氨基酸等均为固体产品，因此成品干燥是工业产品加工过程中十分重要的单元操作。干燥是除去目标产物浓缩悬浮液或结晶（沉淀）产品中的湿分，通常是生物产物成品前最后一道工序。任何干燥过程的最终目的都是减少物质的最终含水量，因此，干燥是制取以固体形式存在、含水量在5%～12%的生物制品的主要工业方法。干燥的质量直接影响产品的质量和价值，干燥方法的选择对于保证产品的质量至关重要，常用的干燥方法有常压干燥、减压干燥、喷雾干燥和冷冻干燥等。

1. 干燥速率影响因素　要详细了解干燥的基本过程，需要确定物料干燥速率。物料的干燥速率是指干燥时单位时间内，单位干燥面积蒸发的水分质量，其影响因素如下。

（1）物料的性质、结构和形状　物料的性质和结构不同，物料与水分的结合方式以及结合水与非结合水的界限不同，干燥速率也不同。物料的形状、大小以及堆积方式不仅影响干燥面积，而且也影响干燥速率。

（2）干燥介质的温度和湿度　干燥介质的温度越高，湿度越低，干燥速率就越大。但温度过高时，干燥速率过快会损坏物料，还会使临界含水量增加，使后期的干燥速率降低。

（3）干燥操作条件　干燥操作条件主要是干燥介质与物料的接触方式，以及干燥介质与物料的相对运动方向和流动状况。

（4）干燥器的结构形式　干燥器的结构形式不同，也会影响干燥速率。

2. 干燥基本过程　干燥由两个基本过程构成：一是传热过程，即热由外部传给湿物料，使其温度升高；二是传质过程，即物料内部的水分向表面扩散并在表面汽化离开。这两个过程同时进行，方向相反。可见，干燥过程是一个传质和传热相结合的过程。

物料的干燥可分为恒速干燥和降速干燥两个阶段，其基本过程如下。

（1）恒速干燥阶段　在恒速干燥阶段，湿物料表面全部被非结合水润湿，由于非结合水与物料结合能力小，故物料表面水分汽化的速率与纯水汽化的速率一致。这样物料表面温度是该空气状态下的湿球温度，同时由于干燥实验是在恒定的条件下进行，空气温度、湿度、流速均不变，传热推动力（温度差）以及传质推动力（饱和蒸汽压差）是一个定值，因此，干燥速率也是一个定值。干燥介质传给物料的热量全部用于汽化水分，水分的汽化速率不会改变，从而维持了物料恒速干燥的特征。在恒速干燥阶段，湿物料内部水分向表面扩散速率等于或大于水分的表面汽化速率，干燥速率取决于物料表面水分的汽化速率，又称为表面汽化控制阶段，其影响因素主要有空气温度、湿度及流速等外部条件。

（2）降速干燥阶段　当湿物料中的非结合水分被干燥除去以后，如果干燥过程继续进行，则物料中的结合水分也将被除去。由于结合水分所产生的蒸气压低于同温度下的水分的饱和蒸气压，所以，水蒸气自物料表面扩散至干燥介质主流中的传质推动力将变小，干燥速率也随之降低。在降速干燥阶段，空气传递给湿物料的热量，部分用于水分汽化，剩余热量，使物料温度升高。干燥速率的下降和物料温度的升高是物料进入降速干燥阶段的标志。在降速干燥阶段，水分由物料内部向物料表面传递的速率小于湿物料表面水分的汽化速率。干燥的速率取决于水分向固体表面扩散的速率，因此，亦称为内部扩散控制阶段，主要影响因素为物料结构、形状和大小等特性。

> **即学即练 10 - 2**
> 干燥速率主要取决于物料表面水分汽化速率的阶段是（　　　　）
> A. 加速阶段　　　B. 降速阶段　　　C. 恒速阶段　　　D. 低速阶段
>
> 答案解析

3. 干燥分类　干燥方法很多，按热量传递方式，干燥分为以下几种。

（1）传导干燥　热能以热传导方式通过金属壁面传给固体湿物料，热效率较高，达 70% ~ 80%，有利于节能。

（2）对流干燥　利用热空气、烟道气等作为干燥介质，将热量以对流传热方式传递给固体湿物料，并将汽化水分带走的干燥方法。热效率为 30% ~ 70%。

（3）辐射干燥　热能以电磁波形式由辐射器发射，湿物料吸收后转化为热能，使物料中水分汽化。干燥效率高，生产强度大，产品均匀洁净，干燥时间短。特别适用于以表面蒸发为主的膜状物质，热效率约为 30%。

（4）介电干燥　湿物料置于高频交变电磁场中，湿物料中水分子频繁变换极性取向产生热量。接近 300MHz 的，称为高频加热；300 ~ 3000MHz 的，称为微波加热。介电干燥加热时间短，属内部加热，加热均匀性较好。热效率在 50% 以上。

（5）冷冻干燥　将湿物料或溶液在低温下冻结为固态，水分被冻结成冰，然后在高真空下供给热量，将水分直接由固态升华为气态。

按操作压力，干燥分为常压干燥和减压干燥。减压干燥适合处理热敏性、易氧化或要求产品含湿量很低的物料。

4. 生物产品干燥的特点

（1）多数生物产品对热的稳定性较差，如蛋白酶在 45 ~ 50℃ 开始失活。因此，生物产品干燥一般在较低温度下进行，如冷冻干燥、减压干燥。

（2）生物产品的干燥时间不能太长，否则容易变质失活。因此，很多生物产品使用气流和喷雾干燥等方式进行。

（3）生物产品要求十分纯净，尤其是生物制药产品，更不能混入任何异物。因此，生物产品干燥很多在密封环境中进行。很多生物产品需在无菌室内干燥，要注意与产品直接接触的干燥介质，如热空气，需严格过滤。

（4）很多生物产品在干燥时容易结团，所以干燥时需要采取措施，如常翻动。

（5）生物产品很多较贵重，需要尽量减少干燥过程中物料损失。

总之，生物产品的干燥有特殊性，应根据实际物料的性质、产品要求、生产规模大小及是否经济合理等方面综合考虑，选择最佳的干燥方法和设备。生物工业中的干燥方法有喷雾干燥、冷冻干燥、气流干燥、流化床干燥、真空干燥、微波干燥、红外干燥和常压吸附干燥等。

二、喷雾干燥

喷雾干燥是采用雾化器将料液分散成雾滴，并用热干燥介质（通常为热空气）干燥雾滴而获得产品的一种干燥技术。料液可以是溶液、乳浊液、悬浮液、熔融液或膏糊液，按照生产需求可以制成粉体、颗粒、空心球或团粒。喷雾干燥在生物产品生产中应用广泛，主要用于各种抗生素、维生素、酶、无菌人血清、糊精以及其他医用制剂的干燥。

喷雾干燥的优点：①由于喷出的液滴均匀分散在热的干燥介质中，传热、传质面积较大，干燥速率非常快，干燥瞬间完成（数秒至数十秒），可用于热敏性和易分解物料的干燥。②该法能直接使料液干燥成粉状或颗粒状制品，可省去蒸发、粉碎等工序。喷雾干燥器可同时完成造粒、干燥及固体物料的分离等一系列过程。③制品质量好，质地松脆，溶解性能也好，能改善某些制剂的溶出速率。④可在无菌条件下操作，得到的产品不容易被外来微生物污染。但喷雾干燥存在热效低、能耗大、设备体积过大等不足。

1. 喷雾干燥的工艺过程　喷雾干燥过程可分为料液雾化、雾滴与空气接触、干燥、干燥产品的分离4个阶段。

（1）料液雾化　料液雾化的目的在于将料液分散为微细的雾滴，雾滴的直径为 $20\sim60\mu m$，因此具有很大的表面积，在和热干燥介质接触时可迅速汽化而干燥为粉末或颗粒产品。雾滴的大小和均匀度是产品质量控制的关键因素，特别是对热敏性物料，如果雾滴大小不均匀，就会出现大颗粒未达到干燥要求而小颗粒已干燥过度的问题。因此，雾化器是喷雾干燥的关键部件。目前常用的雾化器有压力式喷嘴、气流式喷嘴和离心式喷嘴（图1-10-4）。

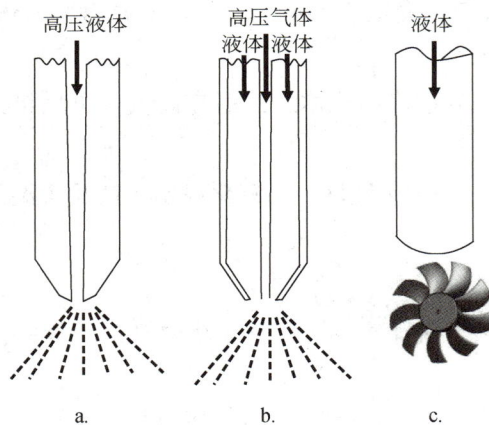

图1-10-4　雾化器示意图
a. 压力式；b. 气流式；c. 离心式

1）压力喷雾　用 $5\times10^6\sim2\times10^7Pa$ 的高压泵将物料送进喷嘴，由喷嘴高速喷出均匀雾滴。喷嘴直径 $0.5\sim1.5mm$，不适用于悬浮液。

2）气流喷雾　利用压强 $1.5\times10^5\sim5\times10^5Pa$ 的压缩空气经气流喷雾使液体被喷成雾滴，适用于各种料液。

3）离心喷雾　将料液注入急速水平旋转的喷洒盘上，借离心力使料液沿喷洒盘的沟道散布到盘的边缘，分散成雾滴。离心喷雾盘转速为 $4000\sim20000r/min$，此法适用于各种料液。

（2）雾滴与空气接触　雾滴与空气接触方式有并流式、逆流式、混流式3种。接触方式不同，对干燥室内的温度分布、液滴及颗粒的运动轨迹、物料在干燥器中的停留时间以及产品质量都有重要的影响。

在并流系统中，最热的干燥空气与水分最大的雾滴接触，因而水分迅速蒸发，雾滴表面的温度接近于空气的湿球温度，同时空气温度也显著降低，因此从雾滴到干燥成品的整个历程中，物料温度不高，这对热敏性物料的干燥是十分有利的。由于迅速蒸发，液滴膨胀甚至胀裂，因此并流操作时所获得的产品常为非球形的多孔颗粒。

对于逆流系统，在塔顶喷出的雾滴与塔底上来的较湿空气接触，因此干燥推动力较小，水分蒸发速度比并流式慢。在塔底，最热的干燥空气与最干的物料接触。所以，此方法适用于能耐受高温、含水量低、较高松密度的非热敏性物料的处理。

在混流式系统中，干燥室底的喷嘴向上喷雾，热空气自上而下，于是雾滴先上行，再随热空气下行，因此混流系统实际上是并流与逆流的混合，其性能也介于两者之间。

（3）干燥　雾滴干燥包括恒速干燥和降速干燥两个阶段。干燥过程是传热和传质同时进行的过程。

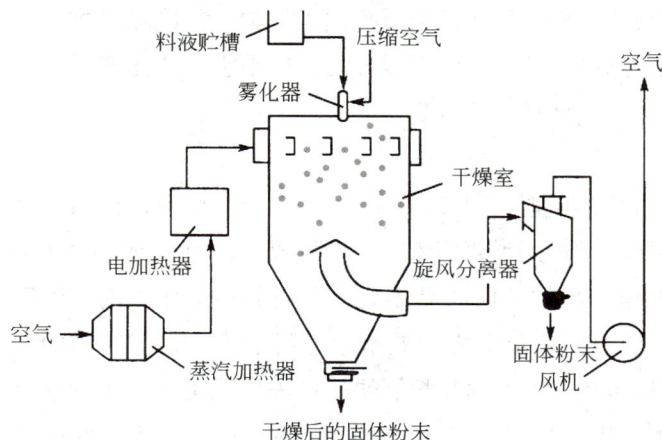

图1-10-5　喷雾干燥器示意图

（4）干燥产品的分离　干燥的粉末或颗粒落到干燥室的锥体四壁并滑落到锥底，通过星形阀之类的排灰阀排出，少量的细粉则随空气进入旋风分离器进一步分离。然后将这两处成品输送到另一处混合后储入成品库或直接包装。

2. 喷雾干燥设备　喷雾干燥器（图1-10-5）由液体雾化器、干燥塔、热风系统和气-固分离系统组成。雾化器将物料分散成微小的液滴，在干燥塔内，微小的液滴被干燥介质加热，湿分汽化而物料被干燥，经气-固分离得到干燥产品。

三、冷冻干燥 📱微课

冷冻干燥是将含水物料冷冻到冰点以下，使水转变为冰，然后在较高真空度下使冰直接升华而除去水分的干燥方法。冷冻干燥得到的产物称为冻干物。图1-10-6为水的三相平衡图，由图可知，当压力降为4.6mmHg（613.3Pa）时，不管温度如何变化，水只有固态和气态。当压力和温度低于三相点时，水可由固态不经过液态，直接变为气态，该过程称为升华。通过升高温度或降低压力，都可打破气、固两相平衡，使整个系统朝着冰转变为水蒸气的方向进行。冷冻干燥就是根据这个原理，使冰不断生成水蒸气，再将水蒸气抽走，获得干燥制品。

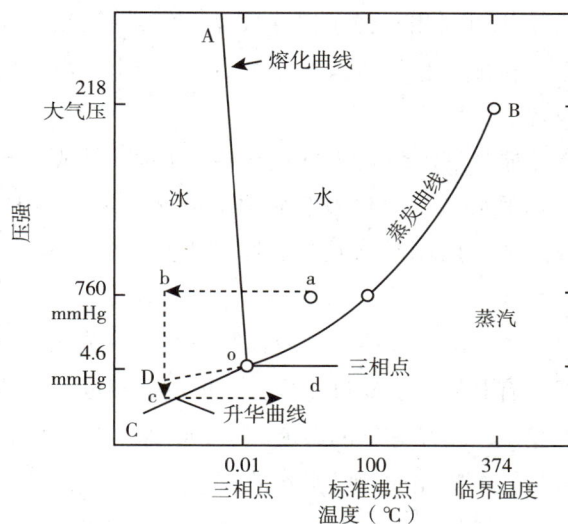

图1-10-6　水的三相平衡示意图

📖 **知识链接**

微波冷冻干燥

冷冻干燥按操作模式的不同分为真空冷冻干燥和微波冷冻干燥两类。微波冷冻干燥即利用微波加热结合冷冻升华技术对物料进行干燥。微波冷冻干燥除升华热的提供方式为微波加热外，其基本原理与传统真空冷冻干燥工艺并无特别不同。与常规真空冷冻干燥采用的电、蒸汽、油介质为热源相比，将微波作为冷冻干燥的热源能明显降低冷冻干燥所需的时间和加工成本，且物料的外观形状、色泽和营养成分基本保持不变，制品的复水性能优异。微波冷冻干燥适用于食品、药品及生物制品等行业。

冷冻干燥在生物制品、医药工业、食品工业和科研等领域应用广泛，其主要特点是：①由于冷冻干燥在低温下进行，使物质中的挥发性成分和受热变性的营养成分损失很小，特别适用于热敏性物质，如疫苗、菌类、毒种、血液制品等的干燥保存。②在低温干燥过程中，微生物的生长和酶的作用几乎无法进行，能最好地保持物质原来的性状。③水分在冻结状态下由升华而排出，在升华过程中物料被固定为一定的形状，干燥后体积、形状基本不变，物质呈海绵状，无干缩；复水时，与水的接触面大，能迅速还原成原来的性状。④干燥多在真空下进行，氧气极少，使易氧化的物质得到了保护。⑤能除去物质中95%～99%的水分，制品的保存期长。总之，冷冻干燥是一种优质的干燥方法。但是它需要比较昂贵的专用设备，干燥过程中涉及冷冻和抽真空，耗能较大，因此加工成本高。

1. 冷冻干燥的工艺过程

（1）预冻　冻干工艺过程的第一步为预冻，即将待处理样品完全冻结。在这个过程中，样品成为冰晶和分散的溶质。制品冻结速度的快慢，是影响制品质量的重要因素。一般情况下，溶液慢冻时（每分钟降温1℃），形成肉眼可见的晶粒。溶液慢冻时由于冻结体内冰晶体大，溶质晶核与冰之间的间隙较大，利于深层冻结体升华水分的排出，可缩短干燥时间，提高冻干效率，适用于抗生素等制品的生产。溶液速冻时（每分钟降温10～50℃），形成在显微镜下可见的晶粒。快速冷冻形成更多微小的冰晶体，其冻干升华的表面积较大，也可加快制品升华干燥的过程。但速冻生成细晶升华后留下的间隙较小，使下层升华受阻。速冻成的成品粒子细腻、外观均匀、比表面积大、多孔结构好、溶解速度快，成品的引湿相对强于慢冻成品。溶液冷冻所形成的冰晶形态、大小、分布情况等直接影响成品的活性、构成、色泽以及溶解性能等，到底采用何种冻结方式进行冷冻干燥，需要根据制品的特点来决定。

原料液需装入适当的容器才能预冻结成一定的形状进行冷冻干燥。为了保证冻结干燥后的制品具有一定的形状，原料液溶质浓度应该在4%～25%，以10%～15%最佳。生物制品尤其是药品在容器中成形的一般制品，其分装厚度不宜超过15mm，并应有恰当的表面积和厚度之比，表面积要大且厚度应小。

预冻时，冻结温度应控制恰当。首先要保证样品冻结结实，但冻结温度过低不仅会造成能源的浪费，有时还会引起过冷现象，即制品温度虽已达到溶液的共晶点，但溶质仍不结晶。为了避免过冷现象的发生，制品冻结的温度应低于共熔点以下的一个范围，并保持一定的时间，使其完全冻结。需冻干的产品，一般先配制成水溶液或悬浊液，其冰点低于溶剂的冰点，应在预冻之前确定制品的共熔点温度。

一般情况下，在预冻之前，应确定以下3个工艺参数。

1）预冻的速率　快速冷冻，会形成小冰晶，晶格之间的空隙也小，在升华时水蒸气就不容易排出，也就不利于升华；反之，慢冻形成的冰晶大，晶格之间间隙比较大，这样就有利于水蒸气的排出，也有利于升华速率的提高，但冻干后样品的复原性较差，溶解速度也较慢。

2）预冻的最低温度　最低温度应适当低于制品的共熔点10～15℃（一般生物制品的预冻温度控制在-35～-30℃即可）。

3）预冻时间　通常情况下2～3h就可以完成预冻过程。使箱内所有制品都均匀达到所需温度，冷冻结实后再抽真空进入干燥程序。

（2）升华干燥　升华干燥又称一级干燥或一次干燥。制品冻结温度通常为-50～-25℃，冰在该温度下的饱和蒸气压分别为63.3Pa和1.1Pa，真空升华面和冷凝面之间便产生了相当大的压差，如忽略系统内的不凝气体分压，该压差将使升华的水蒸气以一定的流速定向地抵达凝结器表面结成冰霜。在升华干燥阶段必须时刻为制品提供恰当的热量。如果升华过程中不供给热量，制品便会降低内能来补偿升华热，直至其温度与冻结器温度平衡，升华停止。为了保持升华表面与冷凝器的温差，冻干过程中必须对制品提供足够的热量。但需注意为制品提供热量有一定的限度，不能使制品的温度超过制品自身的共熔点温度，否则，会出现制品熔化、颜色加深、干燥后制品体积缩小和溶解困难等问题。如果为制品提供的热量太少，则升华的速率会很慢，延长了升华干燥的时间。

对于生物制品来说，理想的升华干燥压力控制范围应在20~40Pa，温度应控制在低于共晶点的一个范围内。在大量升华阶段，随着制品的不断干燥，制品的温度也有小幅上升，直至肉眼已见不到冰晶的存在。此时，90%以上的水分已被除去。

（3）解吸附干燥　解吸附干燥又称二级干燥或二次干燥。制品在一级升华干燥过程中虽已去除绝大部分水分，但如果将制品置于室温下，残留的水分（吸附水）足以使制品分解。因此，有必要继续进行真空干燥，即二次干燥，以去除制品中以吸附方式存在的残留水分。制品中剩余的残留水分的理化性质与常态水不同。残留水分包括化学结合水与物理结合水，如化合物的结晶水、蛋白质通过氢键结合的水以及固体表面或毛细管中的吸附水等。由于残留水分受到溶质分子多种作用力的束缚，其饱和的蒸气压力被不同程度地降低，使其干燥速率明显下降。

对于生物制品，如生物药品，其水分含量低于或接近2%较好，原则上不超过3%。二级干燥所需的温度和时间由制品中水分的残留量来决定。一级干燥以后，样品的温度已达到0℃以上，90%左右的水分已被除去。此时可直接加大供热量，将温度升高至制品的最高可耐受的温度，以加快干燥速度。迅速提高制品温度，有利于降低制品中残余水分含量和缩短解吸干燥时间。制品的最高许可温度视制品的品种而定，一般为20~45℃。例如，病毒性制品的最高许可温度为25℃；细菌性制品的最高许可温度为30℃左右；血清、抗生素等的最高许可温度可提高到40℃以上甚至更高。实验表明，此阶段干燥箱内压强在10~30Pa比较合适。

2. 冷冻干燥设备　冷冻干燥设备形式很多，生物活性物质用冻干机大多数采用冻干分离型结构。先将预处理好的物料装盘，送入速冻生产线进行预冻；或将装好物料的盘子装上架车，送入冷库预冻。预冻好的物料，连同料盘（或车）一起装入冻干器的干燥仓内，抽真空进行升华干燥。为提高升华干燥的速率，适时进行加热，直到干燥结束，停止加热，停真空泵，停制冷压缩机，向干燥仓内放入干燥空气，打开真空仓门，取出物料，进行真空包装。

真空冷冻干燥过程是一个影响因素复杂的过程，在确定冻干设备和工艺时，首先应了解被干燥物料的特性和干燥要求，还应熟悉各类冻干设备的性能，掌握冻干曲线的测定方法，以便确定适宜的冻干工艺过程。

实例分析

实例　生产免疫球蛋白时，将免疫球蛋白溶于注射用水，分装至西林瓶中，半加塞，置于托盘内，然后放入冷冻箱，分0℃、-10℃、-30℃三个阶段依次冷冻。待完全冷冻后，再继续冷冻30min，然后在-30℃下抽真空10min，开启加热器，升温至-25℃再抽真空至真空度最低，然后边抽真空边缓慢升温至25℃。

问题　1. 采用冷冻干燥法生产免疫球蛋白时，主要操作过程是什么？

2. 进行冷冻干燥操作时，应注意哪些问题？

答案解析

四、其他干燥方法

1. 气流干燥 气流干燥是将细粉或颗粒状的湿物料用空气、烟道气或惰性气体将其分散于悬浮气流中，在同热气流并流输送的同时进行干燥而获得粉粒状的干燥制品。气流干燥器中风机在系统中的位置决定了干燥器可以在正压或负压下工作。如果物料为高温的膏糊状物料，可以在干燥器底部串联一粉碎机，使物料边干燥边粉碎，从而解决了膏糊状物料难以连续操作的难题。气流干燥适用于干燥非结合水分及结团不严重又不怕磨损的颗粒状物料，尤其适用于干燥热敏性物料或临界含水量低的细粒或粉末物料。其干燥、输送、粉碎可在一个设备中完成，具有热效率高、干燥速度快、结构简单、可有很大的装置规模、操作稳定和便于自动化等优点，但存在动力消耗大等缺点。阿司匹林、四环素、对乙酰氨基酚、胃酶、胃黏膜素等常用气流干燥的方法进行干燥。

2. 流化床干燥 流化床干燥又称沸腾干燥，是流化态技术在干燥过程中的应用。其基本工作原理是利用加热的空气向上流动，穿过干燥室底部的分布床板，床板上面加有湿物料，当气流速度被控制在某一区间值时，床板上的湿物料颗粒就会被吹起，但又不会被吹走，处于似沸腾的悬浮状态，即流化状态，称之为流化床或沸腾床。气流速度区间的下限值称为临界流化速度，上限值称为带出速度。处于流化状态时，颗粒在热气流中上下翻动互相混合、碰撞，与热气流进行传热和传质，从而达到干燥的目的。

流化床干燥适用于无严重凝聚现象，颗粒直径在 $30\mu m \sim 6mm$ 范围内的湿物料，对膏糊状物料需经预处理和配备合适的喂料机构。由于物料在干燥器中停留时间较长，不适宜干燥一些热敏性物质，常用于干燥葡萄糖、味精、柠檬酸等热稳定物料。

3. 真空干燥 真空干燥又称为减压干燥，是将待干燥物料置于密闭的干燥室内，对干燥室抽真空并不断加热，蒸汽压下降使被干燥物的表面水分（溶剂）达到饱和状态而蒸发，并由真空泵及时排出回收。真空干燥过程中，干燥室内的压力始终低于大气压力，含氧量低，干燥温度也相对较低，凡不能经受高温，在空气中易氧化、易燃、易爆等危险性物料，或干燥过程中会挥发有毒、有害气体，被除去的湿分蒸汽需要回收等场合，需采用真空干燥。真空干燥具有生产工艺简便、耗费低、干燥后产品疏松多孔、易于粉碎等优点，但被干燥物的量应适当，以免液体起泡溢出容器，造成损失和污染。

4. 红外干燥 红外干燥系辐射干燥法。红外线波长为 $0.76 \sim 1000\mu m$，可分为近红外线、中红外线和远红外线。物质分子具有几种振动方式，每种振动方式有其固有的振动频率。当红外线频率和分子的振动频率一致时，分子振动时吸收与其相应的电磁波能量，红外线能量就转换为分子的振动能量，加速分子运动，进而转变成热量而使物料本身温度升高，使水迅速汽化，达到干燥目的。

5. 微波干燥 微波是指频率在 $300 \sim 300000MHz$ 或波长在 $0.001 \sim 1m$ 的高频电磁波。微波干燥实质上是一种微波介质加热干燥，被加热的介质是由许多一端带正电荷，另一端带负电荷的分子（偶极子）所组成，例如湿物料中的水就是偶极子。如果把交变电场加于介质物料，在交流电磁场的作用下，偶极子会产生与电场方向变化相适应的振动，偶极子在反复极化的剧烈运动中又和相邻分子相互作用，从而使分子间产生了类似摩擦的作用，使分子获得了能量，并以热的形式表现出来，这样就把它从电磁场中所吸收的能量变成了热能，从而达到使介质物料升温的目的。外加电场的变化频率越高，偶极子摆动就越快，产生的热量就越多。当干燥到一定程度，物料内部的水分比表面多时，物料内部所吸收的电能或热能比表面多，致使物料内部的温度高于表面温度，温度梯度与水分扩散的浓度梯度方向一致，即传热、传质方向一致，促使湿物料内部水分的扩散，微波干燥具有由内向外的干燥特点，即对物体整体而言，将湿物料内层首先干燥，这就克服了在常规干燥中因物料外层首先干燥而开形成硬壳板结阻碍内部水分继续外移的特点。

微波干燥具有干燥均匀、速率快、便于控制、能源利用率高和具有消毒功能等优点，但也存在设备费用高、耗电量大等缺点。

6. 常压吸收干燥 常压吸收干燥是在密闭空间内用干燥剂吸收水或溶剂。此法的关键是选用合适的干燥剂。按照脱水方式，干燥剂可分为以下 3 类。

（1）能与水作用生成新的化合物 例如五氧化二磷、氧化钙等。五氧化二磷：吸水效力最高，作用非常快；氧化钙：碱性，吸水后成为不溶性氢氧化物。

（2）能与水可逆结合为水合物 例如无水硫酸钙、无水硫酸镁、固体氢氧化钾（氢氧化钠）等。无水硫酸钙：作用快，效率高，与有机物不发生反应，且不溶于有机溶剂，与水形成稳定的水合物（$CaSO_4 \cdot H_2O$）；无水硫酸镁：中性，效力中等，作用快，吸水量较大，吸水后形成 $MgSO_4 \cdot 7H_2O$；固体氢氧化钾（氢氧化钠）：可吸收水、氨等，其中氢氧化钾吸收水的能力比氢氧化钠大 60~80 倍。

（3）能吸收微量的水和溶剂 例如分子筛，常用的为沸石分子筛。如果样品水分过多则应先用其他干燥剂吸水，再用分子筛进行干燥。

✎ 单元实训10

减压蒸发浓缩大豆蛋白

【实训目的】

1. 掌握使用旋转蒸发仪浓缩料液的原理和方法。
2. 能熟练运用旋转蒸发仪进行浓缩操作。
3. 了解旋转蒸发仪的结构和组成。

【实训用品】

（一）实训器材

锤片式粉碎机、100 目筛、玻璃缸、水浴锅、泥浆泵、卧式螺旋卸料离心机、解碎机、中和罐（或大烧杯）、卧式螺旋沉降分离机、旋转蒸发仪。

（二）材料和试剂

1. 材料 低变性脱脂大豆粕。

2. 试剂 盐酸、焦亚硫酸钠漂白剂、消泡剂、氢氧化钠溶液。

【实训内容】

（一）实训原理

减压蒸发浓缩是通过降低浓缩液面的压力，从而使沸点降低，加快蒸发。减压蒸发浓缩通常在常温或低温下进行，这样物料温度低，且加热所用蒸汽与沸腾料液的温差增大，在相同传热条件下，比常压蒸发时的蒸发速率高，并可利用低压蒸汽作为蒸发热源。减压蒸发浓缩适用于浓缩受热易变性的物质，大部分生物制品对热源都比较敏感，所以为了提高浓缩产品的质量，广泛采用减压蒸发浓缩。

旋转蒸发仪是将物料置于蒸发瓶中，在负压条件下，恒温加热，并使蒸发瓶恒速旋转，旋转时物料在瓶壁上形成大面积的薄膜，从而使蒸发高效进行。蒸发出的溶剂蒸汽经高效玻璃冷凝器冷却，回收于收集瓶中。

减压蒸发浓缩是浓缩蛋白质的一种较好的办法，它既使蛋白质不易变性，又保持了蛋白质中固有的成分。

（二）实训过程

1. 生产工艺流程

（1）粗大豆蛋白制备：

低变性脱脂大豆粕粉→酸洗→离心分离→水洗→离心分离→解碎→中和→粗液体大豆蛋白

（2）大豆蛋白浓缩：

粗大豆蛋白→装料→减压蒸发浓缩大豆蛋白

2. 工艺过程

（1）取一定量低变性脱脂大豆粕，先经锤片式粉碎机粉碎，然后过 100 目筛，将过筛的豆粉装入酸洗罐（玻璃缸）中，加入 40℃ 的热水，搅拌均匀后加入盐酸调节 pH 为 1.2～1.6，同时加入原料重 2% 的焦亚硫酸钠漂白剂和适量消泡剂，酸洗 60min。洗涤完毕后，用泥浆泵将酸洗罐内的物料泵入卧式螺旋卸料离心机进行离心分离。

（2）将水浴锅加水，设定温度（40℃），然后打开电源加热，加热好热水备用。

（3）分离后弃去上清液，收集凝乳状的沉淀，将分离出的酸洗凝乳装入水洗罐（玻璃缸），加入温度为 40℃ 的热水搅拌。调节 pH 至 4.2～4.6，水洗 60min，洗涤完毕，用泥浆泵将水洗罐内的物料泵入卧式螺旋沉降分离机中进行离心分离。

（4）分离出的凝乳在解碎机中解碎。然后送入中和罐（或大烧杯）中，罐的夹套内通入冷却水（或将大烧杯放入冰水中），使物料温度降至 28℃。加入氢氧化钠溶液，调节物料的 pH 至 7.2，中和浆液。

（5）将中和后的浆液从入料口放入旋转蒸发仪。

3. 设备操作

（1）首先在加热盆中加入加热介质，接通冷却水。

（2）接通电源，将需浓缩物料加入蒸发瓶中，旋紧蒸发瓶。

（3）打开自动升降开关，使蒸发瓶进入加热盆中。

（4）打开真空泵开关，使蒸发瓶内真空度降低。

（5）打开加热盆开关，缓慢升温至物料沸腾，直至浓缩完成。

（6）如在蒸发过程中需要补料，可通过自动进料管直接进料。

（7）蒸发完毕后，提起升降台，关闭真空泵、冷却水、加热盆开关，切断电源。

（8）破真空后，方可取下蒸发瓶，倒出浓缩好的物料。

（9）最后倒出加热介质，对仪器及玻璃容器进行清洗。

【注意事项】

1. 玻璃容器只能用洗涤剂清洗，不能用去污粉或洗衣粉清洗，以防划伤瓶壁。

2. 当突然停电而又要提起升降台时，可用手动升降按钮。

3. 升温速度一定要慢，尤其在浓缩易挥发物料时。

【思考题】

    1. 在旋转蒸发结束后，是先停止加热旋转，还是先关闭真空泵？为什么？

    2. 挥发性物质能否用此法进行浓缩？

    3. 影响旋转蒸发仪蒸发速度的因素有哪些？

目标检测

答案解析

一、选择题

（一）单项选择题

1. 液体形成薄膜后蒸发，变成浓溶液称为（　　　）

    A. 减压浓缩　　　　　　B. 超滤浓缩　　　　　　C. 薄膜浓缩　　　　　　D. 氮吹浓缩

2. 适用于处理热敏性、易氧化或要求产品中湿分含量很低的场合的干燥方法是（　　　）

    A. 真空干燥　　　　　　B. 自然干燥　　　　　　C. 常压干燥　　　　　　D. 热干燥

3. 可使物料瞬间干燥的是（　　　）

    A. 减压干燥　　　　　　B. 红外干燥　　　　　　C. 冷冻干燥　　　　　　D. 喷雾干燥

4. 属于流化干燥技术的是（　　　）

    A. 微波干燥　　　　　　B. 沸腾干燥　　　　　　C. 真空干燥　　　　　　D. 红外干燥

5. 下列关于冷冻浓缩的特点说法错误的是（　　　）

    A. 可避免易挥发成分的损失　　　　　　　　B. 溶质会因冰晶夹带而损失

    C. 未能完全抑制微生物增殖　　　　　　　　D. 能耗高于蒸发浓缩

6. 下列关于减压蒸发浓缩的特点叙述错误的是（　　　）

    A. 压力降低，溶液的沸点降低，能防止或减少热敏性物质的分解

    B. 沸点降低，可利用低压蒸汽或废气作为加热源

    C. 溶液沸点下降，使黏度增大，又使总传热系数上升

    D. 增大了传热温度差，蒸发效率提高

7. 下面说法错误的是（　　　）

    A. 按蒸发器的级数，蒸发分为单效蒸发和多效蒸发

    B. 冷冻浓缩中，冰晶的形成有层状冻结和悬浮冻结两种方式

    C. 超滤浓缩是以膜两侧的浓度差为驱动力

    D. 氮吹浓缩时，样液可通过干式加热或水浴加热方式升高温度

8. 下面关于干燥的说法不正确的是（　　　）

    A. 任何干燥过程的最终目的是减少物质的最终含水量

    B. 干燥的质量不直接影响产品的质量和价值

    C. 干燥过程是一个传质和传热相结合的过程

    D. 生物产品的干燥时间不能太长，否则容易变质失活

（二）多项选择题

1. 下列能起浓缩作用的分离提纯方法有（　　　）

    A. 亲和色谱　　　　　　　B. 离子交换法　　　　　　C. 萃取　　　　　　　D. 超滤法

2. 在恒速干燥阶段，影响干燥速率的因素有（　　　）

    A. 干燥介质温度　　　　　B. 物料形状　　　　　　C. 干燥介质流动情况　　D. 干燥介质湿度

二、简答题

1. 什么是冷冻浓缩？如何进行冷冻浓缩？

2. 什么是干燥？常用的干燥方法有哪些？

书网融合……

知识回顾　　　　　微课　　　　　习题

（马　兰）

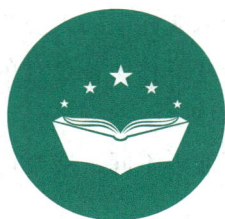

模块二
生物分离与提纯综合实训

【实训目的】

1. 了解番茄红素中的基本成分和结构，以及其已被发现的功效。
2. 掌握从天然植物中提取分离色素的操作方法和技能。

【实训原理】

番茄红素属于类胡萝卜素，是由异戊二烯残基为单元组成的长链共轭双键结构的多烯色素。根据番茄红素不溶于水，难溶于甲醇、乙醇，可溶于石油醚、己烷、丙酮，易溶于三氯甲烷、苯等有机溶剂的性质，可利用亲油性有机溶剂来提取番茄红素。

柱色谱时，当液体流经吸附柱时，各组分同时被吸附在柱的上端，然后从柱顶加入洗脱剂洗脱，当洗脱剂流下时，由于固定相对各组分吸附能力不同，各组分以不同速度沿柱下移，若是有色物质，则在柱上可以直接看到色带。

薄层色谱时，当展开剂在吸附剂上展开时，由于吸附剂对各组分吸附能力不同，展开剂对各组分的解吸能力也不同，各组分向前移动的速度会不同。

【实训用品】

（一）实训器材

色谱仪、搅拌机、抽滤机、电子秤、圆底烧瓶、三口瓶、锥形瓶、烧杯、分液漏斗、色谱缸、铁架台、玻璃棒、滴管。

（二）材料和试剂

1. 原料　新鲜番茄。

2. 试剂　三氯甲烷、石油醚、硅胶 G、环己烷、二氯甲烷、95% 乙醇、饱和氯化钠溶液、无水硫酸钠、苯、石英砂、氧化铝。

【实训内容】

1. 原料处理与色素提取　称取新鲜番茄 20g 捣碎，于 100ml 圆底烧瓶中，加入 95% 乙醇 40ml，摇匀，装上回流冷凝管，在水浴上加热回流 5min，趁热过滤，只将溶液倾出，残渣留在瓶内，加入 30ml 二氯甲烷，水浴上加热回流 5min，冷却，将上层溶液倾出抽滤，固体仍保留在烧瓶内，再加 10ml 二氯甲烷重复萃取一次。合并乙醇和 2 次二氯甲烷提取液，倒入分液漏斗中，加 5ml 饱和氯化钠溶液（有利分层），振摇，静止分层。分出橙黄色有机相，使其流经一个在颈部塞有疏松棉花且在棉花上铺一层 1cm 厚的无水硫酸钠的三角漏斗，以除去微量水分。将此溶液贮存于干燥的有塞子的锥形瓶中。色谱之前，将此溶液在通风橱中用热水浴蒸发至干。

2. 柱色谱分离　氧化铝色谱柱的装填方法：将色谱柱垂直固定于铁架上，铺上一层薄薄的石英砂，关闭活塞。称取 15g 氧化铝置于 50ml 锥形瓶中，加入 15ml 石油醚（顺序不能反），边加边搅，且不断旋摇直至成均匀浆液（稠厚但能流动），向柱内加入溶剂（石油醚）至半满，然后开启活塞让溶剂以每秒一滴的速度流入小锥瓶中，摇动浆液，逐渐倾入正在流出溶剂的柱子中，不断用木棒或带橡皮管的玻璃棒轻轻敲击柱身，使顶部成水平面，将收集到的溶剂在柱内反复循环几次，以保证沉降完全和装柱紧实。装好的柱不能有气泡和裂缝。氧化铝柱表面放上 0.5cm 厚的石英砂，放走多余的溶剂直到液面刚刚达到石英砂表面。

　　将提取的色素溶于 1ml 洗脱液中，用滴管加入柱顶。打开活塞，让色素流到氧化铝柱上，如此反复几次色素完全移入色谱柱。用滴管沿四周加洗脱液，将柱壁上的色素洗下（多次洗脱）当液面降至石英砂表面时，加大量的石油醚洗脱，黄色的 β - 胡萝卜素在柱中移动较快，红色的番茄红素移动较慢。收集洗脱液至黄色的 β - 胡萝卜素从柱上完全除去，然后用极性较大的三氯甲烷作洗脱剂洗脱番茄红素（注意更换接受瓶）。将收集到的两个部分在通风橱内用热水蒸发至干。将样品分别溶于尽可能少的二氯甲烷中，尽快进行薄层色谱。

　　3. 薄层色谱　在用硅胶 G 铺成的薄板上距离底边约 1.5m 处，分别用毛细管点上 3 个样品，中间点为未分离的混合物，两边分别点上分离得到的 β - 胡萝卜素和番茄红素。可以多次点样，即点完一次，待溶剂挥发后再在原来的位置点样。但要注意，必须在同一位置上点，而且样品斑点尽量小。点样时毛细管只要轻轻接触板面即可，切不可划破硅胶板。样品之间的距离为 1～1.5cm。将此板放入已装有环己烷作展开剂的色谱缸中，盖上盖子。切勿让展开剂浸没样品斑点。待溶剂展开至 10cm 左右时，取出色谱板。因斑点会氧化而迅速消失，故要用铅笔立即圈出。计算不同样品的 R_f 值，比较不同样品分离效果，并分析原因。

$$R_f = 溶质最高浓度中心至原点中心的距离/溶剂前沿至原点中心的距离$$

【注意事项】

　　1. 填装氧化铝色谱柱时，石英砂、氧化铝和石油醚的填装顺序不能颠倒，而且要边加边搅，且不断旋摇直至成均匀浆液。

　　2. 多次点样时，必须在同一位置上点，而且样品斑点尽量小。点样时毛细管只要轻轻接触板面即可，切不可划破硅胶板。

【思考题】

　　1. 在本法中，柱色谱和薄层色谱的操作要点分别是什么？

　　2. 影响 R_f 值大小的因素有哪些？

（王晓丽）

综合实训二　酵母蔗糖酶的分离纯化

【实训目的】

1. 了解酶分离与纯化的一般原理和步骤。
2. 掌握有机溶剂沉淀操作。
3. 掌握柱色谱的原理和方法。
4. 学习 3，5 - 二硝基水杨酸比色定糖法的原理及操作。

【实训原理】

1. 细胞破壁　酵母蔗糖酶分为胞内酶和胞外酶，但胞内酶居多。因此，在酵母细胞中提取蔗糖酶时，需破碎组织和细胞，用一定溶液提取，得到的材料称为无细胞抽提液。本实验利用研磨法及吸胀法将细胞壁破坏，使细胞内的物质释放出来。

2. 实验原理　蔗糖酶催化下，蔗糖可水解为等量的葡萄糖和果糖。因此，可用测定生成还原糖（葡萄糖和果糖）的量来测定蔗糖水解的速度。3，5 - 二硝基水杨酸（DNS）比色测定糖的原理可用下列方程式表示：

（1）DNS 试剂 + D - 葡萄糖（还原糖）→氨基化合物

（2）在一定范围内还原糖的量与反应液的颜色强度成一定比例关系（可用于比色测定），所以可用 DNS 比色法测定还原糖的含量。

【实训用品】

（一）实验器材

电子天平、台式天平、研钵、离心机、恒温水浴锅、分光光度计、玻璃比色皿、色谱柱、梯度洗脱装置、电磁搅拌器、自动收集器等。

（二）材料和试剂

1. 原料　啤酒酵母。

2. 试剂　0.1% 葡萄糖溶液、3，5 - 二硝基水杨酸试剂、二氧化硅、冰冻无水乙醇、DEAE 纤维素（DE - 32）干粉、0.5mol/L NaOH、0.5mol/L HCl、0.5mol/L NaCl 溶液、0.02mol/L 的 pH 7.3 Tris - HCl 缓冲溶液、0.02mol/L 的 pH 4.6 乙酸缓冲液、5% 的蔗糖溶液、100μg/ml 牛血清标准蛋白溶液、考马斯亮蓝试剂、1mol/L NaOH。

【实训内容】

（一）葡萄糖标准曲线的制作

取 7 支编号的试管按表 2 - 2 - 1 的顺序加入 0.1% 葡萄糖溶液、水及 3，5 - 二硝基水杨酸试剂。混匀后在沸水浴中加热5min，然后立即用自来水冷却，转移至25ml容量瓶中并用蒸馏水定容，摇匀，于540nm波长处测光密度。以质量（mg）为横坐标、光密度值为纵坐标，绘制标准曲线。

表2-2-1　葡萄糖标准曲线实验数据记录表

试管序号	0	1	2	3	4	5	6
葡萄糖标准液/ml	0	0.2	0.4	0.6	0.8	1.0	1.2
相当于葡萄糖量/mg	0	0.2	0.4	0.6	0.8	1.0	1.2
蒸馏水/ml	2.0	1.8	1.6	1.4	1.2	1.0	0.8
DNS试剂/ml	1.5	1.5	1.5	1.5	1.5	1.5	1.5
OD_{540nm}							

（二）蔗糖酶的分离提纯

1. 蔗糖酶的提取

（1）将研钵放入冰浴中，取10g湿啤酒酵母和5g二氧化硅（研细）放入研钵中。

（2）缓慢加入预冷的30ml去离子水，每次加2ml左右，边加边研，研磨30min，使蔗糖酶充分转入水相。

（3）将混合物转入两个离心管中，平衡后，用高速冷离心机在4℃，以10000r/min，离心5min。

（4）小心地取出水相，转入另一个清洁的离心管中，在4℃，以10000r/min，离心15min。

（5）将上清液转入量筒测量体积，用pH试纸检测上清液pH，再用1mol/L醋酸调节pH至5.0，称为"粗级分Ⅰ"。留出1.5ml测定酶活力及蛋白含量，剩余部分转入清洁的离心管中。

2. 热处理和乙醇沉淀

（1）预先将恒温水浴调到50℃，将盛有"粗级分Ⅰ"的离心管缓慢地放入水浴中，50℃下保温30min，在保温过程中不断轻摇离心管。

（2）取出离心管，于冰浴中迅速冷却，用高速冷离心机在4℃，以10000r/min，离心10min。

（3）将上清液转入小烧杯中，放入冰盐浴（冰中撒入少量食盐）中，逐滴加入等体积预冷至-20℃的95%乙醇，同时轻轻搅拌30min，在冰盐浴中放置10min，以至沉淀完全。用高速冷离心机在4℃，以10000r/min，离心10min，倾去上清液，沉淀保存于离心管中，放置冰箱中冷冻保存（称为"级分Ⅱ"）。

（三）DEAE纤维素柱色谱纯化酶蛋白

1. 离子交换剂的处理　
称取1.5g DEAE纤维素（DE-32）干粉，加入0.5mol/L NaOH溶液（约50ml），轻轻搅拌，浸泡至少0.5h（不超过1h），用玻璃漏斗抽滤，并用去离子水洗至近中性，抽干后，放入小烧杯中，加50ml 0.5mol/L HCl搅匀，浸泡0.5h，用去离子水洗至中性。再用0.5mol/L NaOH重复处理一次，用去离子水洗至近中性后，抽干备用。

2. 装柱与平衡　
将棉花装入玻璃柱底端，作为支持物，装入定量的蒸馏水（约为柱体积的1/5），以避免胶粒直接冲击支持物；用玻棒小心排出柱底和柱内的气泡；固定玻璃柱，调整垂直；边搅拌DEAE纤维素颗粒，边向柱内缓慢、连续、均匀地装入（打开柱底端的螺旋夹），不要中断，使DEAE纤维素颗粒均匀沉降，以免胶面倾斜和断层。

检查装好的凝胶柱，用眼观察有无凝胶分层和气泡出现，一切正常后，用0.02mol/L的pH 7.3 Tris-HCl缓冲溶液平衡色谱柱，流速控制在2~3秒/滴；当用缓冲液洗柱至流出液的pH与缓冲液相同或接近时即可上样。

3. 上样与洗脱 将柱中的缓冲液逐渐放出，当顶部液面达到接近柱床表面时，开始用细长的玻璃管沿柱壁环绕加入 pH 7.3 的 Tris – HCl 缓冲液充分溶解"级分Ⅱ"3.5ml，其余1.5ml"级分Ⅱ"待用，测酶活力及蛋白含量。待达到2cm后再在柱中间小心加样，注意控制流速；上样量控制在柱体积的2% ~ 5%。

当样品液面达到近于柱床表面时，开始用适量缓冲液冲洗凝胶柱顶端柱壁，连接梯度混合器，采用 30ml 0.02mol/L pH 7.3 的 Tris – HCl 缓冲液和30ml 含 0.2mol/L 的 NaCl 的 0.02mol/L pH 7.3 Tris – HCl 缓冲液，进行线性梯度洗脱，连续收集洗脱液，控制流速2.5 ~ 3.0ml/10min。测定每管洗脱液的 A_{280} 的光吸收值。

4. 收集酶活力峰 将每管样液取适量稀释后用 DNS 测活性、考马斯亮蓝法测蛋白浓度，确定酶活力峰的位置。用"+"号的数目，表示颜色的深浅，即各管酶活力的大小。合并活性最高的2 ~ 3管，量出总体积，并将其分成10份，分别倒入10个小试管，用保鲜膜封口，放入冰箱中冷冻保存。使用时取出，此即"柱级分Ⅲ"。

（四）蔗糖酶活力及蛋白质浓度的测定

1. 活力测定

（1）样品稀释，用 0.02mol/L pH 4.6 乙酸缓冲液稀释各级分液，测出酶活力合适的稀释倍数，Ⅰ：20 ~ 40倍；Ⅱ：60 ~ 80倍；Ⅲ：100 ~ 120倍；以上稀释倍数仅供参考，实际操作中可根据情况稀释。

（2）反应酶活力。取4支试管分别加入稀释的酶液2ml（即每个样品平行做3份，另一支为对照管）。在对照管中加入0.5mol/L 的 NaOH 溶液，摇匀，使酶失活；然后将对照管、3支测定管及5%蔗糖溶液放在35℃水浴中预热5min。

分别取2ml 5%的蔗糖溶液加入上述4支试管中，计时10min，再在测定管中加入0.5mol/L 的 NaOH 溶液，摇匀，终止反应。

分别从4支试管取反应混合物0.5ml 放入4支管中，加入1.5ml DNS 试剂及1.5ml 水，摇匀，于沸水浴煮沸5min 后，用自来水冷却，并加水稀释至25ml，摇匀，于540nm 下测光密度。

在葡萄糖标准曲线上找到所测定光密度值对应的葡萄糖含量，按下面公式计算酶活力。

$$酶活力（U/ml）= 葡萄糖毫克数 \times 4.5 \times E 的稀释倍数/（10 \times 0.5）$$

在给定的实验条件下，每分钟产生1mg 还原糖的酶量为一个活力单位。

2. 蛋白浓度测定

（1）蛋白质浓度标准曲线的制作，取22支试管，分两组按表2 – 2 – 2平行操作。分别取11支试管按表2 – 2 – 2的顺序加入100μg/ml 牛血清标准蛋白溶液、水及考马斯亮蓝试剂，摇匀，于595nm 测光密度，以标准蛋白溶液 μg 为横坐标、光吸收值为纵坐标，绘制标准曲线。

表2 – 2 – 2 蛋白质浓度标准曲线实验数据记录表

试管序号	0	1	2	3	4	5	6	7	8	9	10
标准蛋白溶液/ml	0	0.2	0.4	0.6	0.8	1.0	1.2	1.4	1.6	1.8	2.0
相当于蛋白含量/mg	0	20	40	60	80	100	120	140	160	180	200
蒸馏水/ml	2.0	1.8	1.6	1.4	1.2	1.0	0.8	0.6	0.4	0.2	0
考马斯亮蓝试剂/ml	5	5	5	5	5	5	5	5	5	5	5
OD_{595nm}											

（2）样品蛋白质含量测定。考马斯亮蓝 G – 250 在酸性溶液时呈茶棕色，最大吸收峰在 465nm。当与蛋白质结合后变成深蓝色，最大吸收峰转至 595nm，在 10 ~ 100μg/ml 蛋白质浓度范围内成正比。因此在测定各级分蛋白质含量时应稀释适当倍数，使其测定值在标准曲线范围内。根据所测定的 OD_{595nm} 值，在标准曲线上查出相当于标准蛋白的量，按下式计算出未知样品的蛋白质浓度（mg/ml）。

$$样品中蛋白质的含量(g/ml) = c \times V_T \times 样品的稀释倍数 / (V_1 \times V_总 \times 10^6)$$

式中　c – 查标准曲线值，μg；

V_T – 提取液总体积，ml；

$V_总$ – 样品总体积，ml；

V_1 – 测定时加样量，ml。

3. 结果　按表 2 – 2 – 3 要求，将各项数据整理填入表内。

表 2 – 2 – 3　实验结果

步　骤	粗级分 I	级分 II	柱分离
样品总体积/ml			
酶浓度/（U/ml）			
总酶活度/U			
蛋白质浓度/（mg/ml）			
总蛋白/mg			
比活力/（U/mg 蛋白）			
提纯倍数			
阶段收率/%			
总收率/%			

【注意事项】

1. 检查装好的凝胶柱用眼观察有无凝胶分层和气泡出现，一切正常后，用缓冲溶液平衡色谱柱，当用缓冲液洗柱至流出液的 pH 与缓冲液相同或接近时即可上样。

2. 50℃热处理时，在保温过程中不断轻摇离心管。取出离心管，于冰浴中迅速冷却。

3. 用高速冷离心机离心时，注意配平。

【思考题】

1. 简述蔗糖酶分离提取的原理及操作步骤。

2. 简述 3，5 – 二硝基水杨酸比色定糖法的原理及操作注意事项。

3. 为什么酶的提取需要低温操作？

（孙佳琳）

综合实训三　细胞色素 C 的提取纯化

【实训目的】

1. 掌握盐析法的原理和基本操作。
2. 掌握吸附柱色谱的原理和基本操作。
3. 掌握沉淀法的原理和基本操作。
4. 掌握透析法的原理和基本操作。

【实训原理】

细胞色素 C 是一种含铁卟啉基团的蛋白质，是细胞色素的一种，在线粒体呼吸链上位于细胞色素 b 和细胞色素 aa3 之间，在生物氧化过程中起传递电子的作用，是呼吸链的一个重要组成成分。

细胞色素 C 分子中含赖氨酸较高，所以等电点偏碱，为 10.7，分子量为 12000~13000。它易溶于水及酸性溶液，且较稳定，不易变性，所以可在常温下用酸性水溶液提取。本实验以猪心为材料，经过酸溶液提取，人造沸石吸附，硫酸铵溶液洗脱，三氯醋酸沉淀等步骤制备细胞色素 C。

【实训用品】

（一）实训器材

绞肉机、机械搅拌器、磁力搅拌器、离心机、色谱柱、烧杯、量筒、透析袋、封口夹、玻璃棒、漏斗等。

（二）材料和试剂

1. 原料　猪心。

2. 试剂　1mol/L H_2SO_4 溶液、1mol/L NH_4OH、0.2% NaCl 溶液、固体硫酸铵、25% $(NH_4)_2SO_4$ 溶液、$BaCl_2$ 试剂、20% 三氯醋酸溶液、人造沸石（60~80 目）等。

【实训内容】

1. 预处理　将猪心去血块、脂肪和肌腱，取心肌肉放入绞肉机中绞碎。

2. 提取　取 500g 心肌肉糜放入 2000ml 烧杯中，加 1000ml 水，机械搅拌器搅拌，加入 1mol/L H_2SO_4 调 pH 到 4.0（溶液暗紫色），室温搅拌 2h，用 1mol/L NH_4OH 调 pH 至 6.0，停止搅拌。用滤布过滤，取滤液。滤渣按上述方法重复提取一次，取滤液，合并两次滤液。

3. 中和　将合并后的滤液用 1mol/L NH_4OH 调 pH 到 7.2，静置 30min，过滤，得滤液。

4. 吸附与洗脱

（1）人造沸石预处理　取 60g 人造沸石，放入 500ml 烧杯中，加水搅拌，用倾泻法除去 12 秒内不沉的过细颗粒，重复清洗，直至澄清。

（2）装柱　色谱柱下端连接乳胶管，用夹子夹住，柱中加入脱脂棉压平，加入蒸馏水至 1/4~1/3 体积，保持柱垂直，然后将已处理好的人造沸石带水装填入柱，注意一次装完。

（3）上样　打开夹子，调节流出液的速度为 1.0ml/min，至柱面上端保留 1～2cm 水层时，将提取液加入柱内，通过人造沸石柱进行吸附。柱内人造沸石由白色变为红色，流出液应为黄色或微红色。

（4）洗脱　吸附完毕，调节流速为 5ml/min，依次用 100ml 蒸馏水、100ml 0.2% NaCl、100ml 蒸馏水洗至水清；再调节流速大约 2ml/min，用 25% 硫酸铵溶液洗脱，收集含有细胞色素 C 的红色洗脱液。当洗脱液红色开始消失时，即洗脱完毕。

5. 盐析　按 45% 硫酸铵浓度计算洗脱液中需加入的硫酸铵的量。称固体硫酸铵，研成粉，少量多次加入，边加边搅拌，静置 30min，3000r/min 离心 10min，收集上清，量体积。

6. 三氯醋酸沉淀　加入 20% 三氯醋酸溶液（1ml/100ml），边加搅拌，细胞色素 C 立即沉淀出来（可逆变性），立即于 3000r/min 离心 15min，收集沉淀。加入少许蒸馏水，用玻璃棒搅拌，使沉淀溶解。

7. 透析　将细胞色素 C 溶液装入检查好的透析袋内，在 1000ml 烧杯中，磁力搅拌器搅拌进行透析，每 30min 换水一次，换水 3～4 次后检查透析外液 SO_4^{2-} 是否已被除净。（检查方法：取 2ml $BaCl_2$ 溶液于试管中，滴加 2～3 滴透析外液至试管中，若出现白色沉淀，表示 SO_4^{2-} 未除净，反之，说明透析完全）。

8. 将透析液过滤，即得细胞色素 C 制品。

【注意事项】

1. 提取、中和步骤要注意 pH 调节准确。

2. 盐析时，硫酸铵应少量多次加入，边加边搅拌。

3. 逐滴加入三氯醋酸，摇匀，并应尽快进行离心，长时间会导致细胞色素 C 永久变性。

4. 柱色谱的操作

（1）使用前，需清洗色谱柱。

（2）装柱时，需一次装完，不能有气泡、干裂等。

（3）吸附和洗脱时，注意严格控制流速，并保证液面高于柱面。

【思考题】

1. 制备细胞色素 C 时通常选取什么动物组织？为什么？

2. 本实验采用酸水提取、人造沸石吸附、硫酸铵溶液洗脱、三氯醋酸沉淀等步骤制备细胞色素 C，各是根据什么原理？

（白雪洁）

综合实训四　胆红素的提取纯化

【实训目的】

1. 掌握萃取和结晶的基本操作和技术。
2. 掌握钙盐间接提取法提取胆红素的操作技术。
3. 熟悉沉淀法制备脂类药物的方法。

【实训原理】

胆红素存在于人及多种动物的胆汁中，主要在肝中生成，为胆结石主要成分。胆红素是血红蛋白分解代谢后的还原产物，是一个直链的四吡咯化合物，为二烯胆色素类，其分子式为 $C_{33}H_{36}N_{4}O_{6}$，相对分子质量为 584.65。

在新鲜胆汁中，胆红素与一个或两个葡萄糖醛酸结合形成胆红素酯存在，也有与葡萄糖或木糖成酯者，游离者甚少。结合的胆红素呈酸性，溶于水，带电荷，难透过细胞膜。游离者不溶于水而易透过细胞膜，溶于二氯甲烷、三氯甲烷、氯苯、二硫化碳、碱液及脂肪中，微溶于乙醇和乙醚。其钠盐易溶于水，不溶于三氯甲烷。其钙盐、镁盐或钡盐不溶于水。

药用胆红素为游离型，为淡橙色或深红棕色单斜晶体或粉末，加热逐渐变黑而不熔。干品较稳定，其三氯甲烷溶液放暗处亦较稳定。在碱液中或遇铁离子极不稳定，易被氧化成胆绿素；含水物易被氧化脂质破坏。血清蛋白、维生素 C 及 EDTA 可提高其稳定性。

胆红素是一种内源性的抗氧化剂，能清除自由基，抑制脂质过氧化，改变某些酶的活性，阻断 DNA 分子，减轻氧化损伤，提高总抗氧化能力。胆红素是分析化学和生化研究的重要试剂，也是一种贵重的生化药品，是合成人工牛黄的主要原料，具有中枢镇静、抗惊厥、解热、降压、促红细胞新生等作用。另外还具有抗炎、抗动脉粥样硬化等作用，对缺血性心、脑血管病有重要保护作用，是脑梗死的生物标志物之一，对脑梗死风险评估有较好预测作用。

胆红素主要从猪、牛、羊等动物的胆汁或医院引流出来的人体胆汁中提取。根据胆汁及胆红素的物理化学性质，有许多提取途径，如钙盐间接提取法、无醇法、离子交换树脂法等。

本实训采用钙盐间接提取法从猪胆汁中提取胆红素，胆红素主要以葡萄糖醛酸胆红素酯的形式存在（约占 80%）。因胆红素呈弱酸性，能与碱土金属离子如钙离子结合而生成不溶性盐（习惯称为胆钙盐）。这种不溶性盐与较强的酸（如盐酸）反应，胆红素又被游离出来，因其溶于三氯甲烷而被提取出来。但胆红素在强酸溶液、碱溶液及醇溶液中不稳定，易被氧化变质，在光和铁离子等催化下氧化破坏更快，因此，胆红素在整个生产过程中都应力求避光、避铁、避氧化剂。在酸化时，醇洗中加入抗氧剂（亚硫酸氢钠）保护胆红素，避免氧化破坏。

【实训用品】

（一）实训器材

真空泵、冰箱、旋转蒸发仪、电子天平、紫外－可见分光光度计、电炉子、薄层色谱装置、抽滤装置、真空干燥器、分液漏斗、烧杯、滤纸、容量瓶、捞取器、锥形瓶、移液管、玻璃棒、pH 试纸等。

（二）材料和试剂

1. 原料　新鲜猪胆汁（使用前用玻璃片或竹片划破新鲜或冷冻的猪苦胆，取新鲜胆汁）。

2. 试剂　生石灰、亚硫酸氢钠、乙醚、盐酸、三氯甲烷、乙醇、甲苯、乙酸乙酯、冰醋酸、硅胶 G 薄层板、纯化水等。

【实训内容】

1. 胆红素的提取纯化

（1）成钙盐　取新鲜猪胆汁100g，在搅拌下加入350ml 饱和石灰水上清液（新制），加完后继续搅拌 10 分钟，煮沸 5 分钟，捞取上层漂浮物（胆红素钙盐）沥干，其余溶液趁热过滤，pH 为 11～12。

（2）酸化沉淀　向漂浮胆红素钙盐中加入胆红素钙盐 5 倍量（W/V）纯化水，搅拌均匀，加少量亚硫酸氢钠，搅拌条件下缓缓滴加10% 盐酸，调节 pH 至 1～2，静止 20 分钟，抽滤，再用纯化水洗至中性，得到沉淀物（胶泥状）。将沉淀物加入至其 5 倍量（W/V）纯化水，同时加 5 倍量（W/V）三氯甲烷和0.1% 亚硫酸氢钠（适量），激烈震荡，并用10% 盐酸调节 pH 至 1～2，静止分层，取下层三氯甲烷有机相，用纯化水洗 3 次，分出有机相。

（3）粗品沉淀　回收有机相，加入胆汁量1% 乙醇，搅拌均匀，置于冰箱中 4℃放置 1h，抽滤，得胆红素粗品。

（4）洗涤　用少量无水乙醇洗 2～3 次，再用 5ml 乙醚洗 2 次，得胆红素精品（橙色至红棕色结晶性粉末）。

2. 胆红素的鉴别
取胆红素精品，加三氯甲烷制成每1ml 含 0.1mg 的溶液，作为供试品溶液。另取胆红素对照品同法制成对照品溶液。照薄层色谱法试验，吸取上述两种溶液各10μl，分别点于同一硅胶 G 薄层板上，以甲苯－乙酸乙酯－冰醋酸（10∶1∶0.5）为展开剂，展开，取出，晾干。供试品色谱中，在与对照品色谱相应的位置上，显相同颜色的斑点。

3. 胆红素的含量测定
取胆红素精品约 10mg，精密称定，用少量三氯甲烷研磨后转移至 100ml 棕色量瓶中，超声处理使溶解，取出，迅速放冷，再加三氯甲烷稀释至刻度，摇匀。精密量取 5ml，置另一 100ml 棕色量瓶中，加三氯甲烷稀释至刻度，摇匀。照紫外－可见分光光度法，在453nm 的波长处测定吸光度，按胆红素的吸收系数（$E_{1cm}^{1\%}$）1038 计算。计算公式如下：

$$含量 \% = \frac{\frac{A}{E_{1cm}^{1\%} \times L} \times \frac{1}{100} \times V \times D}{m} \times 100\%$$

式中，A 为供试品溶液的吸光度值；$E_{1cm}^{1\%}$ 为供试品的百分吸收系数；L 为比色皿的厚度，cm；V 为溶解供试品的体积，ml；D 为稀释倍数；m 为供试品的取样量，g。

4. 实验结果
计算胆红素的收率。

【注意事项】

1. 胆红素容易被氧化，在提取和检测过程中应力求避光、避铁、避氧化剂。

2. 使用的石灰水必须新配、饱和、澄清。新配饱和的石灰水中钙离子多，能使胆红素结合物充分转化为胆红素钙盐。澄清的石灰水产生的钙盐少，但其中含胆红素的总量高，不澄清的石灰水带来的杂质多。

3. 操作过程中，pH 的控制是关键环节，调节失败无法逆转。

4. 石灰的优劣、氧化剂用量、酸化速度及程度、存放时间等都对收率有一定的影响。

【思考题】

1. 哪些因素影响胆红素的收率？

2. 请按照以上工艺步骤，绘制工艺流程图。

（苑新星）

综合实训五　卵磷脂的提取纯化

【实训目的】

1. 掌握卵磷脂提取和纯化方法的步骤和原理。
2. 了解磷脂类物质的理化性质。

【实训原理】

磷脂是生物体组织细胞的重要成分，主要存在于大豆等植物组织以及动物的肝、脑、脾、心等组织中，尤其在蛋黄中含量较多（10%左右）。磷脂易溶于乙醚、苯、三氯甲烷，部分溶于乙醇，极难溶于丙酮；卵磷脂溶于乙醇、甲醇、三氯甲烷等有机溶剂，但不溶于丙酮；丙酮能够溶解油脂、中性脂肪以及游离脂肪酸等，可将其与中性脂肪分离开。此外，卵磷脂能溶于乙醇而脑磷脂不溶，利用此性质又可将卵磷脂和脑磷脂分离。

新提取得到的卵磷脂为白色蜡状物，与空气接触后，会因所含不饱和脂肪酸被氧化而呈黄褐色。卵磷脂被碱水解后可分解为脂肪酸盐、甘油、胆碱和磷酸盐。甘油与硫酸氢钾共热，可生成具有特殊臭味的丙烯醛；磷酸盐在酸性条件下与钼酸铵作用，生成黄色的磷钼酸沉淀；胆碱在碱的进一步作用下生成无色且具有氨和鱼腥气味的三甲胺。这样通过对分解产物的检验可以对卵磷脂进行鉴定。

【实训用品】

（一）实训器材

蛋清分离器、恒温水浴锅、蒸发皿、漏斗、磁力搅拌器、天平、量筒、干燥试管、玻璃棒、烧杯等。

（二）材料和试剂

1. 原料　鲜鸡蛋。

2. 试剂　95%乙醇、红色石蕊试纸、10%氢氧化钠溶液、乙醚、丙酮、3%溴的四氯化碳溶液、硫酸氢钾、钼酸铵溶液（钼酸铵试剂将6g钼酸铵溶于15ml蒸馏水中，加入5ml浓氨水，另外将24ml浓硝酸溶于46ml的蒸馏水中，两者混合静置一天后再使用）。

【实训内容】

1. 卵磷脂的提取

方法一：称取蛋黄约10g，放入小烧杯中，加入温热的95%乙醇30ml，边加边进行搅拌至均匀，冷却后过滤。如滤液仍然浑浊，可将滤液重新过滤直到完全透明。并转移至蒸发皿中，置于水浴锅内蒸干，所得干物即为卵磷脂。

方法二：称取约10g蛋黄于洁净的带塞三角瓶中，加入95%乙醇40ml，搅拌15min后，静置15min；然后加入10ml的乙醚，搅拌15min后，静置15min；过滤；滤渣加入乙醇与乙醚（体积比为3∶1）的混合液30ml进行第二次提取，搅拌、静置一定时间，合并二次滤液，加热浓缩至少量，加入一定量丙酮除杂，待残余丙酮挥发掉，析出沉淀，即提取的卵磷脂粗品，称重。

注意：为了减少或尽可能不使用乙醚，多采用提取方法一。

2. 卵磷脂的纯化　取一定量的卵磷脂粗品，用适当的无水乙醇溶解，制得约 10% 的乙醇粗提液，加入相当于卵磷脂质量的 10% 的 $ZnCl_2$ 水溶液，室温搅拌 0.5h；分离沉淀物，加入适量 4℃ 冰丙酮洗涤，搅拌 1h，再用丙酮反复研洗，至丙酮洗液为近无色止，得到白色蜡状的精卵磷脂；干燥；称其质量。

3. 卵磷脂的溶解性　取少量卵磷脂加入到干燥试管中，再加入 5ml 乙醚，使用玻棒搅拌至卵磷脂溶解，逐滴加入丙酮 3～5ml，观察实验现象。

4. 卵磷脂的鉴定

（1）三甲胺的检验　取少量卵磷脂加入到干燥试管中，加入 2～5ml 氢氧化钠溶液，放入水浴中加热 15min，在管口放一片红色石蕊试纸，观察颜色有无变化，并嗅其气味。将加热过的溶液过滤，滤液供下面检验。

（2）不饱和性检验　取干净试管 1 支，加入 10 滴上述滤液，再加入 1～2 滴 3% 溴的四氯化碳溶液，振摇试管，观察有何现象产生。

（3）磷酸的检验　取干净试管 1 支，加入 10 滴上述滤液和 5～10 滴 95% 乙醇溶液，然后再加入 5～10 滴钼酸铵试剂，观察现象；最后将试管放入热水浴中加热 5～10min，观察有何变化。

（4）甘油的检验　取干净试管 1 支，加入少许卵磷脂和 0.2g 硫酸氢钾，用试管夹夹住并先在小火上略微加热，使卵磷脂和硫酸氢钾混熔，然后再集中加热，待有水蒸气放出时，嗅有何气味产生。

【注意事项】

1. 卵磷脂提取时要注意提取温度，卵磷脂中常含有不饱和脂肪酸，易氧化，使颜色变深，故需严格控制提取温度在 45℃ 以下。

2. 使用的乙醚、丙酮及乙醇均为易燃试剂，实验过程中要避免明火，注意通风。氯化锌具有腐蚀性。

3. 实验过程要细致，培养耐心。

【思考题】

1. 卵磷脂的生物学功能有哪些？
2. 医药工业中制备卵磷脂的方法有哪些？

（李盈诺）

综合实训六　黑木耳多糖的提取纯化与鉴定

【实训目的】

1. 熟悉真菌多糖的提取方法。
2. 掌握测定多糖组成、总糖含量的基本方法。
3. 掌握纸色谱技术。

【实训原理】

多糖是由单糖连接而成的多聚物，广泛存在于动物细胞膜、微生物的细胞壁中。大量研究表明，植物多糖具有多种生物活性，如：免疫调节、抗肿瘤、降血糖、降血脂、抗辐射、抗菌、抗病毒、延缓衰老、保护肝脏等作用，而且对机体几乎无毒副作用。

黑木耳自古即为食用和药用的真菌佳品，有凉血功能。通过水提法浸提出木耳中的多糖，经过有机溶剂脱脂，Sevage 脱蛋白，透析除去无机盐等分子杂质，经干燥得粗多糖。粗多糖经酸水解后通过纸色谱或薄层色谱测出多糖的单糖组成。经苯酚硫酸法测得总糖含量。

【实训用品】

（一）实训器材

722 型分光光度计、回流装置、台式离心机、电热恒温水浴锅、真空干燥箱、恒温磁力搅拌器、柱色谱系统、色谱缸、布氏漏斗等。

（二）材料和试剂

1. **原料**　黑木耳（使用前烘干、粉碎），过 80 目筛，得木耳粉。
2. **试剂**　苯酚、硫酸、无水乙醇、丙酮、正丁醇、石油醚、三氯甲烷、粉末状活性炭。

【实训内容】

1. **提取**　取 50g 黑木耳粉末，用石油醚回流脱脂 2h，反复两次，抽滤，取残渣，残渣经 80% 乙醇除去低聚糖后，热水浴浸提 4h，重复一次，六层纱布粗滤，抽滤，取滤液，向滤液中加入 1% 粉末活性炭，磁力搅拌器搅拌 15min，抽滤，除净活性炭，浓缩至 80ml 左右，加入糖液总体积 1/4 的 Sevage 试剂（正丁醇∶三氯甲烷 = 1∶4），充分搅拌 2h，静置，离心，取上清液重复操作，至无游离蛋白为止。将清夜装入透析袋，流水透析过夜，将袋内溶液转移至 250ml 烧杯中，加入 3 倍体积 95% 乙醇沉淀多糖，静置 30min，4000r/min，离心 10min，弃上清液，沉淀依次用无水乙醇、丙酮、三氯甲烷洗涤。将沉淀置于通风橱内挥净有机溶剂，60℃ 真空干燥过夜，得粗多糖干品。

2. **苯酚硫酸法测总糖含量**
   （1）称量提取出来的多糖粗品 100mg，定容于 1000ml 容量瓶中。
   （2）称取 6g 苯酚加蒸馏水定容于 100ml 容量瓶中，得 6% 苯酚。

（3）分别取 1 中母液 0.0ml、0.1ml、0.2ml、0.3ml、0.4ml、0.5ml、0.6ml、0.7ml、0.8ml、0.9ml，分别加蒸馏水定容到 50ml。

（4）从第（3）步中每管母液中分别精确取 2.0ml 溶液，置于有塞试管中，分别加 1.0ml 6% 苯酚溶液，再分别加入 5.0ml 浓硫酸，充分震荡，置于沸水中加热 30min，冰浴冷却 20min。

（5）722 型分光光度计于 490nm 测 OD 值，做标准曲线。

（6）制得多糖同第（1）~（5）步处理，测量 490nm 处 OD 值，在标准曲线上获得含量，算得百分比。

【注意事项】

1. 粗多糖中混杂着蛋白质、色素、低聚糖等杂质，必须分别除去。

2. 各类真菌中所含多糖类化合物，其提取分离方法亦利用水提醇沉，除去小分子杂质和蛋白质（Sevage 法、三氟三氯乙烷法等），即得多糖。

【思考题】

1. 影响真菌多糖收率的因素有哪些？

2. 影响酸水解效果的因素有哪些？

（陈建雯）

综合实训七　　超氧化物歧化酶的提取纯化

【实训目的】

1. 通过大蒜细胞 SOD 的提取与分离，学习和掌握蛋白质和酶的提取与分离的基本原理和操作方法。
2. 学会测定 SOD 的活力和计算酶活性。

【实训原理】

超氧化物歧化酶（SOD）是一种具有抗氧化、抗衰老、抗辐射和消炎作用的药用酶。它可催化超氧负离子（O_2^-）进行歧化反应，生成氧和过氧化氢：$2O_2^- + 2H^+ = O_2 + H_2O_2$。大蒜蒜瓣和悬浮培养的大蒜细胞中含有较丰富的 SOD，通过组织或细胞破碎后，可用 pH 7.8 的磷酸缓冲液提取。由于 SOD 不溶于丙酮，可用丙酮将其沉淀析出。

由于 SOD 的底物特殊，是超氧负离子自由基，化学性质很不稳定且不易制备，用直接法测定 SOD 活力十分困难，所以一般采用间接法进行测定。间接方法的共同特点是要有一个氧的产生体系和一个被氧还原或氧化的可检测体系。在 SOD 存在下，一部分氧被 SOD 歧化，因而氧还原或氧化检测体系的反应受到抑制，根据反应受抑制程度，测定 SOD 的活性。常用的间接法有黄嘌呤氧化酶 – NBT 法、细胞色素 C 还原法、邻苯三酚自氧化法和肾上腺素法等。

肾上腺素法的基本原理：在酸性溶液中肾上腺素很稳定，但是当 pH 超过 8.5 以后其自氧化速率随 pH 的增加而加强，其自氧化产物为肾上腺素红，在 480nm 处有光吸收峰。肾上腺素在自氧化过程中能产生 O_2^- 自由基，且在一定范围内肾上腺素自氧化的速率与 O_2^- 的浓度相关。在 SOD 存在的条件下，O_2^- 发生歧化反应生成 H_2O_2 及 O_2，从而使 O_2^- 浓度降低，肾上腺素自氧化速率减慢，可通过 480nm 处比色计算出样品中 SOD 活性。

【实训用品】

（一）实训器材

研钵、试管、水浴锅、冷冻离心机、分光光度计等。

（二）材料和试剂

1. **原料**　新鲜蒜瓣。
2. **试剂**　0.05mol/L 磷酸缓冲溶液（pH 7.8）、三氯甲烷 – 乙醇混合溶剂（$V_{三氯甲烷}:V_{无水乙醇}=3:5$）、丙酮（用前冷却至 4 ~ 10℃）、0.05mol/L 碳酸盐缓冲液（pH 10.2）、0.1mol/L EDTA 溶液、2mmol/L 肾上腺素溶液。

【实训内容】

1. **组织或细胞破碎**　称取 5g 左右大蒜蒜瓣或适量大蒜细胞，置于研磨器中研磨，使组织或细胞破碎。
2. **SOD 的提取**　在上述破碎的组织或细胞中加入 2 ~ 3 倍体积的 0.05mol/L pH 7.8 的磷酸缓冲液，继续研磨搅拌 20min，使 SOD 充分溶解到缓冲液中，5000r/min，离心 15min，弃沉淀，得提取液。

3. 除杂蛋白 向提取液中加入 0.25 倍体积的三氯甲烷–乙醇混合溶剂搅拌 15min，5000r/min，离心 15min，去杂蛋白沉淀，得粗酶液。

4. SOD 的沉淀分离 将上述粗酶液加入等体积的冷丙酮，搅拌 15min，5000r/min，离心 15min，得 SOD 沉淀。将 SOD 沉淀溶于 0.05mol/L pH 7.8 的磷酸缓冲液中，于 55~60℃加热 15min，离心弃沉淀，得到 SOD 酶液。

5. SOD 活力测定 将上述 2、3、4 步操作分别得到的提取液、粗酶液和 SOD 酶液分别取样（均称为样品），测定各自的 SOD 活力。每一样品测定时，取 3 根试管，按表 2-7-1 所示分别加入各种试剂和样品液。

表 2-7-1　SOD 活力测定方法

试剂（ml）	空白管	对照管	样品管
碳酸盐缓冲液	5.0	5.0	5.0
EDTA 溶液	0.5	0.5	0.5
蒸馏水	1.0	0.5	—
样品液	—	—	0.5
充分摇匀，30℃水浴中预热 5min 至恒温			
肾上腺素液	—	0.5	0.5
继续保温反应 2min			
A_{480}			

对照管与样品管的光吸收值分别为 A 和 B。

在上述条件下，将 SOD 抑制肾上腺素自氧化的 50% 所需的酶量定义为一个酶活力单位。即：

$$酶活力（单位）= 2 \cdot (A - B) \cdot N/A$$

式中，N 为样品稀释倍数；2 为抑制肾上腺素自氧化 50% 的换算系数（100%/50%）。

若以每毫升样品液的单位数表示，则按下式计算：

$$酶活力单位(ml) = 2 \cdot (A - B) \cdot N/A \cdot V/V_1 = 26 \cdot (A - B) \cdot N/A$$

式中，V 为反应液体积（6.5ml）；V_1 为样品液体积（0.5ml）。

最后，根据提取液、粗酶液和酶液的酶活力和体积，计算纯化提取率。

【注意事项】

1. 酶液提取时，为了尽可能保持酶的活性，则应尽可能在冰浴中研磨，在低温下离心。

2. 肾上腺素容易氧化，故操作时要尽量快。

3. 在用丙酮沉淀 SOD 时，温度不宜过高，否则容易引起酶的变性失活，而且沉淀析出后须尽快分离，尽量减少有机溶剂的影响。

【思考题】

1. 超氧化物歧化酶（SOD）有哪些用途？

2. SOD 酶活力为什么不能直接测得？

3. 举出几种常用于分离提纯的有机溶剂，并说明有机溶剂沉淀分离物质时应注意哪些问题。

（马　兰）

紫苏叶中黄酮类物质的
双水相萃取及鉴定

【实训目的】

1. 学习双水相萃取技术的原理及方法。
2. 学习双水相萃取产物中黄酮类物质的鉴定方法。
3. 培养查阅资料、分析解决实际问题的能力。

【实训原理】

双水相萃取法是利用物质在互不相溶的两个水相间分配系数的差异来进行萃取的。可利用黄酮类化合物易溶于甲醇及乙醇等极性溶剂的理化性质，合理选择双水相体系构成物。

双水相的形成：高聚物与无机盐，如聚乙二醇与硫酸盐或碱性磷酸盐在水中由于盐析作用会形成两相。两种亲水性高聚物在水中由于聚合物的不相溶性也会形成两相，但是它们只有达到一定的浓度时，才能形成两相。低分子有机溶剂－盐体系，成相机制则是有机溶剂与无机盐争夺水分子的过程。

双水相形成的定量关系可以用相图来表示。见图 2－8－1，相图曲线接近双曲线，由相图制作时的浊点连接描画而成，该曲线表示两相混合后，溶液恰好从澄清变为浑浊的临界状态，将均相区和两相区分割开来。当成相组分的配比取在曲线下方时，为均相区；在曲线上方，则为两相区。

制作出双水相相图后，在两相区选择几个点，即高、中、低几种不同的浓度组合，作为双水相萃取的成

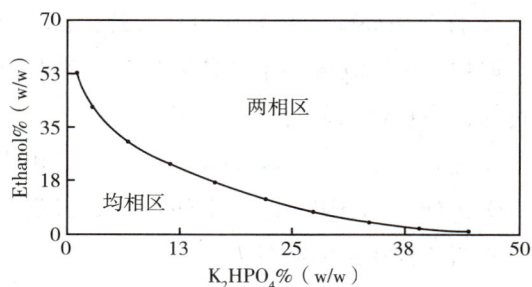

图 2－8－1　乙醇－K_2HPO_4双水相体系相图

相物质的浓度条件。由于影响双水相萃取的因素，除了相组成物的种类和浓度外，还有体系 pH、温度、料液比、萃取时间等诸多因素，因此可以采用正交试验、响应面法等统计学方法来设计并进行大量多组实验，并找到最优化的萃取条件。为了简化学生实验操作和实际教学实验的可执行性，本实验采用固定料液比、温度、体系 pH 以及萃取时间等条件，并建议学生们可以按照不同相组成物进行分组，每组选择几个不同浓度组合，再综合对比各组实验数据，即仅考查相组成物种类和浓度影响的方案。

萃取提纯的产物以黄酮类鉴别为例。一般采用紫外分光光度法最为简便。大多数黄酮类化合物分子中存在桂皮酰基和苯甲酰基组成的交叉共轭体系，其甲醇谱 200～400nm 的区域内存在两个主要的紫外吸收带，可以直接在 292nm 处测定，该方法对单一成分的样品测定简便、快速、准确，但对植物提取液来说，杂质的干扰大，常出现正误差。也可以根据黄酮分子中的邻二酚羟基、3－OH－4－酮基或 5－OH－4－酮基会与 Al^{3+} 发生金属络合反应，如遇 1% $AlCl_3$ 或 Al（NO_3）$_3$，溶液显黄色（有荧光）。在酸性条件下，于 413nm 处；或在碱性条件下，在 510nm 处测定，以芦丁为标准样品，测定黄酮含量。

参考鉴定方法中采用硝酸铝络合分光光度法测定总黄酮，其原理为：在中性或弱碱性及亚硝酸钠存

在的条件下，先用亚硝酸钠还原黄酮，使黄酮类化合物与硝酸铝络合生成螯合物，最后加入氢氧化钠溶液，使黄酮类化合物开环，生成 2'-羟基查耳酮而显红橙色，在 500nm 波长处有吸收峰且符合定量分析的朗伯-比尔定律，一般与芦丁标准系列比较定量。该法有一定的局限性，因为它的显色原理发生在黄酮醇类成分邻位无取代的邻二酚羟基部位，不具有邻位无取代邻二酚羟基的黄酮醇类成分加入上述试剂时是不显色的。

【实训用品】

（一）实训器材

15ml 离心管、试管（或 25ml 锥形瓶）、标签纸（或记号笔）、离心机、天平、烧杯、磁力搅拌器、巴氏滴管、研磨机、紫外分光光度计、一次性比色皿、漩涡振荡器、25ml 棕色容量瓶，2ml 注射器，微量移液器。

（二）材料和试剂

1. 原料 紫苏叶（中药饮片可直接研磨过筛，粒径≤500μm。若为鲜品，则需要先冷冻干燥后再研磨过筛）。

2. 试剂 磷酸氢二钾（K_2HPO_4）、磷酸二氢钠（NaH_2PO_4）、柠檬酸钠（$Na_3C_6H_5O_7$）、无水乙醇（或 95% 乙醇）、蒸馏水、芦丁标准品、甲醇、硝酸铝、亚硝酸钠、氢氧化钠。

【实训内容】

1. 样品预处理 紫苏叶中药饮片挑选叶子部分约 50g，用研磨机干磨。将磨好的粉末通过筛网过筛，取粒径≤500μm 的干燥紫苏叶粉末备用。若为紫苏叶鲜品，需要先冷冻干燥除去水分后再依上法研磨过筛，注意粉末密封保存备用。

2. 乙醇-盐双水相体系相图的测定 可根据实际实验条件选择，分别配制 3 套双水相溶液体系如下：$C_2H_5OH-K_2HPO_4$，$C_2H_5OH-NaH_2PO_4$，$C_2H_5OH-Na_3C_6H_5O_7$。下面以不含结晶水的 K_2HPO_4 为例，介绍两种相图的制备方法。

（1）方法一：连续浊点相图制备法 配制 10ml 45% 的 K_2HPO_4 溶液于锥形瓶中。记录此时溶液连瓶的总重量。

用巴氏滴管吸取 95% 乙醇，逐滴加入锥形瓶中，直至瓶中溶液恰好出现不再消失的浑浊，记录消耗的 95% 乙醇重量。改而往锥形瓶中滴加入蒸馏水，使溶液刚好澄清，记录消耗的蒸馏水的重量。继续用乙醇溶液滴至溶液浑浊，重复 7~8 次，记录每次消耗的乙醇和蒸馏水的重量，计算每次出现浑浊时体系中 K_2HPO_4 和乙醇的浓度（w%）。

以乙醇浓度为纵坐标，K_2HPO_4 浓度为横坐标，绘制 $C_2H_5OH-K_2HPO_4$ 双水相体系相图。

该方法绘制出来的相图范围较窄，即盐浓度在很小的一个浓度范围内，如想要获得较宽的盐浓度区域，则需重复更多的次数。但该法绘制出的相图由于浊点可以非常密集，故相对于另一种浓度梯度点的制备方法而言更为精准。

（2）方法二：浓度梯度点相图制备法 分别配制浓度为 40%、35%、30%、25%、20%、15%、10% 的 K_2HPO_4 溶液各 2g 于试管中。

分别往试管中逐滴滴加 95% 乙醇，至试管中溶液恰好出现振摇后不再消失的浑浊。记录所消耗的 95% 乙醇溶液重量。

计算各个浓度梯度出现浑浊时体系中 K_2HPO_4 和乙醇的浓度（w%）。以乙醇浓度为纵坐标，K_2HPO_4 浓度为横坐标，绘制 $C_2H_5OH-K_2HPO_4$ 双水相体系相图。

该法操作较为简便易行，但所获浊点数量有限，绘制出的相图不如方法一精确。

3. 双水相萃取实验条件的选择与设计

首先固定参数：①料液比为 1:200，例如精称 50mg 紫苏叶粉末于 10g 双水相体系中进行萃取。②萃取温度：25℃。③萃取时间：20min。

选择不同的乙醇-盐双水相体系，分为三大组，即 $C_2H_5OH-K_2HPO_4$ 组，$C_2H_5OH-NaH_2PO_4$ 组和 $C_2H_5OH-Na_3C_6H_5O_7$ 组。

根据每个乙醇-盐组的相图，在其各自的两相区内分别挑选 3 组不同浓度的双水相组合。例如：$C_2H_5OH-K_2HPO_4$ 组可参考选 25% C_2H_5OH - 15% K_2HPO_4，22% EtOH - 20% K_2HPO_4，17% EtOH - 25% K_2HPO_4 三个浓度。每一个浓度组合分别配制 3 份平行样，用于萃取紫苏叶；同时做好相应浓度组合的空白对照（即同样的双水相体系浓度液，但不加任何样品）。

4. 双水相提纯过程
在 15ml 离心管中装入配制好的各种不同浓度的处理量为 10g 的双水相体系，各加入 50mg 紫苏叶（空白管除外）。将离心管盖紧盖子，于漩涡振荡器上充分混匀 20min，再以 2000g 离心力离心 15min，获得明显分离的两相。观察分离的两相，分别记录上下两相的体积。用 2ml 注射器小心地将上相吸出（注意不要吸到叶子粉末），转移至试管中备用。

5. 提纯产物中总黄酮的鉴定
参考鉴定方法（硝酸铝络合分光光度法）。

（1）芦丁系列标准溶液的配制

A. 配制芦丁标准储备液：精密称取 0.012g 芦丁标准品，加入甲醇溶解并定容至 25ml（0.48mg/ml），避光保存备用。

B. 配制 60% 乙醇溶液 100ml。

C. 按表 2-8-1 配制不同的芦丁梯度溶液各 10ml，空白：1ml 甲醇 + 9ml 60% 乙醇。

表 2-8-1　不同浓度芦丁标准液配制时的加入量

管号	1	2	3	4	5	6	7
芦丁标准储备液（ml）	0.5	1	2	3	4	5	6
60% 乙醇溶液（ml）	9.5	9	8	7	6	5	4

（2）其他试剂的配制方法

10% $Al(NO_3)_3$ 溶液：称取 3.75g $Al(NO_3)_3 \cdot 9H_2O$（MW：375），加入 17.55g 蒸馏水。

4% NaOH 溶液：称取 1g NaOH，加蒸馏水至 25g。

5% $NaNO_2$ 溶液：称取 0.5g $NaNO_2$，加蒸馏水至 10g。

（3）测定流程　芦丁标准曲线的绘制：

A. 分别吸取芦丁系列标准溶液或空白液 1.5ml 置于不同的试管中，并做好标记。

B. 往各试管中分别加入 0.25ml 5% $NaNO_2$，充分振摇混匀，静置 6min。再继续往各试管中分别加入 0.25ml 10% $Al(NO_3)_3$，再次充分振摇混匀，静置 6min。最后再往各试管中分别加入 2.5ml 4% NaOH，充分混匀，静置 15min。

C. 将所获得的呈色溶液于分光光度计 510nm 处测定并记录吸光度值。

D. 在 Excel 表中绘制出芦丁标准曲线，并标示出线性及标曲计算公式。

（4）样品测定：分别吸取 3 份平行样品管中 1.5ml 双水相萃取后的上相液体和对应浓度双水相空白体系的上相液体，移至各自标记的试管中。后续操作同上述芦丁标准曲线的绘制方法中的 B 和 C 步骤。将样品的吸光度值代入上述标曲计算公式中计算，即可得到样品的浓度。

6. 计算并比较黄酮的提取率

【注意事项】

1. 在滴浊点过程中，注意每次记录消耗乙醇溶液的重量时的浑浊程度一致，且注意边滴边振摇，以防止因未充分混合而造成的浊点记录偏差。

2. 相图坐标中乙醇的浓度和盐的浓度是指其在体系中的总浓度。

3. 如采用的是带结晶水的盐和含水的乙醇，要注意把这部分水计入总重，否则浓度会偏高。

4. 操作过程中，样品数和所用试剂较多，要养成随时准确做好标记并及时记录的习惯。

【思考题】

1. 如何根据相图配制双水相体系？
2. 制备双水相的过程中应注意的问题有哪些？

（谢琳娜）

综合实训九 酵母 RNA 的提取组分鉴定和含量测定

【实训目的】

1. 熟练操作台式离心机。
2. 掌握稀碱法提取酵母 RNA 的原理和方法。
3. 理解核酸的组分鉴定方法。

【实训原理】

RNA 的提取制备方法因其原料的来源、种类不同而各异，有苯酚法、稀碱法、浓盐法、去污剂法、盐酸胍法等。工业上制备 RNA 多选用低成本、适于大规模操作的稀碱法或浓盐法。这两种方法所提取的核酸均为变性的 RNA，其工艺比较简单，主要用作制备单核苷酸的原料。

酵母细胞富含 RNA，含量为干菌体的 2.67% ~ 10.0%，而 DNA 含量较少，仅为干菌体的 0.03% ~ 0.52%。为此，提取 RNA 多以酵母为原料。

本项目用稀碱法提取酵母 RNA。先用稀碱使酵母细胞裂解，离心去除菌体碎片后加酸，将上清液调至 pH 5.0 左右。再离心除去中和过程中沉淀出的蛋白质和 DNA 等杂质，继续用酸调节 pH 至 RNA 等电点附近。最后加入乙醇使 RNA 沉淀。

RNA 含有核糖、碱基和磷酸等组分。RNA 与硫酸共热后水解，可用下列方法从水解液中检测上述组分的存在。核糖与地衣酚试剂作用呈鲜绿色；嘌呤碱与硝酸银反应能产生白色的嘌呤碱银化合物沉淀；磷酸与钼酸铵试剂作用能产生黄色的磷钼酸铵沉淀，在还原剂存在下形成蓝色的钼蓝。RNA 的定量测定方法通常有定糖法、定磷法、紫外分光光度法等。本项目选用定磷法测定提取的粗品 RNA 中 RNA 的质量，并可据此计算出干酵母粉中 RNA 的百分含量：

$$干酵母 RNA 含量(\%) = \frac{RNA 的量(g)}{干酵母粉重量(g)} \times 100\%$$

【实训用品】

（一）实训器材

量筒（10ml、50ml）、滴管、恒温水浴锅、吸量管（0.2ml、1.0ml、5.0ml）、离心机、722 型分光度计、消化管（硬质玻璃试管）、容量瓶、恒温水浴锅、电炉、电子天平。

（二）材料和试剂

1. 原料 干酵母粉。

2. 试剂

（1）三氯化铁浓盐酸溶液 将 2ml 10% 三氯化铁（$FeCl_3 \cdot 6H_2O$）溶液加入 40ml 浓盐酸中。

（2）苔黑酚（3，5－二羟基甲苯）乙醇溶液 称取 6g 苔黑酚溶于 95% 乙醇 100ml 中。

（3）定磷试剂 ① 3mol/L 硫酸（17%）：17ml 浓硫酸缓慢加入到蒸馏水中，并定溶至 100ml。

② 25g/L 钼酸铵溶液（2.5%）：2.5g 钼酸铵加到蒸馏水中，并定容至 100ml。③维生素 C 溶液（10%）：10g 维生素 C 加入到蒸馏水中，并定容至 100ml。储存于棕色瓶中，冰箱内保存。临用时将上述 3 种溶液与蒸馏水按①：②：③：蒸馏水 =1：1：1：2（V：V）的比例混合，现配现用。如溶液呈淡黄色或黄绿色尚可使用，若呈深黄色或棕色即失效。

（4）标准磷溶液　将磷酸二氢钾置于烘箱，110℃烘至恒重。然后放入干燥器内降至室温。精确称取 0.2195g（含磷 50mg），用水溶解，定容至 50ml（含磷量为 1mg/ml），储存于冰箱中。临用时准确稀释 100 倍，使含磷量为 10μg/ml。

（5）其他　0.04mol/L 氢氧化钠溶液、2.0mol/L 盐酸溶液、95% 乙醇、无水乙醇、乙醚、0.5mol/L 硫酸、浓氨水、5% 氨水、0.1mol/L 硝酸银、6mol/L 硫酸、30% 过氧化氢。

【实训内容】

（一）酵母 RNA 提取

1. 样品称量　称 5g 干酵母粉于研钵中，向研钵中加入 20ml 0.04mol/L 氢氧化钠溶液，充分研磨使酵母均匀悬浮于氢氧化钠溶液中。

2. 水浴加热　将悬浮液转入三角烧瓶，以 10ml 氢氧化钠溶液荡洗研钵。荡洗液并入三角烧瓶中，摇匀，置沸水浴加热 30min 后放冷。

3. 离心　转入离心管，以 4000r/min 离心 15min。将上清液慢慢倾入干净的锥形瓶中，加入 2.0mol/L 盐酸溶液，边加边搅动，至 pH 5.0 左右。转入离心管，以 4000r/min 离心 5min。取上清液，继续加入盐酸溶液至 pH 3.0 左右。

4. 沉淀　加入 95% 的乙醇 10ml，搅匀后静置。待 RNA 沉淀完全后，以 4000r/min 离心 3min。

5. 洗涤　除去上清液，用 95% 乙醇将沉淀转移至布氏漏斗抽滤，再无水乙醇和乙醚各洗涤沉淀 1 次。

6. 收集粗品　抽滤后沉淀在空气中干燥，称量并记录所得 RNA 粗品的重量。

（二）RNA 组分鉴定

取 0.5g 提取的 RNA 粗品，加入 1.5mol/L 硫酸 10ml，沸水浴加热 10min，取水解液进行组分鉴定。

1. 嘌呤碱　取水解液 1ml 加入过量浓氨水，然后加入 1ml 0.1mol/L 硝酸银溶液，观察有无白色的嘌呤碱银化合物沉淀。

2. 核糖　取水解液 1ml，三氯化铁浓盐酸溶液 2ml 和苔黑酚乙醇溶液 0.2ml。放沸水浴中 10min。观察核糖是否变成鲜绿色。

3. 磷酸　取水解液 1ml，加定磷试剂 1ml，在水浴中加热。观察溶液是否变成蓝色。

（三）RNA 的含量测定

1. 绘制磷标准曲线　取 7 支试管编号后，按表 2-9-1 加入试剂。

表 2-9-1　不同浓度定磷试剂配制时加入量

加入试剂	试管标号						
	1	2	3	4	5	6	7
磷标准溶液（ml）	0.0	0.1	0.2	0.4	0.6	0.8	1.0
蒸馏水（ml）	3.0	2.9	2.8	2.6	2.4	2.2	2.0
定磷试剂（ml）	3.0	3.0	3.0	3.0	3.0	3.0	3.0

2. 配成粗品溶液　称量粗品 0.1g，用少量水溶解（若不溶，可滴加 5% 氨水至 pH 7.0），待全部溶解后，移至 50ml 容量瓶中，加水至刻度（此溶液含样品 2mg/ml），即配成粗品溶液。

3. 粗品消化反应　取消化管（硬质试管）2 支，标空白管和测定管，空白管加入蒸馏水 1.0ml，测定管中加入上述粗品溶液 1.0ml。两管分别加入 6mol/L 硫酸 1.0ml 及 1 粒玻璃珠，于通风橱内直火加热至溶液透明（切勿烧干），取出稍冷，加入 1~2 滴 30% 过氧化氢溶液（勿滴于管壁），继续消化，直至溶液透明为止。取出，冷却后加 1.0ml 蒸馏水，于沸水浴中加热 10min，以分解消化过程中形成的焦磷酸。然后将消化管中的内容物用蒸馏水定量地转移到 50ml 容量瓶内，定容至刻度。

4. 测定　取 2 支试管，分别加入 1ml 上述消化后定容的样品和空白溶液，进行定磷比色测定。以空白管调零点，于 660nm 波长处测样品吸光度，并从标准曲线中查出磷的微克数，再乘以稀释倍数，即得每毫升样品中的总磷量。

【注意事项】

1. 使用乙醇时应远离热源及明火。

2. 用乙醚洗涤 RNA 沉淀时要在通风橱内操作。

3. 配制硝酸银 3,5 – 二羟基甲苯、三氯化铁等，必须佩戴安全眼镜和手套，在通风橱内操作。如果有试剂溅出，立刻用大量清水冲洗干净。

4. 硫酸、浓盐酸、浓氨水、氢氧化钠、浓过氧化氢溶液均有腐蚀性，操作时要注意安全。如不慎接触皮肤和眼睛，立刻用大量清水冲洗或就医。

【思考题】

1. 检测 RNA 组分的方法通常有哪些？

2. 如果用定磷法，它的基本操作过程是什么？

（彭　坤）

综合实训十　大孔树脂吸附柱色谱分离葡萄红色素

【实训目的】

1. 掌握乙醇萃取法提取葡萄红色素的方法。

2. 掌握大孔树脂吸附柱色谱分离葡萄红色素的操作技术。

【实训原理】

葡萄红色素是一类花青素类天然色素，其主要成分包括：锦葵色素－3－葡糖啶、丁香啶、二甲翠雀素、甲基花青素、3′－甲翠雀素和翠雀素等。

葡萄红色素是食品色素中最为人们熟知的天然色素之一。这种色素的颜色随溶液 pH 的变化而变化，在酸性条件下呈鲜红色。

葡萄红色素易溶于水，可溶于乙醇、丙二醇、甲醇，不溶于三氯甲烷和己烷，该色素在酸性条件下，对热比较稳定。因此，利用酸化乙醇能有效地萃取葡萄红色素。

葡萄红色素能被大孔树脂吸附，被乙醇等有机溶剂解吸，而有机酸、果胶等物质则不被吸附，因此，可利用大孔树脂柱色谱分离葡萄红色素，提高其纯度。

【实训用品】

(一) 实训器材

烧杯、玻璃棒、旋转式蒸发器、滴管、色谱柱（1.6cm×30cm）、试管、试管架、冷冻干燥机等。

(二) 材料和试剂

1. 原料　新鲜红葡萄或黑葡萄。

2. 试剂　95％乙醇或无水乙醇、2mol/L HCl、2mol/L NaOH、0.1mol/L 磷酸钠缓冲液（pH 5.0）、大孔吸附树脂。

【实训内容】

1. 树脂吸附色谱柱的准备

(1) 树脂预处理方法　将树脂放在大桶内，先用清水浸泡并用浮选法除去细小颗粒，漂洗干净，滤干。然后用80％~90％工业乙醇浸泡后，洗去树脂内的醇溶性有机物，抽干。再用40~50℃的热水浸泡2h，洗涤数次，洗去树脂内的水溶性杂质和乙醇，然后抽干。再用4倍树脂量的2mol/L HCl溶液搅拌2h，洗去酸溶性杂质，水洗至中性，抽干。最后用4倍量2mol/L NaOH溶液搅拌2h，洗去碱溶性杂质，水洗至中性，抽干。

(2) 装柱　将处理好的树脂放入烧杯中，加入1~2倍体积的磷酸钠缓冲液并搅拌成悬浮状，沿柱内壁缓慢流入装柱，待树脂自然下沉在柱底部2~3cm高时，慢慢打开柱底出口，再继续加入树脂悬液直至树脂沉积高度为16~18cm时为止。装柱要求连续、均匀，无分层、气泡等现象产生，必须防止液面低于树脂平面。否则要重新装柱。

（3）平衡　装柱完毕后，用 3~4 倍量 pH 5、0.1mol/L 磷酸钠缓冲液平衡树脂即可使用。

2. 葡萄红色素的提取分离

（1）原料预处理　将干燥的红葡萄皮粉碎并过 40 目筛，或使用新鲜红葡萄皮 20~30g，将其切成细块状。

（2）乙醇萃取　将以上处理的红葡萄皮置于烧杯（生产上用陶瓷缸或不锈钢锅）中，在搅拌的条件下，加 2 倍重量的 50% 乙醇水溶液和适量的 30% 柠檬酸或酒石酸，调节 pH 至 3~4，60℃下搅拌提取 1h，过滤收集滤液；滤渣按同法提取一次合并提取液。

（3）回收乙醇　将提取液用旋转式蒸发器减压浓缩回收乙醇。

（4）树脂分离　将色素液过滤除去残渣，通过大孔吸附树脂柱后，用 0.1mol/L 磷酸钠缓冲液（pH 5）洗吸附柱至流出液无色，然后用 95% 酸化乙醇（pH 3~4）将色素从吸附柱洗脱下来，用试管收集，每管收集 10ml。

（5）减压浓缩　用旋转式蒸发器减压浓缩收集液，回收乙醇，得色素浓缩液。

（6）冷冻干燥　将色素浓缩液用冻干机干燥即得色素粉末。

【注意事项】

1. 大孔树脂在实验中使用时间较长，必须保证不受霉菌污染。

2. 酸性和碱性再生溶液具有腐蚀性，应采用防止眼睛和皮肤接触的方式进行处理。

【思考题】

大孔吸附树脂分离葡萄红素的原理是什么？

（陈文武）

参考文献

[1] 陈芬，胡莉娟. 生物分离与纯化技术 ［M］. 武汉：华中科技大学出版社，2014.

[2] 崔立勋. 生物药物分离与纯化技术 ［M］. 北京：中国质检出版社，2015 年.

[3] 范勇，卢艳敏，崔波. 双水相萃取技术在提取纯化生物制品中的应用 ［J］. 食品与发酵工业，2015，41（07）：268 −273.

[4] 范志伟，盛建维，于宏伟. 生物萃取技术研究进展 ［J］. 煤炭与化工，2020，43（09）：124 −126 + 152.

[5] 傅若农. 固相微萃取（SPME）近几年的发展 ［J］. 分析试验室，2015，34（05）：602 −620.

[6] 洪伟鸣. 生物分离与纯化技术 ［M］. 重庆：重庆大学出版社，2015.

[7] 胡永红，刘凤珠，韩耀平. 生物分离工程 ［M］. 武汉：华中科技大学出版社，2014

[8] 黄亚东，齐保林. 生物工程设备及操作技术 ［M］. 北京：中国轻工业出版社，2014.

[9] 纪耀华. 药品生物技术实训（分离纯化分册）［M］. 北京：人民卫生出版社，2017.

[10] 宋金耀. 生化分离技术 ［M］. 北京：教育科学出版社，2014.

[11] 孔娜，邹小兵，黄锐，等. 微波辅助萃取/样品前处理联用技术的研究进展 ［J］. 分析测试学报，2010，29（10）：1102 −1108.

[12] 李申，卫立心，董玲玲，等. 双水相萃取技术在植物多酚分离中的应用 ［J］. 黑龙江农业科学，2021，（01）：152 −156.

[13] 欧阳平凯，胡永红，姚忠. 生物分离原理及技术 ［M］. 北京：化学工业出版社，2015.

[14] 邱玉华. 生物分离与纯化技术 ［M］. 北京：化学工业出版社，2017.

[15] 田亚平，生化分离原理与技术 ［M］. 北京：化学工业出版社，2020.

[16] 王永芬，刘黎红，孙祎敏. 生物制品生产技术 ［M］. 北京：化学工业出版社，2013.

[17] 吴梧桐. 生物制药工艺学 ［M］. 北京：中国医药科技出版社，2015.

[18] 赵泽馨，纪颖鹤，刘晓妹，等. 基于低共熔溶剂的萃取分离技术及其应用研究进展 ［J］. 色谱，2021，39（02）：152 −161.

[19] 张爱华，王云庆. 生化分离技术 ［M］. 北京：化学工业出版社，2020.

[20] 张亦琳，延永，张琴. 双水相体系分离纯化杜仲总黄酮和绿原酸的研究 ［J］. 湖北农业科学，2020，59（13）：127 −131.

[21] Chong K Y, Stefanova R, Zhang J Z, et al. Aqueous twophase extraction of bioactive compounds from haskapleaves Lonicera caerulea）：Comparison of salt/ethanol and sugar/propanol systems ［J］. Separation and Purification Technology, 2020, 252：117399.

[22] Zhang W, Zhu D, Fan H J, et al. Simultaneous extraction and purification of alkaloids fromSophora flavescens Ait. by microwave −assisted aqueous two −phase extraction with ethanol/ammonia sulfate system ［J］. Separation and Purification Technology, 2015, 141：113 −123.